"十四五"职业教育国家规划教材

全国中医药行业高等职业教育"十四五"规划教材

全国高等医药职业院校规划教材（第六版）

传染病护理

（第三版）

（供护理、助产等专业用）

主　编　汪芝碧　杨蓓蓓

全国百佳图书出版单位

中国中医药出版社

·北 京·

图书在版编目（CIP）数据

传染病护理 / 汪芝碧，杨蓓蓓主编 . -- 3 版 .

北京：中国中医药出版社，2025.1. --（全国中医药

行业高等职业教育"十四五"规划教材）.

ISBN 978-7-5132-9096-8

Ⅰ . R473.5

中国国家版本馆 CIP 数据核字第 2024G4Z834 号

融合教材服务说明

全国中医药行业职业教育"十四五"规划教材为新形态融合教材，各教材配套数字教材和相关数字化教学资源（PPT 课件、视频、复习思考题答案等）仅在全国中医药行业教育云平台"医开讲"发布。

资源访问说明

到"医开讲"网站（jh.e-lesson.cn）或扫描教材内任意二维码注册登录后，输入封底"激活码"进行账号绑定后即可访问相关数字化资源（注意：激活码只可绑定一个账号，为避免不必要的损失，请您刮开序列号立即进行账号绑定激活）。

联系我们

如您在使用数字资源的过程中遇到问题，请扫描右侧二维码联系我们。

中国中医药出版社出版

北京经济技术开发区科创十三街 31 号院二区 8 号楼

邮政编码　100176

传真　010-64405721

保定市西城胶印有限公司印刷

各地新华书店经销

开本 850×1168　1/16　印张 14.25　字数 383 千字

2025 年 1 月第 3 版　2025 年 1 月第 1 次印刷

书号　ISBN 978 - 7 - 5132 - 9096 - 8

定价　58.00 元

网址　www.cptcm.com

服 务 热 线　010-64405510

购 书 热 线　010-89535836

维 权 打 假　010-64405753

微信服务号　zgzyycbs

微商城网址　https://kdt.im/LIdUGr

官 方 微 博　http://e.weibo.com/cptcm

天猫旗舰店网址　https://zgzyycbs.tmall.com

如有印装质量问题请与本社出版部联系（010-64405510）

"十四五"职业教育国家规划教材

全国中医药行业高等职业教育"十四五"规划教材

全国高等医药职业院校规划教材（第六版）

《传染病护理》编委会

主　编

汪芝碧（重庆三峡医药高等专科学校）　　杨蓓蓓（山东中医药高等专科学校）

副主编

黄雪玲（重庆三峡医药高等专科学校）　　孟晓红（南阳医学高等专科学校）

王　贞（漳州卫生职业学院）　　　　　　赵文辉（濮阳医学高等专科学校）

编　委（以姓氏笔画为序）

王　贞（漳州卫生职业学院）　　　　　　王兴兰（遵义医药高等专科学校）

朱　琳（山东中医药高等专科学校）　　　杜　婧（达州职业技术学院）

杨　艳（保山中医药高等专科学校）　　　杨蓓蓓（山东中医药高等专科学校）

汪芝碧（重庆三峡医药高等专科学校）　　沙　莉（湖南中医药高等专科学校）

孟晓红（南阳医学高等专科学校）　　　　赵文辉（濮阳医学高等专科学校）

徐　凯（江西中医药高等专科学校）　　　黄雪玲（重庆三峡医药高等专科学校）

曹学云（南阳理工学院）　　　　　　　　崔　洁（天津中医药大学）

韩　慧（山西卫生健康职业学院）　　　　潘美林（重庆健康职业学院）

编写秘书

周凡蓉（重庆三峡医药高等专科学校附属医院）

"十四五"职业教育国家规划教材
全国中医药行业高等职业教育"十四五"规划教材
全国高等医药职业院校规划教材（第六版）

《传染病护理》
融合出版数字化资源编创委员会

前　言

"全国中医药行业高等职业教育'十四五'规划教材"是为贯彻党的二十大精神和习近平总书记关于职业教育工作和教材工作的重要指示批示精神，落实《中医药发展战略规划纲要（2016—2030年）》等文件精神，在国家中医药管理局领导和全国中医药职业教育教学指导委员会指导下统一规划建设的，旨在提升中医药职业教育对全民健康和地方经济的贡献度，提高职业技术院校学生的实践操作能力，实现职业教育与产业需求、岗位胜任能力严密对接，突出新时代中医药职业教育的特色。鉴于由中医药行业主管部门主持编写的"全国高等医药职业院校规划教材"（三版以前称"统编教材"）在2006年后已陆续出版第三版、第四版、第五版，故本套"十四五"行业规划教材为第六版。

中国中医药出版社是全国中医药行业规划教材唯一出版基地，为国家中医、中西医结合执业（助理）医师资格考试大纲和细则、实践技能指导用书，全国中医药专业技术资格考试大纲和细则唯一授权出版单位，与国家中医药管理局中医师资格认证中心建立了良好的战略伙伴关系。

本套教材由50余所开展中医药高等职业教育的院校及相关医院、医药企业等单位，按照教育部公布的《高等职业学校专业教学标准》内容，并结合全国中医药行业高等职业教育"十三五"规划教材建设实际联合组织编写。本套教材供中医学、中药学、针灸推拿、中医骨伤、中医康复技术、中医养生保健、护理、康复治疗技术8个专业使用。

本套教材具有以下特点：

1. 坚持立德树人，融入课程思政内容和党的二十大精神。把立德树人贯穿教材建设全过程、各方面，体现课程思政建设新要求，发挥中医药文化的育人优势，推进课程思政与中医药人文的融合，大力培育和践行社会主义核心价值观，健全德技并修、工学结合的育人机制，努力培养德智体美劳全面发展的社会主义建设者和接班人。

2. 加强教材编写顶层设计，科学构建教材的主体框架，打造职业行动能力导向明确的金教材。教材编写落实"三个面向"，始终围绕中医药职业教育技术技能型、应用型中医药人才培养目标，以学生为中心，以岗位胜任力、产业需求为导向，内容设计符合职业院校学生认知特点和职业教育教学实际，体现了先进的职业教育理念，贴近学生、贴近岗位、贴近社会，注重科学性、先进性、针对性、适用性、实用性。

3. 突出理论与实践相结合，强调动手能力、实践能力的培养。鼓励专业课程教材融入中医药特色产业发展的新技术、新工艺、新规范、新标准，满足学生适应项目学习、案例学习、模块化学习等不同学习方式的要求，注重以典型工作任务、案例等为载体组织教学单元，有效地激发学生的学习兴趣和创新潜能。同时，编写队伍积极吸纳了职业教育"双师型"教师。

4. 强调质量意识，打造精品示范教材。将质量意识、精品意识贯穿教材编写全过程。教材围绕"十三五"行业规划教材评价调查报告中指出的问题，以问题为导向，有针对性地对上一版教材内容进行修订完善，力求打造适应中医药职业教育人才培养需求的精品示范教材。

5. 加强教材数字化建设。适应新形态教材建设需求，打造精品融合教材，探索新型数字教材。将新技术融入教材建设，丰富数字化教学资源，满足中医药职业教育教学需求。

6. 与考试接轨。编写内容科学、规范，突出职业教育技术技能人才培养目标，与执业助理医师、药师、护士等执业资格考试大纲一致，与考试接轨，提高学生的执业考试通过率。

本套教材的建设，得到国家中医药管理局领导的指导与大力支持，凝聚了全国中医药行业职业教育工作者的集体智慧，体现了全国中医药行业齐心协力、求真务实的工作作风，代表了全国中医药行业为"十四五"期间中医药事业发展和人才培养所做的共同努力，谨此向有关单位和个人致以衷心的感谢。希望本套教材的出版，能够对全国中医药行业职业教育教学发展和中医药人才培养产生积极的推动作用。需要说明的是，尽管所有组织者与编写者竭尽心智，精益求精，本套教材仍有一定的提升空间，敬请各教学单位、教学人员及广大学生多提宝贵意见和建议，以便修订时进一步提高。

国家中医药管理局教材办公室

全国中医药职业教育教学指导委员会

2024 年 12 月

编写说明

　　本教材第 1 版于 2015 年出版，2018 年出版第 2 版，出版后在全国高等职业教育护理专业教学中广泛使用，在护理人才培养中发挥了重要作用，深受广大师生的欢迎和好评，2020 年被遴选为"十三五"职业教育国家规划教材，2023 年复核入选为"十四五"职业教育国家级规划教材。为适应传染病疾病谱变化及临床传染病专科护理的快速发展，有必要更新教材内容，进一步提高教材质量，使教材更好地为护理人才培养服务。因此，我们进行了本教材的第 3 版修订。

　　本教材修订基本指导思想：①贯彻落实《关于做好党的二十大精神进教材工作的通知》《高等学校课程思政建设指导纲要》，以《国家职业教育改革实施方案》《全国护理事业发展规划（2012—2025）》等文件为纲领，体现以"学生为中心"的职业教育产教融合理念，注重培养学生的综合素质，将知识传授、能力培养和价值塑造三者融为一体，落实立德树人的根本任务。②教材内容结构突出护理专业特色，以临床整体护理观为指导，以临床护理岗位需求为导向，以职业能力为本位，以执业护士资格考试大纲为基础，培养学生的临床思维能力及护理工作方法，提高学生护士执业资格考试通过率。③注重知识更新，使教材适应我国传染病疾病谱变化，反映国内外传染病专科护理的新进展。④优化教材立体化建设，注重教材的启发性与互动性，加强纸质教材与数字资源的深度融合，提供形式更为多样、内容更为丰富的教学资源。⑤教材修订坚持"三基""五性"基本原则，力求全书结构体例规范，内容科学严谨。

　　教材修订主要着力于以下几个方面：①修订教材各模块学习目标，增加思政目标，并在教材相应内容融入思政主题案例等思政元素，培养学生守正创新，传承精华，守护人民生命健康安全，落实立德树人的根本任务。②修订教材各模块内容，新增新型冠状病毒感染患者护理，吸收最新指南内容，如病毒性肝炎防治指南（2022 年版）、人感染禽流感诊疗方案（2024 版），更新和补充传染病临床医疗新的检查和治疗方法，如分子生物学检查、结核 γ - 干扰素释放试验（IGRA）和结核抗体检测、艾滋病高效抗病毒治疗、流行性出血热单克隆抗体治疗等，以适应传染病及临床护理快速发展和临床护理人才培养需求。③优化教材立体化建设，进一步丰富教材数字资源，教材配有多个微课及护理技能视频、配套 PPT、典型案例、题库、图片、教学大纲等数字资源，实现了以纸质教材为核心、配套数字教学资源的融媒体教材建设。

教材修订体例：教材编写整体框架以临床护理典型案例为中心，以护理程序为主线：①模块前有学习目标（含思政目标），明确学习重点、难点。②项目前有传染病护理典型"案例导入"，以任务问题引导学习，培养学生临床思维能力。③模块后有护士执业资格考试相关练习题及病例分析，供学生巩固知识，加深对教学内容的把握，提高考试通过率。④正文中穿插专业前沿"知识链接"等，拓宽学生的知识面和视野，增加了教材的可读性。⑤教材配有微课和护理技能操作视频及题库，有利于学生职业能力培养。⑥教材编写采用图、文、表结合，加强了直观性。

本教材编写分工：模块一由汪芝碧、王兴兰、潘美琳、杨艳编写；模块二由王贞、赵文辉、崔洁、徐凯编写；模块三由杨蓓蓓、黄雪玲、周凡蓉编写；模块四由曹学云编写；模块五由韩慧编写；模块六由杜婧编写；模块七由沙莉编写；模块八由孟晓红、朱琳编写。

本教材主要供高等职业教育院校护理、助产专业学生使用，也可供在职护理人员参考。

本教材在编写过程中得到了全国多所学校、医院专家和同行们给予的诸多指导与帮助，参编单位及编委们更是给予了莫大的支持，在此表示衷心感谢！同时本教材参考和引用了部分国内外相关文献与研究成果，谨向各位作者致以诚挚的谢意！由于编写时间仓促及能力有限，教材中若有疏漏和欠妥之处，恳请各院校师生、临床护理工作者在使用本教材过程中，提出宝贵意见和建议，以求再版时改进与完善。

《传染病护理》编委会

2024 年 10 月

目 录

模块一　概论

扫一扫，查阅本模块数字资源

【学习目标】

1. 掌握感染、免疫、消毒、隔离、清洁区、污染区和半污染区的概念；传染病的基本特征、临床特点及护理措施。

2. 熟悉传染病感染过程的5种表现；传染病的预防措施等。

3. 了解感染过程中免疫应答的作用，影响传染病流行过程的因素，传染病治疗及消毒方法等。

4. 能运用所学知识，深刻理解"同呼吸共命运，勇敢逆行"的医者精神。

传染病（communicable diseases）是由病原微生物和寄生虫感染人体后引起的具有传染性的疾病。常见的病原微生物有病毒、细菌、真菌、立克次体、衣原体、支原体、螺旋体、朊毒体等，寄生虫有原虫、蠕虫、医学昆虫。由原虫和蠕虫感染人体后引起的疾病又称寄生虫病。感染性疾病（infectious diseases）是指由病原体感染所致的疾病，包括传染病和非传染性感染性疾病。传染病属感染性疾病，但感染性疾病不一定都有传染性。

历史上传染病曾对人类造成很大的灾难，如14世纪的鼠疫、始于1817年的霍乱世界大流行、始于1918年的流行性感冒世界大流行、2003年的传染性非典型肺炎、2019年的新型冠状病毒肺炎疫情等，无一不是令人惊惧的灾难。人类在与传染病的斗争中积累了大量经验，尤其是随着科学技术的发展及人们对传染病认识的加深，很多传染病都得到了很好的控制，天花已被消灭，脊髓灰质炎也接近被消灭，许多传染病如乙型脑炎、麻疹、白喉、百日咳和新生儿破伤风等，发病率明显下降。虽然如此，许多传染病如病毒性肝炎、感染性腹泻、肾综合征出血热、结核病、狂犬病等依然广泛存在，新发传染病，如新型冠状病毒感染、严重急性呼吸综合征、人禽流行性感冒等不断出现，因而传染病的防治工作依然任重道远。

传染病护理是除研究传染病的一般规律外，重点研究护士如何配合医生做好传染病的防治工作，促进传染病患者康复的一门临床学科，是传染病防治工作中的重要组成部分。多数传染病由于具有起病急、病情重、变化快、易播散等特点，要求护理人员不仅要有高度的责任感和敏锐的洞察力，及时发现疫情，履行疫情报告职责，防止疫情扩散，积极参与救治过程，还应熟练掌握消毒隔离技术，积极开展传染病相关卫生宣教，让广大群众掌握传染病的相关防治知识，以防传染病的扩散。

学习传染病护理的目的在于利用已学过的基础理论知识，了解传染病的发生、发展、转归的基本规律，熟悉传染病的诊疗方法和预防，掌握常见传染病的护理技能，促进传染病患者的康复。

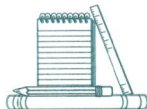

项目一　感染与免疫

一、感染

感染（infection）是病原体侵入人体后与人体相互作用或斗争的过程。在漫长的生物进化过程中，有些病原体与人体宿主之间达到了互相适应、互不损害的共生状态，如肠道中的大肠埃希菌和某些真菌。但这种平衡是相对的，当某些因素导致宿主的免疫功能受损或机械损伤使病原体离开其固有的寄生部位而到达其他部位，如大肠埃希菌进入呼吸道或泌尿道时，就会引起人体损伤，产生机会性感染。大多数病原体与人体之间是不适应的，由于适应程度不同，双方斗争的结果也各异，从而产生各种不同表现。临床表现明显的感染只占全部感染的一部分，大多数病原体感染都以隐性感染为主，但有些病原体感染则以显性感染为主，如汉坦病毒、麻疹病毒、水痘病毒和流行性腮腺炎病毒等。

临床可出现各种形式的感染情况。人体初次被某种病原体感染称为首发感染。人体在被某种病原体感染的基础上再次被同一种病原体感染称为重复感染。人体同时被两种或两种以上的病原体感染称为混合感染。人体在被某种病原体感染的基础上再被新的病原体感染称为重叠感染，如慢性乙型肝炎病毒重叠感染戊型肝炎病毒。发生于原发感染后的其他病原体感染称为继发性感染，如麻疹继发细菌、真菌感染。

（一）感染过程的各种表现

病原体通过各种途径进入人体后，就开始了感染过程。感染后的表现主要取决于病原体的致病力和机体的免疫功能，也与来自外界的因素如药物干预、放射治疗等有关。传染病感染过程的表现形式有以下 5 种。

1. 病原体被清除（elimination of pathogen）　是指病原体侵入人体后，人体通过非特异性免疫屏障或特异性被动免疫将病原体清除，亦可由预防注射或感染后获得的特异性主动免疫而清除，不产生病理变化，也无临床症状。

2. 隐性感染（covert infection）　又称亚临床感染，是指病原体侵入人体后，仅引起机体产生特异性免疫应答，病理变化轻微，临床上无任何症状、体征，甚至无生化改变，只能通过免疫学检查才能发现。在大多数传染病（如脊髓灰质炎和流行性乙型脑炎）中，隐性感染最常见。隐性感染后，大多数人获得不同程度的特异性主动免疫，病原体被清除。少数人转变为病原携带状态，病原体持续存在于体内，称为无症状携带者，如伤寒、菌痢、乙型肝炎等。

3. 显性感染（overt infection）　又称临床感染，是指病原体侵入人体后，不但引起机体免疫应答，而且通过病原体本身的作用或机体的变态反应，导致组织损伤，引起病理改变和临床表现。在大多数传染病中，仅少数传染病（如麻疹、天花）表现为显性感染。显性感染后，病原体可被清除，感染者可获得稳定而持久的免疫力，不易再受感染（如伤寒），但也有些传染病（如细菌性痢疾）感染后免疫力不巩固，易再感染而发病，还有少部分患者成为慢性病原携带者。

4. 病原携带状态（carrier state）　是指病原体侵入人体后，在人体内生长繁殖并不断排出体外，但人体并不出现临床表现。按病原体种类不同，可将患者分为带病毒者、带菌者及带虫者；按其发生的时期不同，可将患者分为潜伏期携带者、恢复期携带者或慢性携带者；按携带病原

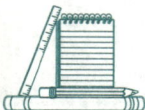

体持续时间，可将患者分为急性携带者（持续 3 个月以下）和慢性携带者（持续 3 个月及以上）。由于病原携带者持续排出病原体但没有明显临床症状，不易被注意，成为重要的传染源，因此更具流行病学意义。

5. 潜伏性感染（latent infection）　是指病原体感染人体后，寄生在机体的某些部位，若机体免疫功能足以将病原体局限而不引起发病，但又不足以将病原体清除时，病原体便长期潜伏下来，当机体免疫功能下降时即引起显性感染。并不是每一种传染病都存在潜伏性感染，常见的潜伏性感染性疾病有单纯疱疹、带状疱疹、疟疾、结核等。潜伏性感染期间，病原体一般不排出体外，没有传染性，这是其与病原携带状态不同之处。

上述感染的 5 种表现形式在不同传染病中各有侧重，且在一定条件下可相互转变。一般来说，隐性感染最常见，病原携带状态次之，显性感染所占比例最小。显性感染一旦出现，则容易识别。

（二）感染过程中病原体的作用

病原体侵入人体后能否引起疾病，取决于病原体的致病能力和机体的免疫功能。病原体的致病能力包括以下 4 个方面。

1. 侵袭力　是指病原体侵入机体并在体内生长、繁殖的能力。有些病原体可直接侵入人体，如钩端螺旋体和钩虫丝状蚴等；有些病原体则经消化道或呼吸道进入机体，引起病变；有些病原体如破伤风杆菌，侵袭力较弱，需经伤口进入人体；病毒性病原体常通过与细胞表面的受体结合进入细胞。

2. 毒力　包括毒素和其他毒力因子。毒素包括外毒素与内毒素。外毒素通过与靶细胞的受体结合，进入细胞而起作用。内毒素通过激活吞噬细胞，释放细胞因子而起作用。其他毒力因子中，有些具有穿透能力如钩虫丝状蚴，有些具有侵袭能力如痢疾杆菌，有些具有溶组织能力如溶组织内阿米巴原虫。

3. 数量　在同一种传染病中，入侵病原体的数量一般与致病能力成正比，但在不同传染病中，能引起疾病的最低病原体数量差别很大。如伤寒需要 10 万个菌体才能致病，而菌痢仅需 10 个菌体即可致病。

4. 变异性　病原体可因环境或遗传等因素而产生变异。一般来说，在人工培养多次传代的环境下，可使病原体的致病力减弱，如卡介苗；而在宿主之间反复传播的病原体可使致病力增强，如肺鼠疫。病原体的抗原变异可逃避机体的特异性免疫作用而引起疾病，如流行性感冒病毒、丙型肝炎病毒和人类免疫缺陷病毒等。

二、免疫

机体的免疫应答对感染过程的表现及转归起着重要作用。人体的免疫反应分为保护性免疫应答和变态反应两类。免疫反应是机体的一种保护性反应，有利于机体抵抗病原体入侵与破坏，分为非特异性免疫应答和特异性免疫应答。变态反应则能促进病理生理过程及组织损伤，对人体多有害。

（一）免疫防线

人体共有三道免疫防线。第一道防线由皮肤和黏膜构成，不仅能够阻挡病原体侵入人体，而且它们的分泌物（如乳酸、脂肪酸、胃酸和酶等）有杀菌的作用。第二道防线是体液中杀菌物质（如溶菌酶）和吞噬细胞。第一道防线和第二道防线是人类在进化过程中逐渐建立起来的天然防御功能，生来就有，不针对某一种特定的病原体，对多种病原体都有防御作用，因此叫

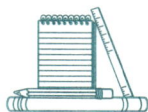

作非特异性免疫。第三道防线主要由胸腺、淋巴结和脾脏等免疫器官和淋巴细胞组成，是人体出生以后逐渐建立起来的后天防御功能，只针对某一特定的病原体或异物，因而叫作特异性免疫。

（二）免疫反应

免疫反应是指机体对于异己成分或者变异的自体成分做出的防御反应。免疫反应可分为非特异性免疫和特异性免疫。

1. 非特异性免疫　是先天就有的，不针对某一种特定的病原体，对多种病原体都有防御作用，因此叫作非特异性免疫，又称先天性免疫，即人体的第一道防线和第二道防线，主要表现为以下三方面的功能。

（1）免疫屏障　包括皮肤黏膜屏障、血脑屏障、胎盘屏障。

（2）吞噬作用　肝脏、脾脏、骨髓、淋巴结、肺泡等组织中的巨噬细胞，血液中的单核细胞、中性粒细胞等均具有强大的吞噬作用。

（3）体液因子的作用　包括存在于体液中的补体、溶菌酶和各种细胞因子如白细胞介素、肿瘤坏死因子、γ干扰素等。细胞因子主要有吞噬细胞和淋巴细胞被激活后释放的激素样肽类物质，这些因子能直接或通过免疫调节作用清除病原体。

2. 特异性免疫　是指通过对抗原特异性识别而产生的免疫，又称获得性免疫。感染后的免疫通常都是特异性免疫，能够抵抗同一种病原微生物的重复感染，是一种主动免疫，包括 T 淋巴细胞介导的细胞免疫和 B 淋巴细胞介导的体液免疫两类。

（1）细胞免疫　主要通过 T 淋巴细胞来完成。抗原进入机体，刺激 T 淋巴细胞致敏，致敏的 T 淋巴细胞与相应抗原再次相遇时，发生增生、分化，并释放多种淋巴因子，通过细胞毒性作用和淋巴因子来杀伤病原体及其所寄生的细胞。许多细胞内病原体的清除中，细胞免疫起到了重要作用。

（2）体液免疫　主要通过 B 淋巴细胞来完成。抗原进入机体，刺激 B 淋巴细胞致敏，转化为浆细胞并产生能与相应抗原结合的抗体，即免疫球蛋白（immunoglobulin，Ig）。Ig 在化学结构上分为 5 类，即 IgM、IgG、IgA、IgD、IgE，它们主要作用于细胞外的微生物，但功能各不相同。IgM 在感染过程中首先出现，但持续时间不长，是近期感染的标志；IgG 在临近恢复期出现，持续时间较长；IgA 主要是呼吸道和消化道黏膜上的局部抗体；IgE 主要作用于原虫和蠕虫；IgD 在机体含量较少，不易测出。

预防接种就是利用抗原刺激机体产生特异性抗体，提高机体特异性免疫力，以达到预防相应传染病发生的目的。

（三）变态反应（allergy）

抗原抗体在体内的相互作用中，转变为对人体不利的表现，出现异常免疫反应，即变态反应，在传染病和寄生虫病的发病机制中起重要作用。变态反应分为 4 型，其中 Ⅲ 型变态反应（免疫复合物型）和 Ⅳ 型变态反应（迟发型）损伤最为常见。

1. Ⅰ型变态反应（速发型）　如血清过敏性休克、青霉素过敏反应、寄生虫感染时的过敏反应。

2. Ⅱ型变态反应（细胞溶解型）　如输血反应、药物过敏性血细胞减少。

3. Ⅲ型变态反应（免疫复合物型）　如流行性出血热、链球菌感染后肾小球肾炎。

4. Ⅳ型变态反应（迟发型）　细胞内寄生的细菌性疾病，如结核病、布氏杆菌病、某些真菌感染等。

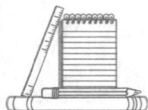

项目二　传染病的流行过程及影响因素

传染病的流行过程是指传染病在人群中发生、发展和转归的过程。构成流行过程必须具备三个基本条件，即传染源、传播途径和人群易感性。流行过程亦受社会因素和自然因素的影响。

一、流行过程的基本条件

（一）传染源

传染源（source of infection）是指病原体已在体内生长繁殖并能排出病原体的人或动物，包括患者、隐性感染者、病原携带者、受感染的动物等。

1. 患者　是重要的传染源。患者可借其排泄物或呕吐物引起病原体的播散。轻型患者因症状不典型而不易被识别，慢性患者可长期污染环境。

2. 隐性感染者　隐性感染者由于无任何症状和体征而不易被发现，因此在某些传染病中是重要的传染源。

3. 病原携带者　因病原携带者没有临床表现而不易被发现，但其体内不断排出病原体，因而也是重要的传染源，对某些传染病（如伤寒）具有重要的流行病学意义。

4. 受感染的动物　动物源性传染病可由动物排出病原体，导致人类发病，如鼠疫、狂犬病等。

（二）传播途径

传播途径（route of transmission）是指病原体由传染源排出后，侵入易感者所经过的途径，包括水平传播和垂直传播两种。

1. 水平传播　病原体在人群个体之间的传播，主要通过以下途径传播。

（1）呼吸道传播　主要通过污染的空气、飞沫、尘埃传播，如流行性感冒等。

（2）消化道传播（又称粪－口传播）　主要通过污染的手、水、食物传播，苍蝇是重要的传播媒介，如伤寒、痢疾等。

（3）接触传播　性接触传播，如艾滋病；日常生活接触传播，通过污染的手、用物、玩具传播，如痢疾、白喉等；通过污染的土壤传播，如破伤风等。

（4）虫媒传播　以吸血节肢动物（蚊子、跳蚤、螨等）为中间宿主的传染病，如疟疾、斑疹伤寒等。

（5）血液／体液传播　如乙型肝炎、丙型肝炎、艾滋病等。

2. 垂直传播　病原体通过母亲的胎盘、产道及哺乳方式传染给胎儿或婴儿的传播称为垂直传播，又叫母婴传播。

（1）胎盘传播　受感染孕妇体内的病原体可经胎盘血液使胎儿遭受感染，如艾滋病、麻疹、乙型肝炎等。

（2）产道传播　分娩过程中，胎儿经过母体产道时，胎儿的皮肤、黏膜、呼吸道接触母体的分泌物和血液等可遭受病原体感染，如艾滋病、淋病等。

（3）哺乳传播　母亲分娩后病原体可通过母乳喂养感染婴儿，如艾滋病、乙型肝炎等。

（三）人群易感性

人群作为一个整体对传染病的易感程度，称为人群易感性（herd susceptibility）。

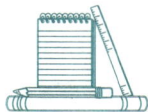

1. 影响人群易感性的因素 新生儿增加、易感人口的迁入等可使人群易感性升高；免疫接种可提高人群对传染病的特异性免疫力，是降低人群易感性最重要的措施。全球消灭天花的辉煌成就，最重要的对策就是实施天花疫苗接种计划。

2. 与流行的关系 易感者大量减少后，免疫者增加，能抑制传染病的流行，甚至使之停止；只有在易感者、传染源都存在，而且有能实现的传播途径时才发生流行，这是构成传染病流行的三个基本环节。

二、影响流行过程的因素

1. 自然因素 主要是气候、地理、生态等因素，对流行过程的发生和发展有重要的影响。如冬季寒冷、干燥，有利于呼吸道传染病的流行；炎热的夏天，气温高、雨水多，有利于蚊、蝇滋生，可促使肠道传染病及虫媒传染病发病率呈季节性升高。又如南方江河湖多，水草丛生，有利于钉螺的滋生，易发生血吸虫病。

2. 社会因素 包括社会制度、风俗习惯、经济条件、生活条件及文化水平等，对传染病的流行过程有决定性的影响。

项目三 传染病的特征

一、传染病的基本特征

传染病与其他疾病的主要区别在于具有下列 4 个基本特征，但这些基本特征应综合加以考虑。

（一）有病原体

每种传染病都是由特异的病原体（pathogen）所引起，包括微生物与寄生虫，如甲型肝炎的病原体是甲型肝炎病毒（HAV）、艾滋病的病原体是人类免疫缺陷病毒（HIV）、疟疾的病原体是疟原虫等。检出病原体对诊断传染病有重要意义。

（二）有传染性

传染性（infectivity）是指病原体由宿主体内排出，经一定途径传染给另一个宿主的特性，是传染病与其他感染性疾病的主要区别。如耳源性脑膜炎和流行性脑脊髓膜炎，在临床上都表现为化脓性脑膜炎，但前者无传染性，无须隔离，而后者有传染性属于传染病，必须隔离。传染病患者具有传染性的时期称为传染期，这是决定患者隔离期限的重要依据。

（三）有流行病学特征

传染病的流行过程在自然因素和社会因素的作用下，表现出一定的强度，有些具有明显的季节性、地方性等各种特征。

1. 流行性 流行性是指传染病在一定条件下，能在人群中广泛传播蔓延的特性，按其强度可分为散发、流行、大流行、暴发。①散发：是指某传染病在某地常年处于一般发病水平；②流行：指某种传染病的发病率显著高于当地常年发病率；③大流行：指某传染病在一定时间内迅速蔓延，波及范围广泛，超出国界或洲界者；④暴发：指在短时间（数日，通常为该病的潜伏期内）集中发生大量同一种传染病，这些病例多由同一传染源或共同的传播途径所引起。

2. 季节性 某些传染病的发生和流行受季节的影响，在每年的一定季节出现发病率升高的现

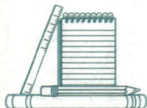

象称为季节性，如冬、春季节呼吸道传染病发病率升高，夏、秋季节消化道传染病发病率升高；虫媒传染病也有明显的季节性，如流行性乙型脑炎在夏、秋季（每年的 7、8、9 月）蚊子活跃时发病率升高。

3. 地方性 由于受地理、气候等自然因素或人们生活习惯等社会因素的影响，某些传染病仅局限在一定的地区内发生，这种传染病称为地方性传染病，如血吸虫病多发生于钉螺容易存在的长江以南地区。以野生动物为主要传染源的疾病，称为自然疫源性传染病或人兽共患病，如流行性出血热、鼠疫、钩端螺旋体病、传染性非典型肺炎。存在这种疾病的地区称为自然疫源地，人进入此地区就有受感染的可能，自然疫源性传染病也属于地方性传染病。

（四）有免疫性

人体感染病原体后，无论显性感染或隐性感染，均能产生针对病原体及其产物（如毒素）的特异性免疫，属于主动免疫，这种保持性免疫可通过抗体（抗毒素中和抗体等）检测而获知。感染后免疫的持续时间在不同传染病中有很大差异。一般来说，病毒性传染病（如麻疹、脊髓灰质炎、流行性乙型脑炎）感染后的免疫持续时间最长，往往保持终身，但也有例外（如流行性感冒）。细菌（如细菌性痢疾）、螺旋体（如钩端螺旋体病）、原虫性传染病（如阿米巴病）感染后的免疫持续时间较短，仅为数月至数年，但也有例外（如伤寒）。蠕虫病感染后通常不产生保护性免疫，因而往往产生重复感染（如血吸虫病、钩虫病、蛔虫病等）。

二、传染病的临床特点

（一）病程发展的阶段性

急性传染病的发生、发展和转归通常分为 4 个阶段。

1. 潜伏期（incubation period） 从病原体侵入人体起，至开始出现临床症状为止的时期，称为潜伏期。潜伏期通常相当于病原体在体内繁殖、转移、定位、引起组织损伤和功能改变至临床症状出现之前的整个过程。不同传染病其潜伏期长短不一，即使同一种传染病，各患者潜伏期长短也不尽相同，短至数小时，长至数月乃至数年。如细菌性食物中毒潜伏期较短，仅数小时；狂犬病、获得性免疫缺陷综合征，其潜伏期可长达数年。

2. 前驱期（prodromal period） 从起病至症状明显开始的时期称为前驱期。前驱期的临床表现通常是非特异性的，如头痛、发热、疲乏、食欲不振、肌肉酸痛等，为许多传染病所共有，一般持续 1~3 天。起病急骤者可无此期表现。

3. 症状明显期（period of apparent manifestation） 是指急性传染病患者度过前驱期后，出现该传染病特有的症状、体征，如典型的热型、具有特征性的皮疹、肝脾肿大和脑膜刺激征、黄疸等。本期又可分为症状上升期、极期和缓解期，极易产生并发症。在某些传染病（如脊髓灰质炎、乙型脑炎等）中，仅少部分患者转入症状明显期。经症状明显期后，大部分患者随即转入恢复期。

4. 恢复期（convalescent period） 机体免疫力增长至一定程度，体内病理生理过程基本终止，患者症状及体征基本消失，临床上称为恢复期。在此期间，体内可能还有残余病理改变（如伤寒）或生化改变（如病毒性肝炎），病原体还未完全清除，许多患者的传染性还要持续一段时间，但食欲和体力均逐渐恢复，血清中的抗体效价亦逐渐上升至最高水平。

传染病患者在恢复期结束后，机体功能仍长期未能复常者称为后遗症，多见于中枢神经系统传染病如脊髓灰质炎、脑膜炎等。

另外，传染病还有复发（relapse）与再燃（recrudescence）。某些传染病病情已转入恢复期

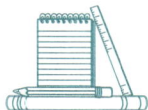

或接近痊愈，由于潜伏于体内的病原体再度繁殖，使原有症状再度出现，称复发，如伤寒、疟疾。如疾病进入恢复期后，体温尚未正常而又再上升，症状重新出现者，称再燃，如伤寒等。

（二）传染病常见症状与体征

1. 发热　是许多传染病所共有的、最常见、最突出的症状。热型是传染病的重要特征之一，具有鉴别诊断意义，常见热型如下：稽留热，见于伤寒等；弛张热，见于重症肺结核、流行性出血热等；间歇热，见于疟疾等。每一种传染病发热程度及持续时间不同，如：短期高热，可见于痢疾、流行性乙型脑炎；长期高热，见于伤寒、布氏杆菌病急性期；长期低热，见于结核病、艾滋病等。

2. 发疹　许多传染病在发热的同时伴有发疹现象，又称为发疹性感染，有皮疹和黏膜疹。不同传染病，皮疹的形态、出疹时间、分布部位、出疹顺序、疹的消退及伴随症状等各有其特点，对传染病的诊断和鉴别诊断有重要参考价值。

（1）出疹时间　水痘、风疹多发生于病程第1天，猩红热发生于第2天，天花发生于第3天，麻疹发生于第4天，斑疹伤寒发生于第5天，伤寒发生于第6天等。

知识链接

常见传染病出疹时间口诀

常见传染病出疹时间依次为一痘（水痘）、二猩（猩红热）、三花（天花）、四麻（麻疹）、五斑（斑疹伤寒）、六伤（伤寒），或总结为痘（水痘）猩（猩红热）花（天花）麻（麻疹）斑（斑疹伤寒）伤（伤寒）。

（2）皮疹的形态　皮疹按形态可分为以下几种：①斑疹呈红色，既不高起也不凹陷，见于斑疹伤寒、猩红热等。②丘疹呈红色，突出皮肤，见于麻疹、猩红热等。③斑丘疹是斑疹和丘疹同时存在，在斑疹的底盘上出现丘疹，见于猩红热、风疹、伤寒等。④疱疹为高出于皮肤、黏膜的小水疱，疱内有液体，见于水痘、单纯疱疹、带状疱疹等病毒性疾病，若合并细菌感染称为脓疱疹。⑤出血疹又叫瘀点或瘀斑，为局部血管破裂出血造成的皮下出血，若出血斑点直径 < 2mm 称为瘀点，直径为 3~5mm 者称为紫癜，直径 > 5mm 者称为瘀斑。其特点是局部皮肤青紫、压之不褪色，一般不隆起于皮面，见于流行性出血热、败血症、流行性脑脊髓膜炎等。⑥荨麻疹又称风团，为暂时性水肿性隆起，大小不等，形态不一，呈苍白色或淡红色，见于血清病、过敏性疾病、病毒性肝炎等。

（3）皮疹的分布　水痘的皮疹主要分布于躯干；流行性出血热的出血点多见于腋下；麻疹的皮疹先出现于耳后、发际、面部，然后向躯干、四肢蔓延，最后达手、足。

3. 毒血症状　病原体的各种代谢产物引起发热以外的多种症状称为毒血症状，如疲乏，厌食，头痛，肌肉、关节、骨骼疼痛，全身不适等。严重者可有意识障碍、中毒性脑病、呼吸循环衰竭、休克等，有时还可引起肝、肾损害。部分患者可有肝、脾和淋巴结肿大。

（三）传染病临床分型

临床分型对传染病的治疗、隔离、护理等具有指导意义。根据传染病临床过程的长短，其可分为急性、亚急性、慢性；根据病情轻重，其可分为轻型、中型、重型、暴发型；根据临床特征，其可分为典型及非典型等。

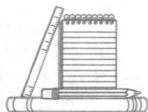

项目四 传染病的护理评估与治疗措施

一、护理评估

做好传染病的护理评估是正确实施疾病护理的首要步骤，传染病护士除了需要对患者的健康史、身体状况、心理因素、社会因素、辅助检查资料进行评估以外，还需要对流行病学资料进行评估，才能得出完整的临床诊断和护理诊断，为疾病的有效治疗、预防控制及护理措施提供重要依据。

（一）流行病学资料

流行病学资料包括年龄、性别、职业、旅居地区、当地气候情况、当地人群传染病发病情况、接触史、既往传染病史、预防接种史、发病季节、卫生情况、饮食情况等。通常传染病有高度选择性，应根据每个传染病的流行病学特征重点询问。如乙型脑炎重点观察发病季节、询问蚊子叮咬、疫苗接种史、当地人群发病情况等。甲型肝炎重点询问饮食情况、接触人群的发病情况、甲肝疫苗接种史、既往甲肝病史等。血吸虫病有一定的地区分布特点，重点询问疫水接触史、当地钉螺发现情况等。

（二）临床资料

全面准确的临床资料来源于翔实的病史采集、细致的查体、密切的动态观察临床变化及病情演变，这对诊断有重要意义。如观察生命体征及神志变化，体重、营养变化；皮肤、黏膜有无皮疹、黄疸，是否有瘙痒或并发感染；全身浅表淋巴结有无肿大、压痛等临床表现。

（三）实验室检查

实验室检查包括一般实验室检查、病原学检查、免疫学检查、分子生物学检查等。常规检查为诊断提供初步线索，生化及血清学检查提供诊断依据，病原学检查可最终确诊。在进行病原学检查时，为提高阳性检出率，护士必须掌握标本采集及送检的注意事项：①采集标本时应严格注意无菌操作；②病程不同采集标本时间不同，如败血症应在寒战、发热时采血，疟疾最佳检测应在体温的高峰期或稍后一点时间采血；③采集标本尽量在抗病原体药物应用之前；④尽可能采集病变明显部位的材料，如细菌性痢疾患者取其有脓血或黏液的粪便、肺结核患者取其干酪样痰液等；⑤标本采集后尽快送检，如脑膜炎奈瑟菌；⑥送检标本的化验单上应注明来源和目的，使实验室能正确选用相应的培养基和适宜的培养环境。

二、治疗措施

（一）治疗原则

传染病的发生、发展和转归是机体与病原体相互作用的结果。传染病的治疗应坚持以病原治疗为主、对症支持治疗并重的综合治疗，坚持治疗、护理与预防并重的总原则。机体、病原体、药物之间的相互关系及三方的实际情况决定抗感染治疗的难易程度。心理因素在治疗中也发挥着重要作用。因此，临床必须考虑各方面因素，设计综合个体化治疗方案。

（二）治疗方法

1. 支持治疗及护理 支持治疗的目的是维持机体内环境的稳定，提高机体的抗感染能力，包括基础、营养、器官功能支持治疗等。根据病情可给予流质、半流质、普食等，重症患者需鼻饲，以保证热量供给、补充营养素，增加抗病能力，必要时可通过静脉输入营养物质等。

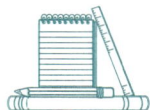

2. 对症治疗　对症治疗的目的在于降低消耗、减轻损伤、减少痛苦、调节各系统功能及保护重要脏器，使患者度过危险期，为进一步治疗赢得时间，促进康复。如高热者应及时降温、呕吐者应及时止泻等。

3. 病原治疗　也称特异性治疗，目的是清除病原体，根除或控制传染源，常用药物有抗生素、血清免疫制剂等。

4. 免疫治疗　多数情况下，感染会削弱免疫功能，造成免疫系统紊乱。低下的免疫力可使感染蔓延，易继发感染；过强的免疫可导致组织损伤。目前，免疫治疗主要包括细胞因子类（如白细胞介素类、干扰素、胸腺素等）、免疫球蛋白、免疫抑制剂等。

5. 心理治疗　心理因素可使机体免疫功能下降，病原微生物容易侵入并致病，同时患病后的不适和痛苦又可使患者产生焦虑、烦躁、沮丧等情绪，甚至对治疗产生抵触。慢性感染者由于病程长、治疗费用较大、社会歧视等因素对治疗丧失信心，产生悲观情绪，影响治疗效果。

6. 中医中药治疗　中医中药治疗传染病不仅对病原体有一定的抑制或杀灭作用，而且在清除毒素、解热镇痛、调整免疫功能等方面具有独特的优势。

7. 康复治疗　某些传染病，如病毒性脑炎、脊髓灰质炎等可引起后遗症，需要采取针灸治疗、物理治疗、高压氧治疗等康复手段，以促进机体康复。

项目五　传染病的预防

传染病的预防应针对传染病流行过程的三个基本环节，采取综合性防疫措施，同时根据各个传染病的特点针对主导环节重点采取预防措施的原则。其主要预防措施如下。

一、管理传染源

对传染源的管理应遵循早发现、早诊断、早报告、早隔离、早治疗的原则。传染病的报告制度是早期发现传染病的重要措施，也是医护工作者的重要职责。

（一）对患者的管理

早期发现传染病患者，及时报告和隔离治疗是控制传染源的要措施。

1. 传染病分类　根据《中华人民共和国传染病防治法》及《突发公共卫生事件与传染病疫情监测信息报告管理办法》的相关规定，将传染病分为三类。

（1）甲类　包括鼠疫、霍乱。

（2）乙类　包括传染性非典型肺炎、人感染高致病性禽流感、病毒性肝炎、细菌性和阿米巴痢疾、伤寒与副伤寒、艾滋病、淋病、梅毒、脊髓灰质炎、麻疹、百日咳、白喉、流行性脑脊髓膜炎、猩红热、流行性出血热、狂犬病、钩端螺旋体病、布氏杆菌病、炭疽、流行性乙型脑炎、疟疾、登革热、肺结核、新生儿破伤风、血吸虫病等。2009年卫生部将甲型H1N1流感列入乙类传染病。2020年1月将新型冠状病毒感染纳入乙类传染病。2023年9月将猴痘纳入乙类传染病。

（3）丙类　包括丝虫病、棘球蚴病（包虫病），麻风病，流行性感冒，流行性腮腺炎，风疹，流行性和地方性斑疹伤寒，黑热病，除霍乱、痢疾、伤寒和副伤寒以外的感染性腹泻，急性出血性结膜炎等。2008年卫生部将手足口病也列入其中。

2. 传染病报告

（1）报告人　执行职务的医护人员、检疫人员、疾病预防控制人员、乡村医生、个体开业

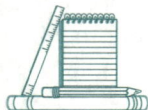

医生均为责任疫情报告人，必须按照传染病防治法的规定进行疫情报告，履行法律法规的义务。

（2）报告时限　甲类传染病应强制管理，乙类传染病要严格管理，丙类传染病要监测管理。任何人发现传染病患者或疑似传染病患者时，均应及时向卫生防疫机构报告。①对甲类传染病和按甲类管理的乙类传染病（非典型肺炎、肺炭疽、脊髓灰质炎、人感染高致病性禽流感）患者、疑似患者和病原携带者，卫生健康委员会规定的不明原因肺炎患者，应在2小时内完成网络直报。2023年1月将新型冠状病毒感染调整为乙类乙管。②对其他乙类、丙类传染病患者及疑似患者，应在24小时内通过传染病疫情监测信息系统进行报告。

（二）对传染病接触者的管理

对传染病接触者采取防疫措施称检疫。根据所接触的传染病危害程度和传染性不同，在检疫期内可采取医学观察、留验或卫生处置。

（三）对病原携带者的管理

通过体检和病原学检查发现病原携带者，对病原携带者采取隔离治疗、卫生宣教等方法培养良好卫生习惯，必要时调整工作岗位和随访观察，尽可能减少传播机会。

（四）对动物传染源的管理

根据具体情况对动物传染源采取杀灭和隔离治疗的处置方式，对经济价值高且传播疾病危害相对较小的动物尽可能隔离、治疗，必要时宰杀消毒。对传播疾病危害较重者可采取杀灭的处理方式，扑杀后进行焚化或消毒深埋等无害化处理。

二、切断传播途径

应根据传染病的不同传播途径采取不同的措施。如对消化道传染病，应着重加强饮食卫生、个人卫生及粪便管理，保护水源，消灭苍蝇、蟑螂、老鼠等。对呼吸道传染病，应着重进行空气消毒，加强通风，保持空气新鲜，提倡外出时戴口罩，流行期间避免大型集会等。对虫媒传染病，应大力开展爱国卫生运动，采用药物等措施进行防虫、杀虫、驱虫。对血源性传染病，应加强血制品管理，防止医源性传播。消毒是切断传播途径的重要措施，要坚持做好疫源地消毒和预防性消毒工作。

三、保护易感人群

1. 提高非特异性免疫力　非特异性免疫力是生物个体生来就有的功能，能遗传给后代，不涉及免疫识别和免疫反应的增强。加强体育锻炼、调节饮食、养成良好的卫生生活习惯、改善居住条件、良好的人际关系、保持愉快心情等措施可以提高机体非特异性免疫力，以增强人群对传染病的抵抗力。

2. 提高特异性免疫力　人体可通过隐性感染、显性感染或预防接种获得对该种传染病的特异性免疫力，其中预防接种起关键作用。

3. 药物预防　对某些尚无特异性免疫方法或免疫效果尚不理想的传染病，在流行期可给易感者口服预防药物，对于降低发病率和控制流行有一定作用，如口服磺胺嘧啶预防流行性脑脊髓膜炎、口服乙胺嘧啶预防疟疾等。

四、卫生检疫

卫生检疫是预防传染病的一项有效措施，分为国境卫生检疫及疫区检疫。

1. 国境卫生检疫　是指国境卫生检疫机关依照《中华人民共和国国境卫生检疫法》及有关的

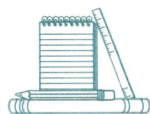

法律法规，在一个国家的海港、机场、边境、国界口及河进出口岸，负责对进出国境的人员、交通工具、行李和货物等实施医学检查、卫生检查和必要的卫生处理，以防传染病由国外传入和由国内传出。我国规定的国境卫生检疫的传染病及其检疫期如下：鼠疫6天，霍乱5天，黄热病6天。

2. 疫区检疫   当某地发生甲类传染病或危害严重的急性传染病时，经核实并报请上级机关批准后实行疫区检疫。其措施是封锁疫区，限制疫区和非疫区人员及物品的来往，及时对疫区的传染源进行隔离治疗，对接触者实行医学观察和留验，对易感者预防接种和药物预防，对疫区进行消毒、杀虫。疫区的检疫期，应至最后一个患者或病原携带者的接触者的该病最长潜伏期结束为止。

项目六   传染病的管理及护理

一、传染病科分区及管理

要做好传染病护理，护士必须掌握传染病科分区及管理，以便对传染病患者进行科学管理，患者的有序安置、人员的有序流动及对传染病患者进行正确评估等是做好传染病护理的重要内容。

（一）传染病科区域划分

传染病科分为清洁区、污染区和潜在污染区，简称传染病房的"三区"。进入传染病医院或综合医院传染病科工作时，护理人员必须熟练掌握分区情况，并严格遵守分区工作规范，防止交叉感染。

1. 清洁区   凡未被病原微生物污染的区域称为清洁区，如办公室、示教学习室、值班室、配餐室和库房、工作人员使用的厕所等，清洁区不允许患者进入。

2. 污染区   凡已被病原微生物污染或被患者直接接触和间接接触的区域称为污染区，这些区域是患者生活的地方及被患者排泄物、用物等污染的地方，如病房、患者使用的厕所和浴室、清洁间（污物处理室）等。

3. 潜在污染区   有可能被病原微生物污染或被间接轻度污染的区域称为潜在污染区，如更衣室、治疗室、实验室、消毒室、走廊、楼梯和电梯等。

（二）传染病科对医务人员的管理要求

1. 对临床上诊断为传染病的患者，必须立即填写传染病报告卡，向有关部门报告。

2. 病室按相同的病种收治患者，并按病种穿隔离衣。穿隔离衣时，只能在规定的污染区与半污染区范围内活动。

3. 在工作中应严格遵守隔离技术，污染区的物品不能放入清洁区，污染的手不能触摸非污染物。在污染区工作时，应戴口罩、戴帽子、穿隔离服。接触不同病种传染病患者前均应洗手。

（三）传染病科对其他人员的要求

1. 做好入院处理工作，按规定限制携带物品。患者的食具、卫生洁具等物品为个人专用，不得与他人共用。

2. 患者不得进入不同病种的病房中活动，不得进入清洁区。

3. 向患者亲属介绍隔离制度，必要时应穿隔离衣，做药物预防或免疫学预防。

4. 患者出院时，其用具应做消毒处理后才可带出医院。

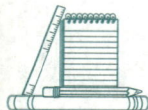

二、传染病的隔离

（一）隔离的定义

将传染病患者或病原携带者安置在指定的地方，与健康人和非传染病患者分开，便于集中治疗和护理，防止传染和扩散。

（二）隔离管理制度

1. 凡传染病医院、综合医院的传染病科必须划分清洁区、潜在污染区及污染区，隔离单位应有标记，病室门口挂隔离衣，走廊设消毒液点，门口要有消毒脚垫及门把套。

2. 各类患者均应在各自指定的范围内活动，不得请假外出，如需去其他科室检查应由医护人员陪同，并采取相应的隔离措施。

3. 按不同病种使用医疗器械，如体温表、叩诊锤、听诊器等。

4. 住院传染病患者不准家属陪护，甲类传染病患者禁止探视，其他患者可定时在指定地点隔栏探视或电视探视。对必须探视及陪护的人员应指导他们执行隔离制度。

5. 患者出院、转科、死亡，应进行终末消毒。病床、被褥、家具等用消毒水擦洗，消毒后才能给其他人使用。

6. 医务人员必须严格遵守消毒隔离制度，做到在病区内不吸烟、不进食，双手接触患者或污染物后必须消毒，不倚靠墙壁，不坐患者床凳，巡视患者不带病历卡等，要定期体检并接受有关的预防注射或服药。

（三）隔离的种类及要求

1. 呼吸道隔离（蓝色标志）　适用于各种呼吸道传染病，如麻疹、流行性腮腺炎、流行性脑脊髓膜炎等。隔离措施：①相同病种可同住一室，床间距至少 2m，必要时置屏风。②患者一般不能外出，如必须外出，应戴口罩。③接触患者时，应戴口罩，必要时穿隔离衣、戴手套。④患者的呼吸道分泌物应先消毒后弃去，痰具每日消毒。⑤室内保持适宜温度、湿度。病室每日通风至少 3 次，紫外线消毒每天 2 次。

2. 消化道隔离（棕色标志）　适用于经患者排泄物、污染食物或餐具传播的消化道传染病，如伤寒、细菌性痢疾、甲型肝炎、戊型肝炎等。隔离措施：①同病种患者可同住一室，若条件不允许，不同病种患者也可同住一室，但患者之间必须实施床边隔离，床间距离应在 2m 以上。②接触患者时穿隔离衣，护理不同病种患者要更换隔离衣，接触患者、被污染物品后及护理下一个患者前应严格消毒双手。③患者的生活用具专用，用后要消毒。患者的呕吐物及排泄物应随时消毒，然后弃去。④室内保持无苍蝇、无蟑螂。

3. 严密隔离（黄色标志）　适用于甲类传染病或有高度传染性及致死性的传染病，如霍乱、传染性非典型肺炎等。隔离措施：①患者应住单间病室，无条件时，同病种患者可住同一病室，房内物品专用，门窗关闭并禁止随意开放，门外应有"严密隔离"标志，门口应设置用消毒液浇洒的门垫，门把手包有消毒液浸湿的布套，禁止探视和陪住。②凡入室者必须戴帽子、口罩、穿隔离衣、隔离鞋、戴手套。接触患者及污染敷料后、护理下一个患者前应严格消毒双手。③污染敷料要装袋、贴签，消毒处理。患者的分泌物、排泄物及污染品应及时严格消毒处理。④病室每日消毒，患者出院或死亡后，应进行终末消毒。

4. 接触隔离（橙色标志）　适用于由体表或伤口排出的病原微生物，接触皮肤或黏膜破损处而引起的传染病，如婴幼儿急性呼吸道感染、新生儿感染、大面积烧伤等。隔离措施：①接触患者时戴口罩、手套，穿隔离衣。②接触患者或污染物品后及护理下一个患者前要洗手。③污

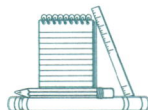

染物品要弃去，需装袋、贴签，消毒处理。

5. 血液/体液隔离（红色标志） 适用于直接或间接接触感染的血液及体液引起的传染病，如乙型肝炎、丙型肝炎、钩端螺旋体病、疟疾、艾滋病等。隔离措施：①接触患者或其血液/体液时要戴手套、穿隔离衣，若皮肤沾染其血液/体液后应立即清洗。②工作中注意避免损伤皮肤，用过的针头、注射器浸入消毒液后送中心消毒室做毁形处理。③污染物装袋、贴标签后送出销毁或消毒处理。④血液污染室内物品表面时，要立即用次氯酸钠溶液清洗消毒。

6. 脓汁/分泌物隔离（绿色标志） 适用于因直接或间接接触感染部位的脓汁或分泌物引起的传染病，如轻型皮肤和伤口感染、溃疡、脓肿、小面积烧伤感染等。隔离措施同接触隔离。

7. 结核菌隔离（AFB 隔离，灰色标志） 适用于肺结核患者痰涂片结核菌阳性者或阴性但 X 线检查证实为活动性结核者。隔离措施：①隔离室有特别通风设备，关闭门窗，同疗程者可同住一室。②医护人员接触患者时应戴口罩、穿隔离衣，患者咳嗽时应戴口罩；接触患者或污染物品后及护理下一个患者之前要洗手。③污染物品要彻底清洗、消毒或弃去。

三、传染病的消毒

（一）消毒的目的

消毒就是消除或杀灭由传染源排到外界环境中的病原体，从而切断传播途径，防止院内交叉感染及传染病继续播散。

（二）消毒的种类

1. 疫源地消毒 是指对有传染源存在或曾经有过传染源的地方进行消毒，按时间又可分为随时消毒和终末消毒。随时消毒是指对传染患者的排泄物、分泌物及被污染的物品随时进行消毒，以便及时杀灭从传染源排出的病原体，防止传播。终末消毒是指传染病患者出院、转科或死亡后，对患者及其所住的病室与用物进行一次彻底的消毒，以便杀灭残留在疫源地内各种物体上的病原体。

2. 预防性消毒 是对疑有传染源存在或可能被病原体污染的场所和物品进行消毒，以预防传染病的发生，如医院环境日常卫生处理、餐具及饮用水消毒、饭前便后洗手等。

（三）消毒的方法

1. 物理消毒法 是指利用物理因素杀灭或消除病原微生物及其他有害微生物的方法，主要包括自然净化、机械除菌、热力消毒灭菌、电离辐射消毒、微波消毒、超声波杀毒、过滤除菌等。物理消毒法经济简便，应用广泛。

2. 化学消毒法 是指应用化学消毒剂使病原体蛋白质凝固、变性或使其失去活性而将其杀死的方法。根据化学消毒剂的消毒性能将其分为以下几种：①高效消毒剂，能杀灭包括细菌芽孢、真菌孢子在内的各种病原微生物。如 2.5% 碘酊、戊二醛、过氧乙酸、甲醛等。②中效消毒剂，能杀灭除细菌芽孢以外的各种病原微生物。如乙醇、部分含氯制剂、氧化剂、溴剂等。③低效消毒剂，只能杀死细菌繁殖体和亲脂类病毒，对真菌也有一定作用。如汞、洗必泰（氯己定）及某些季铵类消毒剂等。

四、传染病常见症状体征的护理

（一）发热的护理

1. 常见护理诊断 体温过高与病原体感染后释放各种内、外源性致热原，或与体温中枢功能紊乱有关。

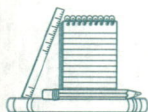

2. 护理措施

（1）休息 患者应卧床休息，宜穿透气、棉质衣服。保持环境整洁，空气清新，室温维持在 20~24℃，湿度以 55%~60% 为宜，注意通风换气。患者若有寒战应注意保暖。

（2）降温 常用物理降温方法，可用冰袋冷敷头部或大动脉处，也可用 25%~50% 乙醇或 32~36℃ 温水擦浴等；物理降温效果欠佳者，可配合药物降温；高热惊厥者，可遵医嘱采用亚冬眠疗法。降温过程中的注意事项：①避免长时间冰敷同一部位，防止局部冻伤。②注意周围循环状态，有脉搏细速、面色苍白、四肢厥冷者，禁用冷敷和乙醇擦浴。③全身发疹者，禁用乙醇擦浴降温。④药物降温时，退热药用量不宜过大，以免大汗导致虚脱。⑤采用亚冬眠疗法前应先补足血容量，用药过程中避免搬动患者，观察生命体征，保持呼吸道通畅。

（3）病情观察 按规定时间测量体温，一般每 4 小时测量 1 次体温，观察伴随症状、体征的变化。及时正确地做好记录，掌握热度、热程与热型。

（4）加强口腔、皮肤护理 高热易发生口腔炎，可用生理盐水于饭后、睡前漱口。病情重者，协助口腔护理。患者大汗后以温水擦拭，及时更换衣裤，保持皮肤清洁、干燥，使患者感到舒适，防止感冒。

（5）补充营养及液体 根据病情保证足够的热量和液体的摄入，给予高热量、高维生素、高蛋白、易消化的流质饮食，每天保证摄入 1500~2000mL 的液体，维持水、电解质平衡，必要时静脉输液。

（二）皮疹护理

1. 常见护理诊断 组织完整性受损与病原体和（或）代谢产物引起皮（黏膜）疹有关。

2. 护理措施

（1）皮肤护理 保持皮肤清洁，用温水清洗皮肤，禁用肥皂水、乙醇等擦拭皮肤；衣着应宽松，勤换洗，床褥保持清洁、松软、干燥；避免搔抓皮肤，皮肤瘙痒者可用炉甘石洗剂；皮疹结痂后让其自行脱落或用消毒剪刀剪去痂皮，不可强行剥离；翻身时应注意保护皮疹，防止皮疹部皮肤擦伤发生破溃，并应防止大、小便浸渍引起感染；若皮疹发生破溃后应用消毒纱布包扎给予保护，如有感染者定时换药处理。

（2）口腔黏膜疹护理 做好口腔护理，进食后用温水漱口，每天用温的 0.9% 氯化钠溶液或多贝尔溶液彻底清洗口腔 2~3 次，以保持口腔清洁、黏膜湿润。

（3）眼结膜充血水肿护理 应注意保护眼睛，保持局部清洁，防止继发感染。如可用 4% 硼酸水或生理盐水清洁眼痂，滴 0.25% 氯霉素眼药水或抗生素眼膏，每天 2~4 次。

（4）病情观察 密切观察生命体征、意识状态，注意出疹的进展情况及消退情况，皮疹消退后有无脱屑、脱皮、结痂、色素沉着等变化。

项目七 传染病区医护人员的职业防护

传染病区医护人员的职业防护对保证自身安全和预防传染病的播散十分重要。如果医护人员职业防护意识薄弱，一旦被感染，不仅威胁医护人员自身的健康，而且易在院内造成交叉感染。如今医护人员在诊疗过程中的职业危险越来越受到关注。

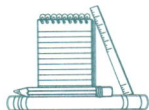

一、医护人员分级防护原则

医护人员的职业防护分为三级，下面以传染性非典型性肺炎为例介绍分级防护原则。

（一）一级防护

1. 适用于门（急）诊医护人员。

2. 应穿工作服、隔离衣，戴工作帽和 12 层以上的棉纱口罩。

3. 每次接触患者后应立即洗手和消毒。

（二）二级防护

1. 适用于进入隔离病区或观察室的医护人员，还包括接触患者、采集标本，处理其分泌物、排泄物，以及处理、转运死亡患者尸体的医护人员和司机等。

2. 进入隔离病区和留观室时，必须戴 12 层以上的棉纱口罩或 N95 口罩（图 1-1、图 1-2），每 4 小时更换一次或潮湿时更换，并戴手套、帽子、鞋套，穿隔离衣。

3. 每次接触患者后应立即洗手和消毒。

4. 对患者实施近距离操作时要戴防护眼镜（图 1-3）。

（三）三级防护

1. 主要针对与患者密切接触或对患者实施特殊治疗的医护人员，如为患者实施吸痰、气管切开和气管插管的医护人员。

2. 除应采取二级防护外，还应戴全面型呼吸防护器（图 1-4）。

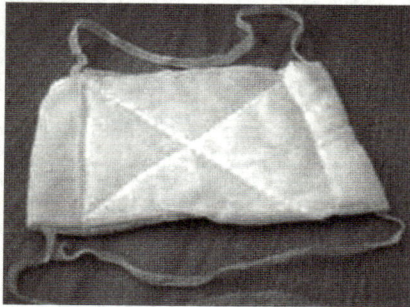

图 1-1　棉纱口罩

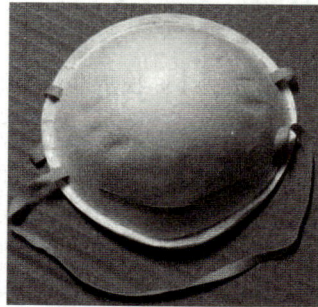

图 1-2　N95 口罩

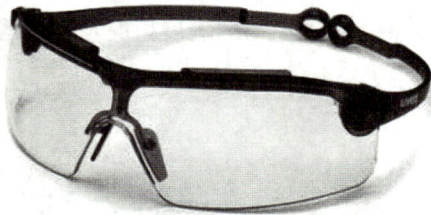

图 1-3　防护眼镜

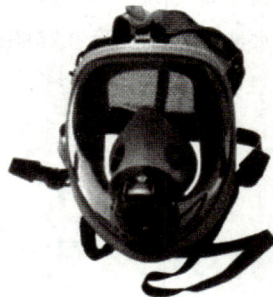

图 1-4　全面型呼吸防护器

二、医护人员的职业防护方法

（一）提高自我防范意识

作为一名传染科护士，应该提高自我防护意识。了解传染病护理工作的特殊性，掌握各种

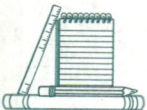

传染病的流行特点，认识职业感染的途径及职业感染的危害性，普及职业危害预防的概念和措施，了解预防接种、标准预防的重要性。学会防护用物的选择，正确处理污染锐器、血标本、医疗垃圾等。

（二）加强洗手和手消毒

在医院内感染传播途径中，医护人员的手是造成医院内感染的重要原因。规范洗手及手消毒方法，加大手部卫生的监管力度，是控制医院内感染的一项重要措施，也是对患者和医护人员双向保护的有效手段。手部卫生应加强以下监督管理：①严格按照洗手指征的要求进行规范洗手和手消毒。②使用正确的洗手（七步洗手法）和手消毒方法，并保证足够的洗手时间。③确保消毒剂的有效使用浓度。④定期进行手的细菌学检测。⑤定期与不定期监控各护理单元护理人员手卫生情况，对存在的问题提出改进意见。

（三）正确使用各种防护用品

1. 各种防护用品的应用

（1）口罩 应根据不同的操作要求选用不同种类的口罩。一般医疗活动，可佩戴纱布口罩或医用外科口罩。纱布口罩应保持清洁干燥，定期更换与消毒。接触经空气、飞沫传播的呼吸道感染患者时，应戴医用防护口罩或全面型呼吸防护器，其效力能维持6~8小时，遇污染或潮湿应及时更换且要进行面部密合性试验。

知识链接

正确使用口罩

1. 检查治疗中，医护人员必须戴口罩，一只口罩使用不超过4小时，使用过程中不可用手触摸口罩。

2. 当一只口罩潮湿或污染时，应立即更换口罩。离开诊室前，必须脱下口罩，不可以悬挂于颈前。使用后的口罩属于"医疗废物"，应及时处理。

3. 掌握口罩使用的先后顺序，即护理操作前先戴口罩、洗手后再戴手套，护理操作后先脱手套、洗手后再摘口罩。

（2）护目镜/防护面罩/全面型防护面罩 下列情况应使用护目镜/防护面罩：①在进行诊疗、护理操作时可能被传染病患者的血液、体液、分泌物等喷溅时，应使用护目镜/防护面罩。②近距离接触经飞沫传播的传染病患者时，应使用护目镜/防护面罩。如为呼吸道传染病患者进行气管切开、气管插管等近距离操作，可能发生患者血液、体液、分泌物喷溅时，应使用全面型防护面罩。佩戴前应检查有无破损，佩戴装置有无松懈。用后应对护目镜/防护面罩进行清洁与消毒。

（3）帽子 进入洁净环境前、进行无菌操作时应戴帽子。帽子被患者血液、体液污染时，应立即更换；布质帽子应保持清洁干燥，定期更换与清洁；一次性帽子应一次性使用。

（4）防护服 根据制作材质的不同，防护服分为一次性防护服和重复使用的布质防护服。下列情况应穿防护服：①可能受到患者血液、体液、分泌物、排泄物污染时；②对患者实行保护性隔离时，如护理大面积烧伤患者、骨髓移植患者及大创面换药等；③对感染性疾病患者如多重耐药菌感染患者等实施隔离时。

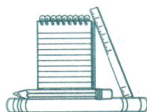

知识链接

防护服使用注意事项

防护服应为防水材料制作，否则应在外面加穿防水围裙。使用过程中，防护服应遮盖全部的衣服和外露的皮肤，保持里面及领部清洁，穿、脱防护服时勿接触面部。

医务人员接触多个同类传染病患者时，防护服可连续应用；接触疑似患者时，防护服在每个患者之间进行更换；防护服被患者血液、体液、污物污染时，应及时更换。防护服使用后应放置在指定的容器内，一次性防护服不能重复使用。

（5）**防水围裙**　根据材质，防水围裙可分为重复使用的塑胶围裙及一次性使用的防水围裙。可能有患者的血液、体液、分泌物及其他污染物质喷溅，进行复用医疗器械的清洗时应穿防水围裙。一次性防水围裙应一次性使用，受到明显污染时应及时更换；重复使用的塑胶围裙，用后应及时清洗与消毒；遇有破损或渗透时，应及时更换。

（6）**手套**　戴手套是预防经"手"感染的一个有效方法。应根据操作的需要，选择合适的手套。接触患者的血液、体液、分泌物、排泄物及污染物品时，应戴手套。

（7）**鞋套**　鞋套应具有良好的防水性能，并一次性应用。下列情况应穿鞋套：①在区域隔离预防，从潜在污染区进入污染区时。②负压病房的隔离预防，从缓冲区进入病房时。鞋套应在规定区域内穿，离开该区域时应及时脱掉鞋套。发现破损应及时更换。

2. 医务人员防护用品穿脱程序

（1）**穿戴防护用品应遵循的程序**　①从清洁区进入潜在污染区：洗手→戴帽子→戴医用防护口罩→穿工作衣裤→换工作鞋→进入潜在污染区。手部皮肤破损的戴乳胶手套。②从潜在污染区进入污染区：穿隔离衣或防护服→戴护目镜/防护面罩→戴手套→穿鞋套→进入污染区。

（2）**脱防护用品应遵循的程序**　①离开污染区进入潜在污染区：摘手套、消毒双手→摘护目镜/防护面罩→脱隔离衣或防护服→脱鞋套→洗手和（或）手消毒→进入潜在污染区，洗手或手消毒。用后物品分别放置于专用污物容器内。②从潜在污染区进入清洁区：洗手和（或）手消毒→脱工作服→摘医用防护口罩→摘帽子→洗手和（或）手消毒后，进入清洁区。③离开清洁区：沐浴、更衣→离开清洁区。

（四）处理污染物、标本和废物时的防护

1. 锐物处理　戴手套处理用过的针头或其他锐器，及时放入专门的容器中，以免他人在清理器械或物品时被刺伤。

2. 血标本处理　化验标本应放在带盖的试管内，再放到密闭的容器内戴手套送检，在送检过程中防止标本溢出。

3. 血渍清理　处理地面、墙壁、家具上的血渍时，先用 1 ：10 的漂白水浸润 15~30 分钟，再戴手套用抹布擦拭，擦后立即彻底洗手。

4. 医疗废物的处理　所有废弃的医疗用品，如各种废弃的标本、污染敷料及一次性的锐利器械等均应放在有标记的专门容器内，送往规定地点进行焚烧处理。

（五）针刺伤的防护

针刺伤已成为严重危害护士健康的问题，也成为血源性疾病传播的主要途径。目前已证实有 20 多种病原体可经针刺伤接种传播，其中较常见的危害是乙型肝炎病毒（HBV）、丙型肝炎

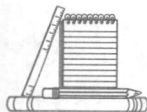

病毒（HCV）、人类免疫缺陷病毒（HIV）等。有调查发现，护士、医生、医技人员及后勤人员中，由于护士接触锐器机会多，被刺伤的人数最多，其中被针头刺伤后感染HIV的概率为0.3%，HBV为6%~30%，HCV为1.8%。针刺伤引起交叉感染的防护措施包括以下几个方面：①安全处理使用过的针头：用过的针头应立即丢入利器箱，不要人工毁损、弯曲或双手套回针帽，改掉操作后回套针帽的习惯，以防刺破手指。②护理人员在工作中不慎被患者血液、体液污染的利器刺伤时，应立即从近心端向远心端反复挤压受伤部位，挤出部分血液，然后用流动的水冲洗，碘酒、乙醇擦拭消毒伤口，待干燥后贴上无菌敷料，且进行相关病毒血清检查和采取有关的治疗措施。

（六）提高医护人员的免疫力

1. 提高非特异性免疫力 医护人员要增强体质，注意劳逸结合，避免过度劳累，提高抵抗疾病的能力。

2. 疫苗接种 有些传染病可通过暴露前的疫苗接种来预防，如乙型肝炎表面抗原阴性的医护人员均应接种乙肝疫苗预防。

思政主题：同呼吸共命运，勇敢逆行者

抗击"新冠"——最美逆行者

1. 健康所系，生命相托——钟南山：在2003年抗击"非典"中，钟南山一句"把最危重的病人送到我这里来"落地有声、铿锵有力，2019年面对突如其来的新型冠状病毒肺炎（简称新冠肺炎）疫情，84岁的钟南山临危受命，担任国家卫生健康委员会高级别专家组组长。2020年1月18日，为查明在武汉报告的一种未知的"新型肺炎"，钟南山登上从广州开往武汉的高铁，在此前几天，钟南山还向全国民众呼吁，普通人如果没有迫切需要，不要前往武汉，他提出的防控策略和救治措施挽救了无数生命。钟南山带领的科研团队已经在快速检测、老药新用、疫苗研发、院感防控、动物模型等方面取得了一系列成果，在疫情防控中发挥了重要作用。他用实际行动完美诠释了"人民至上、生命至上"的理念。2020年8月，国家主席习近平签署主席令，授予钟南山"共和国勋章"，以表彰他在抗击新冠肺炎疫情进程中作出的杰出贡献。

2. 身患绝症与新冠肺炎周旋的人民英雄——张定宇：2020年9月8日上午，在全国抗击新冠肺炎疫情表彰大会上，武汉市金银潭医院院长张定宇被授予"人民英雄"国家荣誉称号。2018年，张定宇被确诊运动神经元病，也就是人们常说的"渐冻症"，作为湖北省唯一一家传染病定点医院的院长，在新冠肺炎疫情暴发期间，张定宇和金银潭医院以超常规的方式高速运转。就在张定宇拖着行走不便的双腿夜以继日带领全院医护人员救治患者的同时，在另外一家医院疫情防控一线工作的妻子却感染了新型冠状病毒入院接受隔离治疗。面对越来越多的患者，张定宇分身乏术，妻子住院期间只去探望过一次。迈着病痛的双腿，张定宇日夜奋战在抗击疫情的最前沿，在抗击新冠肺炎疫情的战役中，他率领的金银潭医院医疗团队为患者建起了一道生命屏障。

3. 抗击新冠肺炎甘于奉献生命的英雄：2020年6月2日，武汉市中心医院泌尿外科副主任医师胡卫锋经抢救无效去世，生命定格在43岁，留下妻子和两个儿子。在抗击新冠肺炎疫情中涌现出了许多无名英雄，他们用实际行动践行"人民至上、生命至上"的神圣职责，万众一心，众志成城，同舟共济，最终取得了抗击疫情的胜利。

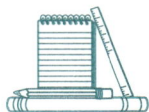

复习思考

一、选择题

1. 提高特异性免疫力的首要措施为（   ）

    A. 体育锻炼   B. 调节饮食   C. 预防接种

    D. 改善居住条件   E. 良好卫生习惯

2. 传染病最主要的特征是（   ）

    A. 由病原体引起   B. 具有一定的区域性   C. 具有传染性

    D. 具有流行性   E. 具有季节性

3. 传染病的基本特征是（   ）

    A. 有传染性、传播途径、免疫性

    B. 有病原体、流行性、传染性

    C. 有病原体、传染性、流行病学特征、免疫性

    D. 有传染性、免疫性、流行性、地方性、季节性

    E. 有病原体、传染性、免疫性

4. 某传染病在一个较小范围内短时间出现大批同类病例，称为（   ）

    A. 流行   B. 大流行   C. 散发

    D. 暴发   E. 以上都是

5. 下列出疹性传染病出疹最早的疾病是（   ）

    A. 麻疹   B. 天花   C. 猩红热

    D. 伤寒   E. 水痘

6. 对传染病患者皮肤的护理中，错误的是（   ）

    A. 观察皮疹的特点，如形态、大小、分布部位等

    B. 出疹期用乙醇擦洗消毒皮肤

    C. 将患者指甲剪短，切勿抓破皮肤

    D. 瘙痒较重者，可用炉甘石洗剂等涂擦局部

    E. 出疹期病室要安静，避免强光刺激

7. 传染病的综合预防措施是（   ）

    A. 管理传染源，切断传播途径，保护易感人群

    B. 消除社会因素和自然因素

    C. 管理食物、水源、粪便，消灭蚊蝇

    D. 控制传染源

    E. 保护易感人群

8. 甲类传染病的法定传染病完成网络直报的时间为（   ）

    A.2 小时内   B.6 小时内   C.8 小时内

    D.10 小时内   E.12 小时内

9. 下列哪项属于甲类传染病（   ）

    A. 非典型肺炎   B. 霍乱   C. 病毒性肝炎

    D. 伤寒   E. 艾滋病

10. 关于传染病病房区域的划分，错误的是（   ）

    A. 分清洁区、半污染区和污染区

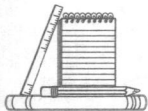

B.病室、患者浴室和厕所为污染区

C.库房、配膳室为清洁区

D.医护办公室为半污染区

E.走廊为清洁区

二、案例分析

患者，男性，胸部开放性损伤，在"120"急救车转运过程中，患者的血液喷溅到急诊医生的身上、脸上和眼睛里，到达医院后另一名医生为患者手术过程中，手指被扎破，手术衣、口罩被患者喷出的鲜血染湿，经过 6 小时抢救，患者脱离险境。3 天后患者确诊为艾滋病病毒携带者。

请思考：1.抢救该患者的医生能不能排除感染艾滋病的可能？

2.他们当时应该采取哪些防护措施？

扫一扫，查阅
复习思考题
答案

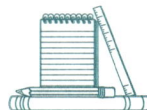

模块二　病毒感染性疾病患者的护理

【学习目标】

1. 掌握病毒性肝炎、乙型脑炎、狂犬病、流行性感冒、流行性出血热的流行病学、身体状况及护理措施；熟悉辅助检查及常见护理问题；了解病原学及治疗要点。

2. 熟悉传染性非典型肺炎、流行性腮腺炎、水痘的流行病学、身体状况、常见护理问题及护理措施；了解病原学、辅助检查及治疗要点。

3. 了解麻疹、手足口病、脊髓灰质炎的流行病学、身体状况、治疗要点、常见护理问题及护理措施等。

4. 能运用所学知识感悟忠诚赤子勇于探索、创新，献身科学的伟大精神。

项目一　病毒性肝炎患者的护理

案例导入

患者，女，24岁，因"发热、食欲减退、恶心2周，皮肤黄染5天"入院。患者于10天前无明显诱因出现乏力、恶心、呕吐、腹胀、食欲减退、厌油腻。5天前出现皮肤黄染、尿色进行性加深，大便正常。查体：肝肋下3cm，上腹部轻度压痛，皮肤巩膜黄染，余（－）。实验室检查：肝功能检查示谷丙转氨酶（ALT）1483U/L，总胆红素（TBil）184μmol/L；白蛋白（清蛋白，A）40g/L，球蛋白（G）30g/L；血清标志物检测除抗–HAV IgM阳性外，其余指标均为阴性。

请问：1. 患者可能的医疗诊断是什么？

2. 患者主要的护理问题及护理措施有哪些？

病毒性肝炎（viral hepatitis）简称肝炎，是由多种肝炎病毒引起的以肝脏损害为主的一组全身性传染疾病。目前按病原学明确分类的有甲型、乙型、丙型、丁型、戊型5种肝炎病毒。虽然各型病毒性肝炎的病原学有所不同，但临床表现基本相似，主要表现为乏力、恶心、厌油腻食物、食欲减退、肝大、肝功能异常等，部分病例可出现黄疸。甲型肝炎及戊型肝炎主要表现为急性肝炎，经粪–口途径传播；乙型肝炎、丙型肝炎及丁型肝炎易转为慢性肝炎，少数可发展为肝硬化，甚至肝细胞癌，主要经血液、体液等胃肠外途径传播。我国为病毒性肝炎的高发区，其中以甲型肝炎、乙型肝炎最为多见，两者都可通过接种疫苗进行预防。

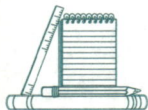

【病原学及发病机制】

（一）病原学

1. 甲型肝炎病毒（HAV） HAV 属于嗜肝微小 RNA（核糖核酸）病毒科中的嗜肝 RNA 病毒属，球形。感染后病毒在肝细胞内复制，随胆汁经肠道排出体外。HAV 感染后早期出现 IgM 型抗体，一般持续 8~12 周，少数病例可延续 6 个月。IgG 型抗体可长期存在。

HAV 抵抗力较强，耐低温、耐酸碱，在贝壳类动物、污水、海水、淡水、泥土中可存活数月，但对紫外线、热力及消毒剂敏感。该病毒能耐受 60℃ 30 分钟、80℃ 5 分钟或 100℃ 1 分钟才能完全使之灭活。

2. 乙型肝炎病毒（HBV） HBV 属于嗜肝 DNA（脱氧核糖核酸）病毒科。HBV 感染者血清中存在 3 种形式的病毒颗粒：①大球形颗粒，是完整的 HBV 颗粒，又名 Dane 颗粒，由胞膜和核心两部分组成。②小球形颗粒。③管状颗粒。小球形颗粒、管状颗粒是不完整的病毒颗粒，是 HBV 的包膜蛋白部分。HBV 在肝细胞内合成后释放入血，还可存在于唾液、精液、阴道分泌物等体液中。

HBV 抵抗力很强，对热、低温、干燥、紫外线及一般浓度的消毒剂均能耐受，但煮沸 10 分钟、65℃ 10 小时、高压蒸汽消毒、2% 戊二醛及含氯消毒剂等均可使之灭活。

3. 丙型肝炎病毒（HCV） HCV 属于黄病毒科，为 RNA 病毒，球形。HCV 易变异，不易被机体清除。一般消毒剂，加热 100℃ 5 分钟，紫外线、高压蒸汽消毒等可使之灭活。

4. 丁型肝炎病毒（HDV） HDV 是一种必须与 HBV 共存才能复制、增殖的缺陷病毒，大多数情况下是在 HBV 感染的基础上引起重叠感染或与 HBV 同时感染。

5. 戊型肝炎病毒（HEV） HEV 为无包膜 RNA 病毒，主要在肝细胞内复制，经胆道随粪便排出体外。HEV 在碱性环境下较稳定，对高热、氯仿敏感。

（二）发病机制

1. HAV 经口感染后由肠道入血，引起短暂的病毒血症，1 周后在肝细胞内复制，2 周后随胆汁从肠道排出体外。HAV 并不直接损伤肝细胞，其损害可能通过免疫介导引起。

2. HBV 发病机制较复杂。HBV 通过注射或破损皮肤、黏膜进入机体后，经血液到达肝脏和其他器官（如胰腺、肾脏、淋巴结等），并在肝脏及相应组织细胞内复制，引起肝脏及肝外相应组织的病理改变和免疫功能改变，多数以肝脏病变最为突出。HBV 虽在肝细胞内复制，但并不引起明显的肝细胞损伤。肝细胞损伤主要是机体一系列的免疫反应所致，即机体的免疫反应在清除 HBV 的过程中造成肝细胞损伤，其慢性化机制可能与免疫耐受有关。

3. HCV 引起肝细胞损伤的机制可能与病毒直接致病作用及免疫损伤有关，感染后易转为慢性，可能与 HCV 在血中水平低、抗原性弱、高度变异性等特点有关。急性丙型肝炎的主要发病原因可能是 HCV 直接致病造成肝细胞损害，慢性丙型肝炎的主要发病原因为免疫损伤。

各型肝炎基本病变以肝细胞损害为主，肾、胰、脑、关节、皮肤及心血管系统也有一定程度的损害，主要表现为弥漫性肝细胞变性、坏死、再生，炎症细胞浸润和间质增生。

病毒性肝炎病理生理特点：①黄疸：以肝细胞黄疸为主，主要原因为肝细胞破坏，胆小管受压、破裂，肝细胞膜通透性增加，肝细胞对胆红素的摄取、结合、排泄等功能障碍。②肝性脑病：多见于重症肝炎和晚期肝硬化。③出血：严重肝功能受损时，合成凝血因子减少及弥散性血管内凝血导致凝血因子减少和血小板消耗引起出血。④腹水：主要见于重症肝炎和失代偿期肝硬化，主要与水钠潴留、门静脉高压、低蛋白血症及淋巴回流障碍有关。⑤肝肾综合征：主要见于重症肝炎和晚期肝硬化。

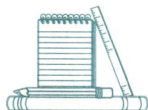

【流行病学】

1. 传染源 患者、亚临床感染者或病毒携带者是本病的传染源。

（1）甲型肝炎与戊型肝炎的传染源为急性肝炎患者和亚临床感染者，甲型肝炎患者在起病前的 2 周至起病后的 1 周，从粪便中排出 HAV 的数量最多，传染性最强，少数患者起病后 30 天仍排出 HAV 病毒。由于亚临床感染者数量较多，因此他们是最重要的传染源。

（2）乙型肝炎、丙型肝炎、丁型肝炎的传染源有急性肝炎、慢性肝炎患者、亚临床感染者和病毒携带者，其传染性贯穿整个病程。慢性肝炎患者及病毒携带者是 HBV 最主要的传染源。急性丙型肝炎在病程 5～25 天传染性最强，50% 以上可转为慢性肝炎，因此，慢性肝炎患者是丙型肝炎的主要传染源。丁型肝炎患者发生于 HBV 感染的基础上，主要传染源为慢性肝炎患者和病毒携带者。

2. 传播途径

（1）HAV、HEV 以粪 - 口传播途径为主 传播途径：①日常生活接触是散发性发病的主要传播方式，主要通过污染的手、用具、玩具等污染食物或直接经口传播。②水源污染、食物（如毛蚶、生蚝等贝壳类食物）污染是暴发流行的主要传播途径。③苍蝇、蟑螂等起一定的媒介传播作用。

（2）HBV、HCV、HDV 以血液和体液传播途径为主 传播途径：①血液、体液传播：血液传播是病毒最主要的传播方式，如输注含肝炎病毒的血液和血制品。此外，使用带病毒的医疗器械、血液透析、脏器移植、意外针刺伤等也可能造成血液传播。体液传播主要与接触唾液、乳汁、精液和阴道分泌物等各种体液和分泌物有关。随着输血筛查方法的改善及一次性医疗用品的普及，体液传播的可能性逐渐增加。HDV 传播与 HBV 相似。HCV 主要通过输血传播。②母婴传播：包括宫内感染、围生期传播、分娩后传播。母婴传播主要经胎盘、产道分娩、哺乳和喂养方式等传播，是 HBV 传播的重要途径。③其他：共用牙刷和剃刀，以及文眉、文身等同样可造成感染。

3. 易感人群 人类对各型肝炎病毒普遍易感。甲型肝炎以幼儿、学龄前儿童发病最多，其次为青年人，但暴发流行时各年龄组均可发病，感染后可获得持久免疫力。HBV 感染多发生于婴幼儿及青少年，我国 30 岁以上的成人抗 HBs（乙型肝炎表面抗体）阳性率达 50%。HCV 各个年龄组普遍易感，抗 HCV 并非保护性抗体，感染后对不同株无保护性免疫。人类对 HDV 普遍易感，抗 HDV 不是保护性抗体。HEV 各年龄组普遍易感，以青壮年较多，感染后免疫力不持久，孕妇感染后病情重、病死率较高。

4. 流行特征 甲型肝炎的发病有明显的季节性，秋冬季为高峰，以散发为主，与人群居住条件、卫生习惯及教育程度有密切关系。戊型肝炎流行多发生于雨季或洪水后，呈地方性流行，在亚洲和非洲多见。乙型肝炎、丙型肝炎、丁型肝炎以散发为主，HBV 感染有家庭聚集现象，无明显的季节性。我国是乙型肝炎高发区，全球 HBsAg（乙型肝炎表面抗原）阳性携带者有 3.5 亿，其中我国有 1.2 亿，总感染率达 10%～15%。近年来，随着乙型肝炎疫苗的广泛接种，乙型肝炎的发病率有所下降。

【护理评估】

（一）健康史

询问家族成员是否有肝病史；有无输血和使用血制品史，有无器官移植、使用未严格消毒的侵入性操作；起病后有无恶心、呕吐、厌油腻食物、食欲减退、乏力等症状，皮肤黏膜及小

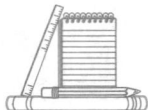

便有无发黄等；有无特殊用药史及烟酒嗜好，是否接种过各型肝炎疫苗等。

（二）身体状况

潜伏期：甲型肝炎2~6周（平均4周）；乙型肝炎1~6个月（平均3个月）；丙型肝炎2周至6个月（平均40天）；戊型肝炎2~9周（平均6周）。甲型肝炎和戊型肝炎主要表现为急性肝炎，乙型肝炎、丙型肝炎、丁型肝炎除急性发作外，主要表现为慢性肝炎。5种肝炎病毒可重叠感染或协同感染，使病情加重。

1. 急性肝炎　根据有无黄疸分为急性黄疸型肝炎和急性无黄疸型肝炎，各型病毒均可引起。

（1）急性黄疸型肝炎　典型临床表现分为三期，总病程2~4个月。

1）黄疸前期：本期持续1~21天，平均5~7天。主要表现为：①病毒血症：畏寒、发热、疲乏及全身不适等。甲型肝炎、戊型肝炎起病较急，发热，体温多在38℃以上。乙型肝炎、丙型肝炎、丁型肝炎起病较慢，多无发热或发热不明显。②消化系统症状：食欲减退、厌油、恶心、呕吐、腹胀、腹痛和腹泻等。③其他症状：如麻疹、斑丘疹、血管神经性水肿及关节痛等，部分患者以发热、头痛、四肢酸痛等症状为主，类似感冒。本期未出现尿黄。

2）黄疸期：本期持续2~6周。发热消退，自觉症状稍减轻，但尿色加深如浓茶样，黄疸可逐渐加深，1~3周达到高峰。临床上以巩膜和皮肤黄染为进入此期的标志。部分患者可有大便颜色变浅、皮肤瘙痒、心动过缓等。体检常见肝大，质地软，有压痛及叩击痛。部分病例有轻度脾大。此期肝功能检查谷丙转氨酶和胆红素升高，尿胆红素阳性。

3）恢复期：本期持续2周至4个月，平均1个月。症状逐渐消失，黄疸消退，肝、脾回缩，肝功能逐渐恢复正常。

（2）急性无黄疸型肝炎　除无黄疸外其他临床表现与黄疸型肝炎相似，较黄疸型肝炎多见，占急性肝炎病例的90%以上，病程2~3个月。急性无黄疸型肝炎通常起病较缓慢，症状较轻，主要表现为全身乏力、食欲下降、恶心、腹胀、肝区痛、肝大且有轻压痛及叩击痛，肝功能轻、中度异常。临床症状较黄疸型肝炎轻且无特征性，因而不易被发现而成为重要的传染源。乙型肝炎、丙型肝炎、丁型肝炎患者易转为慢性肝炎。

2. 慢性肝炎　急性肝炎病程超过半年或发病日期不明确而临床有慢性肝炎表现者，称为慢性肝炎，仅见于乙型肝炎、丙型肝炎、丁型肝炎。慢性肝炎根据病情轻重可分为3度，其病情分度实验室检查标准见表2-1。

表2-1　慢性肝炎病情分度实验室检查标准

项目	轻度	中度	重度
ALT和（或）AST（IU/L）	正常3倍及以下	正常3倍以上	正常10倍以上
胆红素（μmol/L）	正常2倍及以下	正常2~5倍	正常5倍以上
清蛋白（g/L）	≥35	32~35	≤32
A/G	≥1.4	1.0~1.4	≤1.0
γ-球蛋白（%）	≤21	21~26	≥26
凝血酶原活动度（PTA）（%）	>70	60~70	40~60
胆碱酯酶（CHE）（U/L）	>5400	4500~5400	≤4500

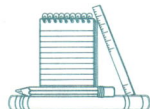

（1）轻度 反复出现疲乏、消化道及肝区不适等症状，肝、脾轻度肿大，部分患者可无明显症状和体征，肝功能检查反复或持续出现血清转氨酶升高。

（2）中度 症状、体征、实验室检查介于轻度和重度之间。

（3）重度 有明显或持续的肝炎症状，如乏力、食欲减退、腹胀、尿黄、便溏，以及明显的慢性肝病体征如肝病貌、蜘蛛痣、肝掌或肝脾大，实验室检查肝功能明显异常，如血清谷丙转氨酶反复或持续升高、白蛋白降低、丙种球蛋白明显升高、凝血酶原活动度降低等。

3. 重型肝炎 是病毒性肝炎中最严重的一种类型，发生率为 0.2%~0.5%，预后差，病死率高达 50%~70%。各型肝炎均可引起重型肝炎，可因劳累、精神刺激、营养不良、妊娠、服用损肝药物、饮酒、重叠或合并感染等诱发。

（1）急性重型肝炎 又称暴发型肝炎，以急性黄疸型肝炎起病，但病情发展迅速，起病 2 周内出现高热、极度乏力、严重的消化道症状及精神神经症状。本病主要表现：①黄疸迅速加深，呈"胆 – 酶分离"现象。②肝进行性缩小、肝臭。③出血倾向，PTA < 40%。④迅速出现腹水或中毒性鼓肠。⑤精神神经系统症状（Ⅱ度以上肝性脑病）。⑥肝肾综合征，出现少尿甚至无尿、血尿素氮升高等。发病多有诱因。本病病死率极高，病程一般不超过 3 周。

（2）亚急性重型肝炎 又称亚急性肝坏死，发病 15 天至 26 周出现上述表现，肝性脑病多出现在疾病的后期，腹水明显。此型病程可长达 3 周至数月，易发展为慢性肝炎或坏死性肝硬化，一旦出现肝肾综合征，预后不良。

（3）慢性重型肝炎 在肝硬化基础上，肝功能进行性减退导致以腹水或门脉高压、凝血功能障碍和肝性脑病等为主要表现的慢性肝功能失代偿。

4. 淤胆型肝炎 又称毛细胆管型肝炎，病程持续时间较长，可达 2~4 个月或更长时间，起病类似急性黄疸型肝炎。本病主要表现：①黄疸具有"三分离"特征，即黄疸深，但消化道症状轻，ALT 升高不明显，PTA 下降不明显。②具有较长时期（3 周以上）肝内梗阻性黄疸的表现，如皮肤瘙痒、粪便颜色变浅、肝脏肿大和梗阻性黄疸的化验结果。

（三）心理、社会状况

患者患病后是否有意回避他人或不愿意向他人暴露自身疾病，是否有来自家庭和社会的歧视，家庭和社会支持系统对患者的关心和支持。

（四）辅助检查

1. 肝功能检查

（1）血清酶检测 谷丙转氨酶（ALT）在肝细胞损伤时释放入血，是目前临床上反映肝细胞功能最常用的指标。重型肝炎时因大量肝细胞坏死，ALT 随黄疸迅速加深反而下降，呈"胆 – 酶分离"现象。谷草转氨酶（AST）也升高，与肝炎的严重程度呈正相关。其他血清酶类，如碱性磷酸酶（ALP）、γ – 谷氨酰转肽酶（γ-GT）在肝炎时也可升高。

（2）血清蛋白 持续肝功能损害时，肝脏合成白蛋白（A）减少，出现 A/G 比值下降或倒置，对慢性肝炎或肝硬化的诊断有一定参考价值。

（3）胆红素 胆红素含量是反映肝细胞损伤严重程度的重要指标。黄疸型肝炎时血清总胆红素、直接胆红素和间接胆红素、尿胆原和尿胆红素均升高。淤胆型肝炎则以直接胆红素、尿胆红素升高为主，尿胆原下降或呈阴性。

（4）凝血酶原活动度（PTA） 对重型肝炎的临床诊断和预后判断有重要意义。PTA 高低与肝损害程度成反比，PTA < 40% 是诊断重型肝炎或肝衰竭的重要依据。PTA 越低，肝损害越重，预后越差。

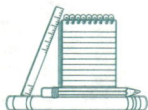

2.肝炎病毒标志物检测

（1）甲型肝炎 血清抗 –HAV IgM 阳性是 HAV 近期感染的指标，是确诊甲型肝炎最主要的标志物；血清抗 –HAV IgG 是保护性抗体，持续多年或终身，见于甲型肝炎疫苗接种后或既往感染 HAV 的患者。

（2）乙型肝炎 病毒血清标志物检测的临床意义见表 2–2。

表 2–2 乙型肝炎病毒血清标志物检测的临床意义

血清标志物	临床意义
乙型肝炎表面抗原（HBsAg）	阳性表示 HBV 感染；如无任何临床表现，肝功能正常，而 HBsAg 持续 6 个月以上阳性者为慢性乙型肝炎病毒携带者
乙型肝炎表面抗体（抗 –HBs）	为保护性抗体，阳性表示对 HBV 产生保护性免疫，见于接种乙型肝炎疫苗后或既往感染并产生免疫力的恢复者；阴性说明对 HBV 易感
乙型肝炎 e 抗原（HBeAg）	阳性提示 HBV 复制活跃，传染性较强，持续阳性则易转为慢性肝炎
乙型肝炎 e 抗体（抗 –HBe）	阳性提示感染时间长，HBV 复制减弱或传染性降低或提示 HBV DNA 与宿主 DNA 整合，长期潜伏于体内
乙型肝炎核心抗原（HBcAg）	是 HBV 的主体，阳性表示 HBV 复制，但一般方法不易检出血液中的 HBcAg
乙型肝炎核心抗体（抗 –HBc）	抗 HBc IgG 阳性为过去感染的标志，可保持多年；抗 HBc IgM 阳性提示有 HBV 的急性感染或慢性感染急性发作期；高滴度抗 HBc IgM 阳性提示 HBV 有活动性复制

HBV DNA 和 DNAP（多聚酶）均位于 HBV 的核心部分，是反映 HBV 感染最直接、最特异和最敏感的指标，两者阳性提示体内 HBV 有活动性复制，传染性较大。

（3）丙型肝炎 检测血清中 HCV RNA 和抗 –HCV：① HCV RNA 在病程早期即可出现，治愈后很快消失。②抗 –HCV 不是保护性抗体，而是 HCV 感染的一种标志。抗 –HCV IgM 在发病后即可检测到，一般持续 1~3 个月，见于丙型肝炎急性期或慢性活动期，治愈后可消失，急性病例一般可持续 4~48 周；高滴度抗 –HVC IgG 提示 HCV 病毒感染，低滴度抗 –HCV IgG 提示病毒处于静止状态，见于丙型肝炎恢复期。

（4）丁型肝炎 血清中除 HBV 感染的标志物阳性外，尚可检出 HDVAg（丁型肝炎病毒抗原）和抗 –HDV，血清或肝组织中 HDVAg 或 HDV RNA 阳性有确诊价值。

（5）戊型肝炎 HEV 感染者血清中可检测出抗 –HEV IgM 和抗 –HEV IgG，两者阳性均可作为近期感染的指标。

【 常见护理诊断 / 问题 】

1.活动无耐力 与肝功能受损、能量代谢障碍有关。

2.营养失调：低于机体需要量 与摄入减少及消化吸收障碍有关。

3.焦虑 与担心预后及隔离治疗等有关。

4.知识缺乏 缺乏肝炎的传播途径、治疗、护理和预防等相关知识。

5.潜在并发症 出血、肝性脑病、感染、肝肾综合征等。

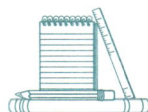

【护理措施】

（一）一般护理

1. 消毒与隔离　甲型肝炎、戊型肝炎从发病之日起按消化道隔离 3 周；急性乙型肝炎按血液（体液）隔离至 HBsAg 阴性；慢性肝炎及病毒携带者禁止献血，禁止从事餐饮、托幼等工作，并定期监测各项指标。

2. 休息与活动　急性肝炎、重型肝炎、慢性肝炎活动期、ALT 升高者均应卧床休息。根据病变不同时期指导患者休息：①急性肝炎早期安静卧床休息（发病后 1 个月内），症状好转，黄疸减轻，肝功能改善后，每日轻微活动 1~2 小时，以不感到疲劳为度，以后随病情进一步好转，指导患者逐渐增加活动量。肝功能正常后 1~3 个月可恢复日常活动和工作，但仍应避免过劳，尤其是重体力劳动。②慢性肝炎，可根据病情及肝功能状况指导患者合理休息与活动，以不感到疲劳为度。③重型肝炎患者应绝对卧床休息。

3. 饮食　合理的营养、适宜的饮食可以改善患者的营养状况，促进肝细胞再生和修复，利于肝功能恢复。

（1）急性肝炎　给予清淡、易消化、含维生素丰富的饮食，如蛋羹、清肉汤、豆浆等，以保证足够热量，每日碳水化合物的摄入量为 250~400g。多食水果、蔬菜，如患者食欲差可喝糖水、果汁，或静脉补充 10% 葡萄糖注射液加维生素 C。蛋白质宜 1~1.5g/（kg·d）。伴腹胀时应减少产气食物的摄入，如牛奶、豆浆等。黄疸消退，食欲好转后，可逐渐增加饮食，注意调节饮食的色、香、味，保证营养摄入，但应避免暴饮暴食。恢复期患者可过渡至普通饮食。

（2）慢性肝炎　宜适当补充高蛋白、高热量、高维生素、易消化的食物。适当增加蛋白质摄入，蛋白质宜 1.5~2g/（kg·d），以优质蛋白为主，如牛奶、鸡蛋、瘦肉、鱼等。

（3）重症肝炎　给予低脂、低盐、高糖、高维生素、易消化的流质或半流质饮食，少食多餐。注意食物的色、香、味，以增强患者的食欲。进食不足者，遵医嘱输入 10%~15% 葡萄糖注射液，加适量胰岛素，总液量以 1500mL/d 为宜；有肝性脑病先兆者，应限制或禁止蛋白质摄入，蛋白质摄入量应 < 0.5g/（kg·d）。合并腹水、少尿者，应低盐或无盐饮食，钠摄入量限制在 500mg/d 以内，进水量不超过 1000mL/d。

（4）各型肝炎患者的饮食禁忌　不宜长期摄入高糖、高热量饮食，尤其是肥胖和糖尿病倾向患者，以防诱发脂肪肝和糖尿病。各型肝炎患者均应戒烟、戒酒，以免加重肝脏损害。

（二）病情观察

密切观察患者生命体征、意识，消化道症状及黄疸程度；有无心悸、呼吸困难、腹水；皮肤黏膜有无瘀点、瘀斑，有无呕血、便血等出血倾向；血红蛋白计数、血小板计数、凝血酶原时间、凝血酶原活动度等指标；是否有肝性脑病、肾功能不全等早期表现。准确记录出入液量，测量腹围，观察腹水患者的腹水消退情况，监测尿常规、尿比重、血清钾、血清钠、血肌酐、血尿素氮，一旦发现病情有变化，及时报告医生，积极配合抢救。

（三）对症护理

1. 皮肤瘙痒　黄疸型肝炎患者由于胆盐沉积刺激皮肤，引起皮肤瘙痒，具体护理措施如下：①保持床单清洁干燥，衣服宜柔软、宽松，经常换洗。②每天用温水清洗皮肤，不宜使用肥皂、化妆品等刺激性用品。③及时修剪指甲，避免搔抓，防止皮肤破损。对已有破损者，则应保持局部清洁、干燥，预防感染。④瘙痒重者，局部可涂擦止痒剂，也可口服抗组胺药物。

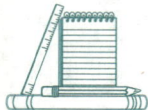

2. 呕吐、腹泻 给予清淡、易消化饮食，少食多餐；记录 24 小时出入液量；严重者暂禁食，遵医嘱静脉补充所需营养；保持床单位整洁，加强肛周皮肤护理。

（四）治疗护理

1. 治疗要点 病毒性肝炎目前仍无特效治疗方法，原则为综合性治疗，以休息、营养为主，辅以适当药物治疗，避免饮酒、过劳和使用损害肝脏药物等。

（1）急性肝炎 以休息、营养和对症治疗为主。

（2）慢性肝炎 除适当休息和营养以外，可适当使用保肝药、抗病毒药（核苷类似物及干扰素 – α）、降转氨酶药、免疫抑制剂及中药等。

（3）重型肝炎 ①支持和对症治疗：绝对卧床休息，实施重症监护；维持体液平衡；保证热量，补充维生素；输注新鲜血浆、白蛋白、免疫球蛋白。②促进肝细胞再生：可用促肝细胞生长因子或前列腺素 E_1。③并发症治疗：防治肝性脑病、出血、继发感染、肝肾综合征等并发症。

2. 用药护理 急性肝炎的患者应遵医嘱应用药物，切忌滥用药物，禁用损害肝脏的药物，如吗啡、苯巴比妥类、磺胺类及氯丙嗪等。慢性肝炎抗病毒治疗，应向患者说明药物的名称、剂量、给药时间和方法，并密切观察各种药物的注意事项及不良反应，如干扰素有发热、胃肠道反应、脱发、肝功能损害和神经精神症状等不良反应，孕妇禁用干扰素。

（五）心理护理

急性期患者由于对疾病的认识不足，以及对隔离治疗、活动受限等措施不理解，易出现紧张、焦虑、恐惧等心理；慢性病患者因病情反复、久治不愈及担心疾病预后等易出现焦虑、悲观、孤独、抑郁等消极心理，表现为少言寡语、情绪低落、自卑孤独、睡眠障碍等。在护理中应注意介绍疾病相关知识，如治疗方法、疾病预后及隔离的意义，多与患者交流沟通，随时了解患者心理活动，鼓励其说出自己的想法和感受，及时进行疏导，使患者产生安全感，消除焦虑、抑郁等不良心理，保持豁达、乐观的心情，增强战胜疾病的信心，以利疾病早日康复。

【健康指导】

1. 预防指导

（1）控制传染源 急性期应隔离治疗，慢性肝炎患者和病毒携带者应定期检测各项传染指标，禁止献血和从事饮食、托幼等工作。

（2）切断传播途径 甲型肝炎和戊型肝炎做好"三管一灭"，搞好饮食、饮水及个人卫生，管理好粪便，消灭苍蝇，物品使用做到"一人一用一消毒制"等，防止传播疾病。乙型肝炎和丙型肝炎应加强血源管理，提倡使用一次性注射器，对医疗器械实行"一人一用一消毒制"等。

（3）保护易感人群 ①主动免疫：甲型肝炎疫苗有减毒活疫苗和灭活疫苗两种。乙型肝炎应用乙型肝炎疫苗，高危人群可每次注射 10~20μg，在第 0、第 1、第 6 个月分别注射 1 次；新生儿在首次接种（必须在出生后 24 小时内完成）后 1 个月和 6 个月再分别接种 1 次疫苗。②被动免疫：对各种原因已暴露于 HBV 的易感者，包括 HBsAg 阳性母亲所分娩的新生儿，可用高效价 HBIG（乙型肝炎免疫球蛋白），使用剂量为新生儿 100~200IU、成人 500IU，1 次肌内注射，免疫力可维持 2~3 个月。

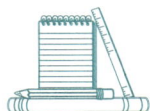

知识链接

意外暴露者的处理

在护理乙型肝炎患者的过程中，如被 HBsAg 阳性血液污染的针头或其他锐利器械刺伤皮肤时，应立即挤出少量血液，以流动水冲洗，再用碘伏消毒后包扎伤口；如污血溅于眼、鼻、口等黏膜内时，立即用生理盐水或清水冲洗。以上两种情况经初步处理后，若已知自己 HBsAg 或抗 –HBV 阳性则无须特殊处理，不清楚者应尽早肌内注射 HBIG，并抽血查 HBsAg 及抗 –HBs，如 HBsAg 及抗 –HBs 均为阴性，2 周后再接种乙型肝炎疫苗。

2. 疾病知识指导　宣教各型肝炎的发病、传播途径、主要表现、转归、预防等知识；强调早期隔离的必要性、急性肝炎彻底治疗的重要性；减少探视和陪护，以免交叉感染。

3. 生活指导

（1）指导患者规律生活，劳逸结合，待症状消失、肝功能恢复 3 个月以上，可逐渐恢复原工作，坚持正常工作和学习，但应避免劳累；正确对待疾病，保持乐观情绪。

（2）加强营养，适当增加蛋白质的摄入，多食蔬菜、水果，但要避免长期高热量、高脂肪饮食。不吸烟、不饮酒。

（3）实施适当的家庭隔离，指导患者在家中实行分餐制，注意对食具、用具、衣被、排泄物的消毒；其排泄物、分泌物可用 3% 漂白粉消毒后弃去；家中密切接触者，可接种相应肝炎疫苗进行预防。

（4）凡接受输血、大手术应用血制品的患者，出院后应定期检查肝功能及肝炎病毒标志物，以便早期发现由血液和血制品为传染途径所致的各型肝炎。

思政主题：忠诚赤子，创新精神，甘于奉献

披肝沥胆的人生——"中国肝胆外科之父"吴孟超

吴孟超（1922—2021），福建闽清人，著名肝胆外科专家，中国科学院院士，中国肝脏外科的开拓者和主要创始人之一，李庄同济医院终身名誉院长，被誉为"中国肝胆外科之父"；1991 年当选中国科学院院士，2005 年获国家最高科学技术奖；2011 年 5 月，中国将 17606 号小行星命名为"吴孟超星"；2012 年 2 月 3 日，光荣当选感动中国 2011 年度人物。

吴孟超最先提出中国人肝脏解剖"五叶四段"的见解，在国内首创常温下间歇肝门阻断切肝法，率先突破人体中肝叶手术禁区，建立了完整的肝脏海绵状血管瘤和小肝癌的早期诊治体系。他主持建立了肝胆外科疾病治疗及研究专科中心，先后获国家、军队和上海市科技进步奖 24 项，编写《腹部外科手术学图谱》《肝脏外科学》等医学专著 19 部，发表论文 220 余篇。1999 年，吴孟超领衔创建上海东方肝胆外科医院，每年收治逾万名患者，年均手术量达 4000 例，使肝癌术后五年的生存率，从 20 世纪六七十年代的 16% 上升到今天的 53%。吴孟超出身华侨家庭，在抗日战争的艰苦年代，心系祖国，勇赴危难，毅然从马来西亚回国，求学、救助伤患，从此把毕生交给了党的事业。

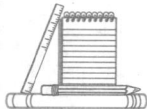

项目二 流行性感冒患者的护理

案例导入

患者，男，56岁。因"发热、头痛2天"入院。患者2天前受凉后突起畏寒发热，伴全身酸痛、乏力、咽痛、鼻塞、流涕。入院查体：T（体温）39.8℃，P（脉搏）120次/分，R（呼吸）28次/分，BP（血压）115/70mmHg，急性病容，咽部明显充血，余（−）。辅助检查：血白细胞计数 $4.5 \times 10^9/L$，中性粒细胞百分比60%，淋巴细胞百分比35%。胸部X线检查未见明显异常。

请问：1. 患者可能的医疗诊断是什么？

2. 患者目前主要的护理诊断有哪些？

流行性感冒（influenza）简称流感，是由流感病毒引起的急性呼吸道传染病，主要表现为高热、头痛、乏力、全身酸痛等全身中毒症状，而呼吸道症状相对较轻。本病潜伏期短，传染性强，传播迅速。

【病原学及发病机制】

1. 病原学 流感病毒是一种RNA病毒，呈球形或丝状，根据其感染的对象，可分为人、猪、马及禽流感病毒，其中人类流感病毒根据核蛋白抗原性分为甲、乙和丙三型，三型间无交叉免疫。流感病毒的最大特点是极易发生抗原变异，尤其是甲型流感病毒，常引起流感大流行。流感病毒不耐热、酸和乙醚，对紫外线、常用消毒剂、甲醛、乙醇均敏感。

2. 发病机制 流感病毒主要通过感染呼吸道内各类细胞，并在细胞内复制导致细胞损伤和死亡而致病。受流感病毒感染的上皮细胞发生变性、坏死与脱落，引起局部炎症和全身中毒反应。免疫力低下者可出现流感病毒性肺炎，肺充血，肺泡细胞出血、脱落，重者可见支气管黏膜坏死、肺水肿及毛细血管血栓形成。

知识链接

流感病毒抗原性变异

流感病毒结构由三层构成：内层为病毒核糖核蛋白，含核蛋白、聚合酶蛋白和RNA；中层由类脂体和膜蛋白构成；外膜为两种不同糖蛋白构成的辐射状突起，即血凝素（H）和神经氨酸酶（N）。抗原性变异是指H和N抗原结构改变。甲型流感病毒抗原变异较快，2～3年可发生一次小变异，每隔十几年可发生一次大变异，引起世界性大流行。

【流行病学】

1. 传染源 患者和隐性感染者是主要传染源。甲型流感可有动物传染源，如猪、马、牛及鸟类等。发病初期传染性强，传染期约1周，以病初2～3天传染性最强。

2. 传播途径 主要经空气飞沫传播，也可通过接触被污染的手、日常用具等间接传播。

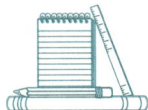

3. 易感人群　人群普遍易感，感染后可获得对同型病毒的免疫力，同型免疫力一般不超过1年。不同亚型间无交叉免疫性，易反复发病且易引起流行。

4. 流行特征　本病好发于冬、春季节。流感常突然发生，迅速蔓延，发病率高和流行过程短是本病流行特征。大流行主要由甲型流感病毒引起，当甲型流感病毒出现新亚型时，人群普遍易感，一般每隔10~15年可发生一次世界性大流行，每2~3年可有一次小流行。

【护理评估】

（一）健康史

询问是否有受凉或与上呼吸道感染患者接触史；是否有鼻塞、流涕、咽喉疼痛、发热和全身酸痛等。

（二）身体状况

本病潜伏期一般为1~3天（数小时至4天）。各型流感病毒所致症状基本表现一致，但可有轻重不同。根据临床表现分为以下几型：

1. 典型（普通型）　此型最常见。起病急，全身中毒症状重，呼吸道症状轻。主要表现为畏寒、高热、全身酸痛、乏力等，体温可达39℃以上，部分患者可伴有鼻塞、流涕、咽痛、干咳等。查体可见面色潮红、眼结膜及咽部充血。1~2天达高峰，3~4天热退，但上呼吸道症状常持续1~2周才逐渐消失。

2. 肺炎型　多发生于老年人、婴幼儿、慢性病患者及免疫力低下者。起病初期症状与典型流感相似，1~2天后病情迅速加重，出现高热、剧烈咳嗽、血性痰液、呼吸困难、发绀、胸闷等症状，体检时两肺呼吸音减弱，双肺满布干、湿啰音，但无肺实变体征。胸部X线检查显示双肺絮状阴影，散在分布。可在5~10天发生呼吸循环衰竭，预后较差。少数患者可有细菌性肺炎、支气管炎、中毒性休克、中毒性心肌炎等并发症。

3. 其他　除上述类型外，本病还有胃肠型、中毒型和非典型（轻型）。

（三）心理、社会状况

本病起病急、蔓延迅速，应注意询问患者有无因高热、全身不适而出现的紧张、焦虑等心理；了解患者及家属对疾病的认识程度，是否采取有效的消毒隔离等预防措施。

（四）辅助检查

1. 血常规检查　白细胞计数正常或降低，淋巴细胞相对增多。合并细菌性感染时白细胞和中性粒细胞增多。

2. 病原学检查　起病后3天内取患者的含漱液或鼻咽拭子进行病毒分离试验，可获得70%阳性结果，是确诊的重要依据；取患者鼻甲黏膜印片，应用免疫荧光抗体技术检测病毒抗原，阳性有助于早期诊断。

3. 胸部X线检查　肺炎型者可见肺部散在絮状阴影，以肺门处较多。

【常见护理诊断/问题】

1. 体温过高　与病毒感染有关。

2. 急性疼痛　头痛与病毒感染导致的毒血症、发热等有关。

3. 气体交换受损　与肺炎型流感或继发细菌性肺炎有关。

4. 知识缺乏　缺乏对流感预防、保健等相关知识。

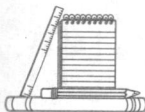

5. 潜在并发症 细菌性肺炎、中毒性休克、中毒性心肌炎等。

【护理措施】

（一）一般护理

1. 消毒与隔离 执行呼吸道隔离，隔离时间一般为 1 周或至主要症状消失，隔离期避免外出，如外出需戴口罩。如疑为暴发流行，应及时上报。

2. 休息与活动 协助患者采取舒适体位，高热者应卧床休息。保持环境安静，室温在 16~18℃，湿度在 55% 左右，定时进行空气消毒。

3. 饮食 鼓励患者多饮水，给予营养丰富、富含维生素、清淡易消化的流质或半流质饮食，忌食辛辣刺激性食物，必要时静脉补液。

（二）病情观察

1. 体温的监测 严密监测生命体征，尤其是观察体温的变化；观察发热的程度及持续时间，单纯型流感发热 3~4 天内退热，肺炎型流感可持续发热 3~4 周。

2. 及早发现并发症 对老人、儿童及其他免疫力低下者应注意观察有无持续高热、剧烈咳嗽、咳血性痰、呼吸困难、发绀等症状，警惕肺炎型流感的发生，并注意观察有无心功能不全及肺水肿等并发症的发生。

（三）对症护理

1. 高热 体温超过 39℃ 时应及时物理降温，如头部冰敷或遵医嘱给予退热剂，如复方阿司匹林（儿童禁用），退热时应注意患者出汗情况，鼓励患者多饮水或遵医嘱予以静脉补液，避免发生虚脱。

2. 呼吸困难 应协助患者取半卧位，吸氧。协助患者排痰，勤给患者翻身、拍背，必要时可用雾化吸入、机械吸痰等方法以保持呼吸道通畅。

（四）治疗护理

1. 治疗要点

（1）对症治疗 高热者给予物理降温，必要时遵医嘱使用解热镇痛药；干咳者可口服喷托维林，有痰者给祛痰药；儿童忌服含阿司匹林成分的药物，以免产生脑病 – 肝脂肪变综合征（Reye 综合征）。

（2）抗流感病毒治疗 目前主要选用金刚烷胺、奥司他韦及玛巴洛沙韦等。金刚烷胺用量一般为成人 200mg/d、老年人 160mg/d，分 2 次口服，疗程 3~4 天，但目前流行的流感病毒株耐药，不推荐单独使用。奥司他韦口服剂量一般为成人每天 2 次，每次 75mg，连用 5 天。利巴韦林对各型流感均有效，不良反应少。

（3）中药治疗 中药治疗流感方法多，效果较好，如连翘、金银花、黄芪等。

（4）抗生素治疗 主要用于防治继发性细菌感染。

2. 用药护理 密切观察用药后的疗效和不良反应，高热儿童降温避免应用阿司匹林，以免诱发 Reye 综合征；金刚烷胺有一定的中枢神经系统不良反应，如头晕、嗜睡、失眠、共济失调等，肾功能不全、老年及血管硬化者慎用，孕妇及有癫痫史者禁用。

（五）心理护理

有高热、全身不适等症状患者易出现紧张、焦虑等心理，护理人员应多与患者交流沟通，关心、同情患者，并做好有关流感的知识宣教，指导患者及家属正确进行隔离及护理。

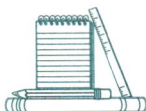

【健康指导】

1. 预防指导

（1）控制传染源　早发现、早报告、早隔离、早治疗，患者呼吸道隔离 1 周或至主要症状消失。

（2）切断传播途径　流行期间避免集会或集体娱乐活动，老幼病残易感者不去人口稠密的公共场所，注意通风。医护人员戴口罩、洗手，防止交叉感染。患者用具及分泌物要彻底消毒。

（3）保护易感人群　接种灭活流感疫苗是预防流感的基本措施，可获得 60%~90% 的保护效果。接种对象为老人、儿童、严重慢性病患者、免疫力低下者及可能密切接触患者的人员，接种时间为每年 10 月初至 11 月中旬，每年接种 1 次，2 周可产生有效抗体。发热或急性感染期推迟接种。对疫苗过敏、吉兰-巴雷综合征、妊娠 3 个月内、严重过敏体质者禁忌接种。12 岁以下儿童不能使用全病毒灭活疫苗。

2. 疾病知识指导　宣传流感病因、临床表现、诊治方法及预防方法等，流行季节出现高热、全身酸痛、鼻塞、流涕、咽痛、干咳等症状及时就诊。

3. 生活指导　注意加强体质锻炼，增强机体抵抗力。根据天气变化及时增减衣服。保持空气新鲜，冬、春流行季节不去人口稠密的公共场所。不随地吐痰，咳嗽或打喷嚏用纸巾遮住口鼻。注意个人卫生，经常用肥皂和清水洗手。应在每年流感流行前的秋季进行流感疫苗接种。

附 1：人感染高致病性禽流感患者的护理

人感染高致病性禽流感（highly pathogenic avian influenza，HPAI）是由甲型流感病毒 H5N1 亚型引起的急性呼吸道传染病。本病以高热、咳嗽，呼吸急促等为主要特征，严重病例常可并发休克、ARDS（急性呼吸窘迫综合征）、多脏器功能衰竭、败血症等并发症而死亡。

【病原学及发病机制】

1. 病原学　禽流感病毒属甲型流感病毒。目前感染人类的禽流感病毒有 3 种亚型，即 H5N1、H7N7、H9N2，以感染 H5N1 患者病情重、病死率高。禽流感病毒对热敏感，65℃加热 30 分钟或煮沸 2 分钟可灭活，对常用消毒剂如碘伏、含氯消毒剂及紫外线等敏感，但对低温抵抗力较强，并可在动物口腔、鼻腔、粪便等处长期生存。

2. 发病机制　与普通流感相似。病理变化以支气管黏膜坏死、肺泡散在出血、肺不张及肺透明膜形成等为主。

【流行病学】

1. 传染源　主要是患禽流感及携带禽流感病毒的鸡、鸭、鹅等家禽，其中鸡是主要传染源。

2. 传播途径　病毒主要通过呼吸道和消化道传染给人，也可通过密切接触感染的禽类及其排泄物、分泌物，以及被污染的水等感染。目前尚无人与人之间传播的报道。

3. 易感人群　以 12 岁以下儿童发病率较高，病情较重。

【护理评估】

（一）健康史

注意询问有无与不明原因病死家禽或感染家禽密切接触史、发病年龄等。

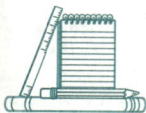

（二）身体状况

本病潜伏期一般为1～3天，通常在7天以内。

急性起病，早期类似普通型流感，主要表现为发热，体温持续在39℃以上，热程1～7天，可伴有头痛、全身不适、鼻塞、流涕、咳嗽、咽痛等呼吸道感染症状，多数患者在起病1～5天后出现肺炎表现。部分患者可出现恶心、腹痛、腹泻、稀水样便等消化道症状。严重者可在发病1周内迅速出现呼吸窘迫、肺出血、肾衰竭、休克等多种并发症而死亡。

（三）心理、社会状况

本病起病急，部分患者病情凶险。护理人员应注意询问患者及家属有无焦虑、恐惧等心理；了解患者及家属对疾病的认识程度，是否采取有效的消毒隔离等预防措施。

（四）辅助检查

1. 血常规检查　白细胞计数正常或降低。重症患者淋巴细胞减少，血小板减少。

2. 病毒抗原及基因检测　采用免疫方法可检测相应病毒抗原，还可采用RT-PCR（逆转录聚合酶链反应）法检测相应核酸。

3. 病毒分离　可从患者呼吸道分泌物中分离到禽流感病毒。

4. 血清学检查　发病初期和恢复期双份血清检测禽流感病毒抗体有4倍或以上升高，有助于回顾性诊断。

5. 胸部X线检查　可见单侧或双侧肺炎，少数可有胸腔积液。

【护理问题】

请参阅本模块"流行性感冒"相关内容。

【护理措施】

与"流行性感冒"护理措施相同。

附2：甲型H1N1流感患者的护理

甲型H1N1流感 [influenza A（H1N1）virus] 是一种由甲型H1N1型流感病毒引起的急性呼吸道传染病。临床表现与普通流感相似，少数患者病情进展快，可引起严重肺炎、肺出血等并发症。

【病原学及发病机制】

甲型H1N1型流感病毒基因组由禽流感、猪流感和人流感病毒基因混合而成，可看作一种杂交体，是一种新型的甲型流感病毒，它所引起的流感具有高度传染、传播迅速、易流行的特点。

【流行病学】

1. 传染源　患者是主要传染源。

2. 传播途径　主要通过飞沫或气溶胶经呼吸道传播，也可通过口腔、鼻腔、眼睛等处黏膜直接或间接接触传播，接触患者的呼吸道分泌物、体液和被病毒污染的物品亦可造成传播。食用猪肉一般不会感染。

3. 易感人群　人群普遍易感，以15～25岁的人多见。

4. 流行特征　本病流行季节与普通流感相似。甲型H1N1型流感于2009年3月在墨西哥、

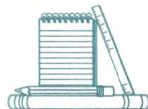

美国开始暴发，迅速在全球蔓延。

【护理评估】

（一）健康史

询问患者的年龄、发病季节及有无与患者或疑似患者接触史等。

（二）身体状况

本病潜伏期一般为 1~7 天。

急性起病，主要表现为发热、头痛、全身肌肉酸痛等中毒症状，伴有鼻塞、流清涕、咽痛等呼吸道症状。少数患者病情可迅速进展，来势凶猛，突然高热，体温达 39℃ 以上，可出现严重肺炎、急性呼吸窘迫综合征、肺出血、肾功能衰竭、败血症、休克、呼吸衰竭及多器官损伤等并发症。

（三）心理、社会状况

本病致病病毒属新型流感病毒，起病急、传播迅速。护理人员应注意询问患者有无焦虑、恐惧等心理；了解患者及家属对疾病的认识程度、能否正确对待及是否采取有效的消毒隔离等预防措施。

（四）辅助检查

1. 血常规检查　白细胞计数正常或降低。
2. 病毒抗体检测　血清、呼吸道分泌物、咽拭子、痰液检测 H 亚型病毒抗体阳性。
3. 病毒分离及基因检测　从呼吸道标本或血清中分离到特定病毒。

【护理问题】

请参阅本模块"流行性感冒"相关内容。

【护理措施】

与"流行性感冒"护理措施相同。

项目三　非典型肺炎患者的护理

案例导入

患者，女，34 岁，ICU（重症监护病房）护士，因"发热、头痛、关节肌肉酸痛 3 天"入院。查体：T 39.2℃，肺部体征不明显，余（－）。血常规检查：白细胞计数 $4.3×10^9$/L。胸部 X 线检查：肺部斑片状浸润阴影。入院前 3 天曾救治不明原因肺炎患者。

请问：1. 患者可能的医疗诊断是什么？

　　　2. 患者应采取什么隔离措施？

传染性非典型肺炎（infectious atypical pneumonia），又称严重急性呼吸综合征（SARS），是由 SARS 冠状病毒引起的一种急性呼吸道传染病。临床上常以发热为首发症状，伴有乏力、头痛、干咳少痰、腹泻、关节肌肉酸痛等症状，严重者出现呼吸窘迫。本病主要通过短距离飞沫、

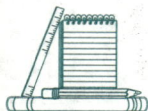

接触患者呼吸道分泌物及密切接触传播，传播迅速，病死率高。

【病原学及发病机制】

1. 病原学 SARS 冠状病毒为单股正链 RNA 病毒，是一种新型冠状病毒。其抵抗力较强，在人体外存活数小时，在患者粪便中至少可存活 4 天，在 4℃ 培养基中存活 21 天，在 0℃ 中可长时间存活，但不耐热，75℃ 30 分钟可灭活，对氯仿、甲醛及紫外线等敏感。

2. 发病机制 本病发病机制尚不清楚。病毒侵入人体后产生病毒血症，对患者的细胞免疫功能造成严重损害，病毒到达肺，促发肺水肿、肺实质及肺间质的炎症，部分患者可发生肺纤维化。另外，临床应用肾上腺激素可以改善肺部炎症反应，减轻临床症状，因此，免疫损伤可能是本病发病的主要原因。

【流行病学】

1. 传染源 患者是主要传染源。急性期患者体内病毒含量高。

2. 传播途径 近距离的飞沫传播是主要传播途径，也可通过消化道及直接接触患者呼吸道分泌物、排泄物和体液而传播，间接接触被污染的物品也可感染。

3. 易感人群 人群普遍易感。发病者以青壮年居多，儿童和老人少见。患者家属和医务人员属高危人群。感染后可获得一定程度的免疫力，尚无再次发病的报告。

4. 流行特征 本病于 2002 年 11 月首先在我国广东佛山被发现，于 2003 年 8 月本次流行基本控制。本次流行发生于冬末春初，主要流行于人口密集的大都市，农村少见，有明显家庭和医院聚集发病现象。

【护理评估】

（一）健康史

询问有无传染性非典型肺炎患者接触史；有无发热、头痛、乏力、全身肌肉酸痛、腹泻等；有无气喘、胸闷、呼吸困难等。

（二）身体状况

本病潜伏期一般为 3~5 天，最长可达 21 天。

1. 典型（普通型） ①早期：急性起病，常以发热为首发症状，体温在 38℃ 以上，可伴有头痛、乏力、全身肌肉酸痛、腹泻等全身症状，一般无上呼吸道局部症状。病程 4~9 天出现干咳少痰、胸闷、呼吸困难等症状，肺部体征不明显，部分患者可闻及少许湿啰音或有实变体征。②进展期：病程 10~14 天，发热、乏力等中毒症状加重，咳嗽加剧，并出现明显呼吸困难，稍活动则出现气喘、胸闷、心悸等表现。③恢复期：2~3 周后，发热渐退，各种症状减轻至消失。肺部炎症病变于体温正常后 2 周左右完全吸收和恢复正常。

2. 轻型 急性起病，症状轻，发热不高，病程短。此型多见于儿童。

3. 重型 起病急，病情进展迅速，易出现急性呼吸窘迫综合征（ARDS）。有下列表现之一者均为重型：①肺部多叶病变或 48 小时内病灶进展大于 50%。②低氧血症，吸氧 3~5L/min，氧合指数小于 300mmHg。③呼吸困难，呼吸频率大于 30 次 / 分。④休克、ARDS。

（三）心理、社会状况

本病起病急、传染迅速、病死率高，患者易出现紧张、焦虑、恐惧等心理，隔离治疗患者

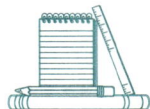

易产生孤独、自责及自卑感等，应注意了解患病后对家庭、周围人群及社区的影响情况，家庭及社区是否及时采取有效的消毒隔离等预防措施。

（四）辅助检查

1.血常规检查　外周血白细胞计数一般正常或降低，淋巴细胞计数绝对值降低。

2.血液生化检查　多数患者出现肝功能异常，ALT、LDH（乳酸脱氢酶）、CK（肌酸肌酶）升高。血气分析可有 SaO_2（血氧饱和度）降低。

3.血清学检查　可采用 ELISA（酶联免疫吸附分析）或间接免疫荧光法检测 SARS 特异性抗体，双份血清抗体 4 倍或以上升高可确诊，但阴性不能排除本病。

4.分子生物学检测　采用 RT-PCR 法检测呼吸道分泌物、血液、粪便、尿液中 SARS 病毒，其敏感性和特异性较高，具有早期诊断价值。

5.影像学检查　X 线和 CT 检查主要表现为肺实变和磨玻璃样影像。多数患者早期即可出现肺部斑片状或网状改变，部分患者病情进展迅速，呈大片阴影改变，阴影吸收消散较慢，肺部阴影与临床症状、体征可不一致。

【常见护理诊断 / 问题】

1.体温过高　与 SARS 病毒感染有关。

2.气体交换受损　与肺部病变致换气面积减少有关。

3.恐惧　与病情发展迅速、担心疾病预后有关。

4.潜在并发症　急性呼吸窘迫综合征、休克、多器官功能衰竭等。

【护理措施】

（一）一般护理

1.消毒与隔离　传染性非典型肺炎为我国法定乙类传染病，按甲类传染病进行隔离治疗和管理。发现疫情就地执行呼吸道和接触隔离，隔离时间根据医学检查结果确定。

2.休息与环境　嘱患者卧床休息，保证充足的睡眠，避免劳累。保持病室环境清洁、安静，温度适宜。

3.饮食　给予富含优质蛋白质、维生素和足够热量的流质或半流质饮食，多饮水，不能进食者或高热者应鼻饲或静脉补充营养，维持水、电解质平衡。

（二）病情观察

密切监测生命体征、意识，密切观察体温及血氧饱和度变化，必要时进行心电监护；记录患者 24 小时尿量等。

（三）对症护理

1.高热　体温超过 38.5℃者，给予物理降温，如冰敷、乙醇擦浴等，或遵医嘱给予解热药，注意观察降温效果。儿童禁用阿司匹林。

2.呼吸困难　有呼吸困难时取半卧位卧床休息。及早给予吸氧，并根据患者的血氧饱和度情况随时调节氧气吸入的浓度。协助患者排痰，及时清理呼吸道分泌物，保持呼吸道通畅。

3.气管插管或气管切开的护理　保持管道通畅，避免脱落、折曲。保持呼吸道通畅。做好气管切开伤口的护理、口腔护理和导管护理，预防感染。

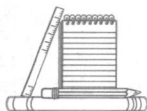

（四）治疗护理

1. 治疗要点　目前本病无特效治疗药物，以综合治疗为主。治疗总原则为早期发现、早期隔离、早期治疗。

（1）对症治疗　高热患者以物理降温为主，可适当使用解热镇痛药。咳嗽剧烈者给予镇咳，咳痰者给予祛痰药。维持水、电解质平衡，加强营养支持，保护心、肝、肾等重要器官功能，重症患者出现休克或多器官功能衰竭时，给予相应治疗。

（2）吸氧治疗　早期吸氧至关重要。吸氧方式有以下几种：①无创正压通气：首选CPAP（连续气道正压通气），适用于患者有明显呼吸困难，R > 30 次／分或吸氧 3~5L/min 条件下，SaO_2 仍低于 93%。②有创正压通气：患者有严重呼吸困难和低氧血症，吸氧 5L/min 条件下，SaO_2 仍低于 90%，或氧合指数小于 200mmHg。经无创正压通气治疗无效者，应及时进行有创正压通气治疗。

（3）糖皮质激素的应用　有以下指征之一即可早期应用：①有严重中毒症状，高热 3 天不退。② 48 小时内肺部阴影进展超过 50%。③有急性肺损伤或出现 ARDS。常用泼尼松 80~320mg/d，疗程一般为 5 天，通常静脉给药 1~2 周后可改为口服，但总疗程不超过 4 周。应用糖皮质激素的目的在于抑制异常的免疫反应，减轻全身炎症反应状态，可减轻肺的渗出、损伤及后期的肺纤维化。

（4）抗病毒治疗　早期可试用抗病毒药物，如洛匹那韦利托那韦等。

（5）其他　可试用胸腺素、免疫球蛋白等，增强免疫功能，也可选用中药治疗。

2. 用药护理　对中毒症状严重或重型病例需用糖皮质激素者，应注意观察药物的不良反应，如继发真菌感染、血糖升高等；同时观察有无并发症的发生。

（五）心理护理

患者易出现紧张、焦虑、恐惧等心理，护理人员应及时与患者交流沟通，了解患者的思想动态，关心、安慰患者，并做好有关 SARS 的知识宣教，帮助患者树立信心。

【健康指导】

1. 预防指导　宣教本病病因、传播途径、早期表现及预防方法等，减少疾病的传播。

（1）控制传染源　传染性非典型肺炎为我国法定乙类传染病，但对其预防、控制措施按照甲类传染病的方法执行。对临床诊断病例和疑似病例应在指定的医院按呼吸道传染病分别进行隔离观察和治疗。对医学观察病例和密切接触者，应在指定地点接受隔离观察，为期 14 天。

（2）切断传播途径　患者住单间，活动限制在病房内，避免使用中央空调；不设陪护，限制探视；工作人员进入隔离室必须做好个人防护，戴 12 层棉纱口罩或 N95 口罩、帽子、防护眼镜、手套、鞋套等，穿隔离衣；病房定时用含氯消毒剂或 0.5% 过氧乙酸擦拭消毒。保持良好的卫生习惯，不随地吐痰，避免在人前打喷嚏、咳嗽，勤洗手；流行季节避免去人多或相对密闭的地方；流行期间减少大型群众性集会或活动，避免去人多或相对密集的地方。

（3）保护易感人群　本病目前尚无疫苗预防。灭活疫苗正在研制中，已经进入临床试验阶段。保持乐观心态、均衡营养、充足睡眠、注意保暖、避免劳累等均有助于提高对本病的抵抗力。

2. 生活指导　少数出院的患者可患抑郁症，家属应注意交流沟通，必要时进行心理疏导；患者病后初愈体质仍较弱，应注意为患者提供足够营养，保证休息，增强抗病能力；出院后应注

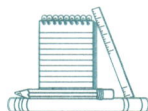

意短期内不要到公共场所，注意个人卫生管理；出院后 1 个月内每周回院进行胸部 X 线复查和血常规检查，并告知患者 SARS 的临床表现，自测体温，勿滥用药物。一旦出现症状，及时回医院接受监测。

项目四　流行性乙型脑炎患者的护理

案例导入

　　患儿，女，6 岁，以"突起高热、头痛 2 天，伴抽搐、意识障碍 1 天"入院。查体：T 40.2℃，P 120 次 / 分，R 30 次 / 分，BP 115/75mmHg，意识丧失，两侧瞳孔不等大，对光反射迟钝，颈有抵抗感，双肺可闻及痰鸣音，脑膜刺激征阳性。实验室检查：外周血白细胞计数 $18.5×10^9$/L，中性粒细胞百分比 86%，乙脑抗体阳性，脑脊液压力升高，外观无色透明。

　　请问：1. 患者可能的临床诊断是什么？
　　　　　2. 患者目前主要的护理诊断有哪些？

　　流行性乙型脑炎（epidemic encephalitis B）简称乙脑，是由乙型脑炎病毒引起的以脑实质为主要病变的中枢神经系统急性传染病。临床上以高热、惊厥、意识障碍、呼吸衰竭及脑膜刺激征为特征，病死率高，部分患者可留有严重后遗症。

【病原学及发病机制】

　　1. 病原学　乙型脑炎病毒又称日本脑炎病毒，属虫媒病毒 B 组黄病毒科，病毒颗粒呈球形，有包膜。核心由单股 RNA 和核心蛋白（C 蛋白）组成。乙型脑炎病毒抵抗力不强，易被常用消毒剂杀灭，加热 56℃ 30 分钟或 100℃ 2 分钟即可灭活，但能耐受低温和干燥。

　　2. 发病机制　人被带乙型脑炎病毒的蚊虫叮咬后，病毒侵入机体，可在吞噬细胞内繁殖，随后进入血液循环引起短暂的病毒血症，病毒若不侵入中枢神经系统则呈隐性感染或轻型感染；当机体免疫功能低下或病毒量多、毒力强时，病毒通过血脑屏障进入中枢神经系统引起脑炎。

　　乙脑的病变范围较广，可累及整个中枢神经系统灰质，但以大脑皮质、间脑和中脑损伤最为严重。主要病理变化为神经细胞变性、坏死，软化灶形成，脑实质及脑膜血管充血扩张，有大量浆液渗出，形成脑水肿。

【流行病学】

　　1. 传染源　乙脑是人畜共患的自然疫源性疾病，人和动物（猪、马、牛、羊等）均可成为本病传染源。因人感染乙型脑炎病毒后，病毒血症期短，且血中病毒数量少，故人不是主要传染源。动物中幼猪是本病的主要传染源。病毒通常在蚊—猪—蚊等动物间循环。

　　2. 传播途径　乙脑主要通过蚊虫叮咬而传播。三带喙库蚊是主要传播媒介。蚊还可带病毒越冬或经卵传代，成为乙型脑炎病毒的长期储存宿主。

　　3. 易感人群　人对乙型脑炎病毒普遍易感，感染后多数为隐性感染。病例主要集中在 10 岁以下儿童，尤以 2~6 岁儿童发病率最高。感染后可获得较持久的免疫力。

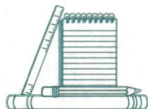

4. 流行特征 本病流行于亚洲东部的热带、亚热带及温带地区，具有明显的季节性，我国主要流行于夏秋季，80%~90% 的病例发生在 7、8、9 三个月内，这主要与蚊虫繁殖、气温和雨量等因素有关。

【护理评估】

（一）健康史

询问既往是否患过乙脑、是否接种过乙脑疫苗及接种时间；居住地蚊子密度及近期是否有乙脑流行。询问起病后有无高热、惊厥、抽搐、意识障碍、呼吸衰竭、病理反射征阳性等症状。

（二）身体状况

本病潜伏期为 4~21 天，一般为 10~14 天。典型乙脑的临床表现可分为 4 期。

1. 初期 病程第 1~3 天，起病急，以高热伴头痛、恶心和呕吐等为主要表现，体温在 1~2 天上升至 39~40℃，可有不同程度的精神倦怠或嗜睡，此期易误认为上呼吸道感染。少数患者可表现颈部抵抗和抽搐。小儿可有腹泻、惊厥等。

2. 极期 病程第 4~10 天，以脑实质受损症状为主，高热、抽搐、呼吸衰竭三大症状是极期的重要特征，三者相互影响，互为因果，其中呼吸衰竭是乙脑最常见的死亡原因。

（1）高热 体温高达 40℃ 及以上，典型患者呈稽留热型，高热一般持续 7~10 天，重者可达 2~3 周，体温越高，热程越长，病情越重。

（2）意识障碍 为本病主要症状。主要表现为程度不等的意识障碍，可有嗜睡、谵妄、昏迷等。意识障碍多发生于病程第 3~8 天，常持续 1 周左右，重者可长达 1 个月以上，昏迷程度越深，时间越长，病情越严重。

（3）抽搐或惊厥 发生于病程第 2~5 天，发生率为 40%~60%，可因高热、脑实质炎症、脑水肿所致，是病情严重的标志。抽搐可以是面部、眼肌、口唇的局部性抽搐，也可为肢体抽搐、强直性痉挛，重症者全身强直性抽搐，历时数分钟至数十分钟，均伴有意识障碍，可导致发绀、脑缺氧和脑实质损害。

（4）呼吸衰竭 多发生于重症患者，主要为中枢性呼吸衰竭，常因脑实质炎症、脑水肿、颅内高压、脑疝等所致，其中以脑实质病变为主要原因。表现为呼吸节律不规则及幅度不均，如呼吸表浅、双吸气、叹息样呼吸、潮式呼吸、呼吸暂停等，严重者甚至出现呼吸骤停。脊髓受累或肺部感染也可引起周围性呼吸衰竭。

（5）颅内高压及脑水肿 患者颅内压升高，表现为剧烈头痛、频繁呕吐、血压升高、脉搏减慢及视神经盘水肿等，重者发展为脑疝。

（6）神经系统症状和体征 多在病程第 10 天出现，主要表现如下：①神经反射改变：腹壁反射等浅反射减弱或消失，膝反射等深反射先亢进后消失。②锥体束受损表现：巴宾斯基征等病理反射阳性、痉挛性瘫痪、肌张力增强等。③常出现脑膜刺激征阳性；幼儿常有前囟隆起，但脑膜刺激征缺如。④其他：根据其病变损害部位和程度不同而异，如可出现失语、吞咽困难、听觉障碍、震颤、肢体瘫痪，自主神经受累可有大小便失禁或尿潴留。

3. 恢复期 极期过后，体温逐渐下降，神经系统症状和体征逐渐缓解，一般患者 2 周左右可完全恢复。重症患者表现为低热多汗、痴呆、失语、吞咽困难、颜面瘫痪、四肢强直性瘫痪等。经积极治疗后大多数患者于 6 个月内恢复。

4. 后遗症期 病程 6 个月后仍留有精神神经症状者，称为后遗症。有 5%~20% 的重型乙脑

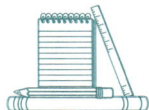

患者留有后遗症，主要表现为失语、智力障碍、精神症状、肌肉痉挛或肢体瘫痪等，经积极治疗可有不同程度的恢复。

（三）临床分型

1.轻型　发热，体温在38~39℃，神志清楚，无抽搐，脑膜刺激征不明显。1周左右可恢复。

2.普通型　发热，体温在39~40℃，嗜睡或浅昏迷，偶有抽搐及病理反射阳性，脑膜刺激征较明显。病程7~14天，一般可以恢复。

3.重型　发热，体温在40℃以上，昏迷，反复或持续抽搐，常有神经定位症状和体征，可有呼吸衰竭，恢复期常有精神失常、瘫痪、失语等症状，病程多在2周以上，少数患者留有不同程度的后遗症。

4.极重型（或称暴发型）　起病急骤，体温在1~2天升至40℃及以上，反复或持续性强烈抽搐，深度昏迷，迅速出现中枢性呼吸衰竭及脑疝等，多在极期死亡。幸存者常留有严重后遗症。

疾病流行期间，轻型和普通型患者多见。

（四）心理、社会状况

评估患者是否有因病重而出现紧张、焦虑、恐惧心理；有无感情脆弱，经常哭泣和激动；后期有无因功能障碍而出现悲观、绝望等消极心理；亲人及社会支持系统对患者的关心程度；家庭经济状况。

（五）辅助检查

1.血常规检查　白细胞计数升高，常在（10~20）×10^9/L。病程初期中性粒细胞百分比在80%以上，部分患者血常规检查结果始终正常。

2.脑脊液检查　压力升高，外观无色透明或微浊，白细胞计数多在（50~500）×10^6/L，分类早期以中性粒细胞为主，后期以淋巴细胞为主，蛋白定量轻度升高，氯化物正常，糖含量正常或偏高。少数病例早期脑脊液检查正常。

3.血清学检查

（1）特异性IgM抗体检查　患者初次感染后3~4天即可出现，最早在病程第2天即可从脑脊液中测到，2周内达高峰，可用于早期诊断。

（2）其他抗体的检测　补体结合试验、反向间接血凝抑制试验、中和试验均能检测到相应的特异性抗体，主要用于乙脑的回顾性诊断或流行病学调查。

4.病原学检查

（1）病毒分离　乙型脑炎病毒主要存在于脑组织中，血液及脑脊液中不易分离出病毒。

（2）病毒抗原或核酸检测　在组织、血液或其他体液中通过直接免疫荧光或PCR（聚合酶链式反应）可检测到乙型脑炎病毒抗原或特异性核酸。

【常见护理诊断/问题】

1.体温过高　与病毒血症及脑部炎症有关。

2.意识障碍　与中枢神经系统损害有关。

3.有受伤的危险　与惊厥、意识障碍有关。

4.潜在并发症　呼吸衰竭、脑疝。

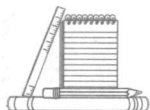

【护理措施】

（一）一般护理

1. 消毒与隔离 执行虫媒隔离。将患者安置于安静，光线柔和，配有防蚊、通风、降温设备的病室，住院隔离至体温正常。

2. 休息与环境 严格卧床休息，病情严重者专人护理。病室应安静、清洁，安置在有防蚊、通风、降温设备的病室内。室温宜维持在 30℃ 以下。避免噪声、强光刺激。护理操作尽量集中进行，避免诱发惊厥或抽搐。

3. 饮食 嘱患者进食清淡的流质饮食，有吞咽困难或昏迷者给予鼻饲，必要时遵医嘱静脉补充营养和水分。

（二）病情观察

注意观察生命体征、瞳孔大小、意识障碍变化，观察抽搐及呼吸衰竭的表现；注意患者有无支气管肺炎、肺不张、败血症、尿路感染、压疮，出现呕血或黑便要警惕上消化道出血的可能，一旦发现应及时告知医生并处理。

（三）对症护理

1. 惊厥、抽搐 及时发现惊厥的先兆表现，一旦出现惊厥或抽搐，应注意及时处理。①保持呼吸道通畅：患者取仰卧位，头偏向一侧，松解衣服和领口，清除口咽分泌物；若有痰液阻塞，应及时吸痰；若舌后坠阻塞呼吸道，可用缠有纱布的舌钳拉出；将开口器置于患者的上下臼齿之间，防止舌咬伤。②吸氧：氧流量 4~5L/min，以改善脑缺氧。③注意安全，防止患者坠床等意外发生，必要时用床栏或约束带约束。④遵医嘱使用镇静止痉药物，如地西泮、苯巴比妥等，使用时必须注意此类药物的呼吸抑制作用。⑤针对惊厥原因，加强护理。如因高热所致，应迅速降温；脑水肿、颅内压升高者，应遵医嘱及时给予脱水剂，注意给药速度，准确记录出入量，维持水、电解质平衡。

2. 呼吸衰竭 ①密切观察患者呼吸频率、节律，意识状态等的改变。若有呼吸困难、发绀、叹息样呼吸则为呼吸衰竭的表现，应立即报告医生。②保持呼吸道通畅，鼓励患者多翻身，协助拍背，痰液黏稠者可给予雾化吸入，痰阻者吸痰。③吸氧。④必要时应配合医生行气管切开或气管插管；若有自主呼吸停止、严重换气障碍者，可应用人工呼吸器辅助呼吸。

3. 意识障碍 ①昏迷患者应取头高脚低位，头部抬高 15°~30°，以利于脑水肿消退。头偏向一侧，以防舌后坠阻塞呼吸道。定时吸痰保持呼吸道通畅。②伴发热能进食者，应多给清淡流质饮食；有吞咽困难、昏迷不能进食者，可行鼻饲或静脉补充足够水分和营养。③协助做好生活护理，防止压疮形成。定时洗身擦体、更换衣服，勤翻身、拍背、皮肤按摩，及时清理大小便，做好眼、鼻、口腔的清洁护理。④有肢体瘫痪者，应将肢体放于功能位，并进行肢体按摩，防止肌肉萎缩和功能障碍。

（四）治疗护理

1. 治疗要点 目前尚无特效抗病毒药物，早期可试用利巴韦林、干扰素等。以对症和支持治疗为主，处理好高热、惊厥、抽搐、呼吸衰竭是重点。

（1）对症治疗 ①高热以物理降温为主，使体温控制在 38℃ 左右。高热伴频繁抽搐者可加用亚冬眠疗法。高热伴有四肢厥冷者提示循环衰竭，应禁用乙醇擦浴和冷水浴。②惊厥或抽搐的处理包括去除病因及镇静止痉。脑水肿所致者以 20% 甘露醇脱水治疗为主，同时可使用呋塞米、肾上腺皮质激素等。高热所致者以降温为主。脑实质炎症引起抽搐，及时给予镇静止痉，

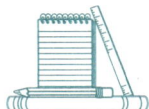

首选地西泮治疗，也可采用亚冬眠疗法。③呼吸衰竭应保持气道通畅，给氧，必要时行气管插管或气管切开等。④颅内高压与脑水肿的处理以脱水降颅压、吸氧为主；亦可使用糖皮质激素，降低血管通透性，防止脱水反跳及脑水肿。

（2）其他治疗　中医药治疗如白虎汤加减、安宫牛黄丸等；抗病毒治疗如干扰素、利巴韦林等。

（3）恢复期及后遗症处理　要注意进行功能训练，包括吞咽、语言和肢体功能锻炼等，可采用理疗、按摩、针灸、体疗、高压氧治疗等。

2. 用药护理　在使用退热药时，防止过量致大量出汗而引起虚脱；使用镇静药物如地西泮、苯巴比妥时，必须注意此类药物的呼吸抑制作用。洛贝林大剂量使用可反射性兴奋迷走神经，引起心动过缓、传导阻滞等。使用 20% 甘露醇应在 30 分钟内快速静脉输入，但应注意防止心功能不全者发生心衰。

【健康指导】

1. 预防指导　预防乙脑的关键是抓好灭蚊、防蚊、疫苗注射及宿主动物的管理。

（1）控制传染源　早期发现，及时隔离患者至体温恢复正常。但本病主要的传染源是家畜，重点应加强对易感染家畜、家禽的管理，搞好饲养场所的环境卫生，人畜居地分开。

（2）切断传播途径　防蚊和灭蚊是预防乙型脑炎病毒传播的重要措施。个人防护可用蚊帐、蚊香、涂擦驱蚊剂等。大力开展爱国卫生运动宣传，搞好环境卫生，消除蚊虫滋生地。

（3）保护易感人群　预防接种是保护易感人群的根本措施。目前我国使用的是地鼠肾细胞灭活和减毒活疫苗，保护率可达 60%~90%。接种者主要为 10 岁以下的儿童，一般接种 2 次，间隔 7~10 天，第二年加强注射 1 次，连续 3 次，可获得较持久的免疫力。

2. 疾病知识指导　向患者及家属普及乙脑有关知识，如乙脑的发病原因、临床表现和诊治方法。流行季节出现高热、头痛、意识障碍者，应及时就诊。

3. 出院指导　对留有后遗症的患者，应鼓励其坚持治疗和锻炼，应用针灸、理疗、按摩、功能锻炼、语言训练等，进行语言、智力、吞咽和肢体功能锻炼，使患者尽可能康复。

项目五　流行性腮腺炎患者的护理

案例导入

患儿，男，8岁，因"双侧腮腺肿胀 2 天，发热 1 天"入院。查体：T 38.8℃，R 22 次 / 分，P 120 次 / 分，双侧腮腺管口红肿，双侧腮下可扪及 3cm×2cm 肿物，质硬、无移动性、无波动感，脑膜刺激征（-），四肢肌张力正常，心肺（-），腹（-）。实验室检查：白细胞计数 $7.8×10^9$/L，淋巴细胞百分比 60%，中性粒细胞百分比 35%。

请问：1. 患者可能的医疗诊断是什么？主要并发症有哪些？

2. 患者目前主要的护理问题有哪些？

流行性腮腺炎（epidemic parotitis mumps）是由腮腺炎病毒所引起的急性呼吸道传染病。本病多见于 4~15 岁的儿童和青少年，亦可见于成人。其主要临床特征为发热、腮腺非化脓性炎性

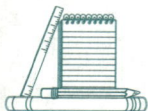

肿胀、疼痛，可累及其他组织或器官，引起脑膜炎、脑膜脑炎、睾丸炎、卵巢炎和胰腺炎等并发症。本病为自限性疾病，大多预后良好。

【病原学及发病机制】

1. 病原学　腮腺炎病毒属副黏液病毒科的单股 RNA 病毒，仅一个血清型，呈球形，有脂蛋白包膜，表面有小突起的糖蛋白。该病毒含有两种抗原，即 V 抗原（病毒抗原）和 S 抗原（可溶性抗原），感染后可出现相应抗体。V 抗体出现较迟，一般感染后 2~3 周才出现，有保护作用；S 抗体起病后 1 周出现，可保持 6 个月，无保护作用。人是本病毒唯一的宿主。腮腺炎病毒抵抗力低，可被乙醚、氯仿及紫外线等灭活，加热 56℃ 20 分钟可灭活，但 4℃ 时可存活 2 个月。

2. 发病机制　腮腺炎病毒从呼吸道侵入人体后，在局部黏膜上皮细胞和局部淋巴结中复制，引起局部炎症和免疫反应。然后病毒进入血液循环，形成第 1 次病毒血症，随血流播散到腮腺和中枢神经系统等器官，并在其中增殖，引起腮腺炎和脑膜炎。病毒再次进入血液循环形成第 2 次病毒血症，侵犯其他器官，引起相应炎症。根据器官受累程度不同，本病可表现为各种临床症状。

流行性腮腺炎的病理特征是腮腺、舌下腺、颌下腺等非化脓性炎症。腺体呈间质组织水肿、点状出血、淋巴细胞浸润、腺泡坏死；腺管中因坏死细胞脱落、渗出物及多形核细胞等堆积，可造成腮腺导管的阻塞、扩张和淀粉酶潴留。睾丸、卵巢和胰腺等受累时亦可出现淋巴细胞浸润和水肿等病变。脑组织病变可呈急性病毒性脑膜脑炎改变。

【流行病学】

1. 传染源　患者及隐性感染者为主要传染源。腮腺肿大前 7 天至肿大后 2 周，可从患者的唾液、血液、尿液、脑脊液中分离出大量病毒，此时患者具有高度传染性。

2. 传播途径　主要通过飞沫传播，密切接触亦可传播。孕妇感染可通过胎盘传染胎儿，导致胎儿畸形或死亡。

3. 易感人群　人群普遍易感，90% 的病例发生于 1~15 岁儿童，感染后可获得持久免疫力，但近年来成人病例有增多的趋势。

4. 流行特征　本病全年均可发病，但以冬、春季为发病高峰，呈散发性或流行性，在儿童集体机构易暴发流行。

【护理评估】

（一）健康史
询问是否与流行性腮腺炎患者接触及疫苗接种情况；局部有无红肿热痛，触之有无压痛、波动感，腮腺导管口有无红肿、按压有无脓性分泌物；是否出现神志不清、颅内压升高表现等。

（二）身体状况
本病潜伏期一般为 14~25 天，平均 18 天。多数患者以耳下部肿胀为首发症状。

1. 前驱期　多数患者无前驱期，少数患者表现为发热、头痛、乏力、食欲不振、全身不适等症状，持续 1~2 天。

2. 腮肿期　发病 1~2 天后，腮腺逐渐肿大，体温 38~40℃。其特征为以耳垂为中心，向前、后、下发展，填充于下颌骨和乳突之间，边缘不清，触之热、痛及坚韧感，局部皮肤紧绷发亮，

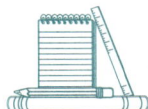

表面发红，但不化脓。腮腺管口早期常有红肿，挤压无脓性分泌物。腮腺肿大 2~3 天达高峰，通常一侧先肿大，2~4 天后再累及对侧，双侧同时受累者也较多见。因腮腺管发炎阻塞，故进食酸性食物促使唾液腺分泌时疼痛加剧。严重者颌下腺、舌下腺及颈部淋巴结亦可受累，持续 4~5 天。

3. 恢复期　腮腺肿大持续 4~5 天可逐渐消退，体温恢复正常，整个病程持续 10~14 天。

4. 并发症

（1）**神经系统并发症**　并发脑膜炎、脑膜脑炎、脑炎的概率约为 15%，是儿童腮腺炎中常见的并发症，男性多于女性。一般发生在腮腺炎发病后 4~5 天，也可在腮腺肿大前后或同时发生。主要表现为高热、剧烈头痛、呕吐、谵妄、抽搐、昏迷，重症可致死亡。

（2）**生殖系统并发症**　病毒多侵犯成熟生殖腺体，主要见于青春期后的成年人，男性以睾丸炎最常见，多发生于腮腺肿大后 6~10 天，表现为高热、寒战，睾丸肿大、疼痛，可并发附睾炎、鞘膜积液和阴囊水肿。女性以卵巢炎最常见，表现为下腹及腰背痛，明显者可触及肿大的卵巢，有触痛。一般为单侧受累，很少影响生育能力。

（3）**急性胰腺炎**　发生率约为 5%，儿童多见。多发生于腮腺肿大后 3~7 天，以中上腹剧痛为主要症状，伴有发热、恶心、呕吐等，血、尿淀粉酶升高及脂肪酶升高有助于诊断。

（三）心理、社会状况

询问有无因腮腺炎肿胀、疼痛，或者并发脑膜脑炎等所致的焦虑、紧张、恐惧心理；注意了解患者及家属对疾病的了解程度、患者及家属的应对能力等。

（四）辅助检查

1. 血常规检查　白细胞计数大多正常或稍低，淋巴细胞相对增多。有并发症时白细胞计数升高，中性粒细胞可增多。

2. 血清和尿液淀粉酶测定　90% 的患者血清淀粉酶和尿淀粉酶升高，淀粉酶升高程度与腮腺肿胀程度成正比。如发生胰腺炎，则血脂肪酶升高。

3. 血清学检查　IgM 抗体检测特异性强、敏感性高，可作为早期诊断的依据。

4. 病毒分离　早期患者的唾液、血液、尿液，或脑膜炎患者的脑脊液等组织中可分离出腮腺炎病毒。

【常见护理诊断 / 问题】

1. 体温过高　与腮腺炎病毒感染有关。

2. 疼痛　与腮腺肿胀有关。

3. 潜在并发症　脑膜炎、睾丸炎、急性胰腺炎等。

【护理措施】

（一）一般护理

1. 消毒与隔离　执行呼吸道隔离，隔离至腮腺肿大消退后 3 天，一般不少于 10 天。集体儿童机构检疫 3 周。

2. 休息与活动　急性期卧床休息，热退及轻症患者可在室内活动，避免劳累。

3. 饮食　患者常因张嘴和咀嚼食物而使疼痛加剧，给予营养丰富、清淡易消化的半流质或流质饮食，如软饭、稀粥、果汁等，避免进食酸、辣、坚硬的食物。鼓励患者多饮水。

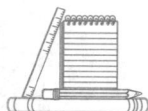

（二）病情观察

密切观察患者生命体征变化，有无气道阻塞；观察患者的意识及精神状态，是否出现意识障碍；观察腮腺肿胀程度的变化，颌下腺或舌下腺有无受累；观察睾丸、腹部有无疼痛等。

（三）对症护理

1. 高热　以物理降温为主，如头部冷敷、温水或乙醇擦浴等，必要时遵医嘱使用退热剂，注意观察降温效果；鼓励患者多饮水，维持体液平衡等。

2. 疼痛　腮腺疼痛局部外敷中药制剂或间歇冷敷，使血管收缩，以减轻炎症充血程度及疼痛。必要时遵医嘱使用止痛剂，避免引起疼痛加重的因素。

3. 口腔护理　注意口腔卫生，餐后、睡前用淡盐水或复方硼酸溶液漱口，以保持口腔清洁卫生，防止继发感染。

（四）治疗护理

1. 治疗要点　目前无特效疗法，以对症治疗为主。

（1）对症治疗　头痛和腮腺胀痛可应用镇痛药。腮腺肿胀可局部涂敷中药，如紫金锭、青黛散等。睾丸炎可用棉花垫和丁字带托起睾丸。并发脑膜炎时，加强支持疗法，用20%甘露醇降低颅内压，可短期使用激素。

（2）抗病毒治疗　发病早期可用利巴韦林静脉滴注，疗程5~7天；合并睾丸炎可用干扰素治疗。

（3）并发症治疗　合并脑膜炎、心肌炎、睾丸炎等可用地塞米松等糖皮质激素治疗，疗程不超过7天。

（4）其他　中药治疗、针灸治疗等。

2. 用药护理　应用利巴韦林时注意观察有无过敏、白细胞减少、低血压、视物模糊等不良反应；糖皮质激素应规律使用，并注意观察不良反应。

（五）心理护理

注意多与患者交流沟通，讲解流行性腮腺炎的相关知识，增加患者的安全感，解除恐惧心理；注意支持和安慰其家人，稳定情绪，密切配合，有利于治疗顺利进行。

【健康指导】

1. 预防指导　向社区居民宣传流行性腮腺炎的预防方法，重点是接种疫苗；疾病流行期间，幼儿园等儿童集中的机构应加强通风、空气消毒。

（1）控制传染源　实施呼吸道隔离，无并发症患者应隔离至腮腺肿胀完全消退，有并发症患者应隔离至并发症痊愈；集体儿童机构留验21天。

（2）切断传播途径　在疾病流行期间，对易感者较多的机构如幼儿园、学校应注意通风及做好空气消毒，对被污染的用具进行煮沸消毒或暴晒处理。

（3）保护易感人群　①主动免疫：可用减毒活疫苗预防接种，预防效果可达95%以上。强调预防的重点是应用疫苗进行主动免疫，可用腮腺炎减毒活疫苗（国际上推荐应用麻疹 – 腮腺炎 – 风疹三联疫苗）进行皮内、皮下接种；疫苗可致胎儿畸形，孕妇禁用。②被动免疫：有密切接触史的易感者，在接触后5天内应注射特异性高效价免疫球蛋白。

2. 疾病知识指导　向患者及家属宣教流行性腮腺炎的相关知识，如病因、临床表现、传播途径及可能出现的并发症等，减少疾病传播。

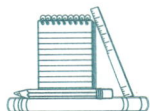

3. 生活指导   对居家治疗的单纯性流行性腮腺炎患者，指导家属做好消毒与隔离、用药工作；为患者提供营养丰富、清淡流质或软食，减少刺激；教给家长降温、减轻腮腺疼痛的措施；做好患者病情观察，如出现高热、呕吐、精神差等症状应立即住院治疗。

项目六　麻疹患者的护理

案例导入

患儿，男，5岁，因"发热3天伴全身皮疹1天"入院。患者3天前出现发热，并伴有咳嗽、流涕、畏光、结膜充血等症状，1天前出现皮疹。入院查体：T 38.5℃，P 100次/分，R 24次/分，BP 110/70mmHg，结膜充血，口腔内有约1mm大小的灰白色斑点，周围红晕，耳后、发际、额面可见淡红色斑丘疹，压之褪色，疹间皮肤正常。血常规检查：白细胞计数 3.8×10^9/L，淋巴细胞百分比55%。入院初步诊断为麻疹。

请问：1. 患儿诊断的主要依据有哪些？
　　　2. 针对患儿的皮疹该如何护理？

麻疹（measles 或 rubeola）是由麻疹病毒引起的急性呼吸道传染病。本病以发热、咳嗽、流涕、眼结膜充血、麻疹黏膜斑及皮肤斑丘疹为主要临床表现，部分病例可出现肺炎、喉炎、脑炎等并发症。本病主要通过空气飞沫传播，好发于儿童，传染性强，易造成流行。

【病原学及发病机制】

1. 病原学   麻疹病毒属副黏液病毒科麻疹病毒属，为RNA病毒，无亚型，呈球形或丝状，直径90~150nm。病毒可在人、猴、犬、鸡的组织细胞中生长繁殖，经细胞培养连续传代后，无致病性，但仍保持免疫性，故常用人羊膜或鸡胚细胞培养传代制备减毒活疫苗。

麻疹病毒在外界生存力较弱，对日光和一般消毒剂均敏感，在日光照射或流动的空气中20分钟失去致病力；不耐热，加热至56℃ 30分钟可灭活，但耐寒，在 –15~–70℃可存活数月至数年。

2. 发病机制   麻疹病毒经上呼吸道、眼结膜侵入人体，并在其上皮细胞内增殖引起感染，1~2天病毒从原发病灶侵入局部淋巴组织，引起局部炎症后进入血液形成第1次病毒血症；病毒被吞噬细胞吞噬，并在其中广泛增殖，5~7天后大量病毒再入血液，造成第2次病毒血症，引起全身中毒症状和皮疹。

【流行病学】

1. 传染源   麻疹患者是唯一的传染源。从潜伏期最后2天至出疹后5天内均有传染性，有并发症者延长至出疹后10天。传染期患者痰、尿、血液，以及口、鼻、咽、眼结膜分泌物中都有麻疹病毒。恢复期不带病毒。

2. 传播途径   主要通过空气飞沫直接传播，病毒随飞沫经口、咽、鼻或眼结膜侵入易感者。传染期密切接触患者鼻、咽、眼结膜分泌物也可传播。

3. 易感人群   人群普遍易感。无免疫力者与患者接触后95%以上发病，病后有持久免疫力。

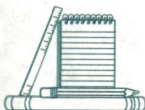

本病儿童多见，以 6 个月至 5 岁小儿发病率最高。自麻疹疫苗接种以来，发病率已显著下降。

4. 流行特征 麻疹是一种传染性很强的传染病，一年四季均可发病，以冬、春季为流行高峰，与营养状况、环境卫生及居住条件有关。近年来，麻疹的发病年龄向大年龄组推移，青少年及成人发病率相对上升，轻型或不典型病例增多。

【护理评估】

（一）健康史

询问患儿有无麻疹患者接触史；是否接种过麻疹疫苗；发病的年龄、季节等；有无发热、咳嗽、流涕等症状；皮疹出现的时间、部位、顺序及形态等。

（二）身体状况

本病潜伏期一般为 6~21 天，平均 10 天左右，曾接受被动或主动免疫者可延长至 3~4 周。

1. 典型麻疹 病程可分为 3 期。

（1）前驱期 亦称为出疹前期，一般持续 3~5 天。起病急，主要表现为上呼吸道炎症和眼结膜炎症，如发热、咳嗽、流涕、打喷嚏、咽痛、全身乏力、畏光、流泪、结膜充血、下眼睑边缘有一条明显充血红线（Stimson 线）等，部分患者可有头痛、食欲减退、呕吐、腹泻，婴幼儿偶有惊厥。发热 2~3 天约 90% 的患者出现麻疹黏膜斑（Koplik spots，柯氏斑），为直径 0.5~1mm 的灰白色斑点，周围红晕，起初仅见于口腔两侧颊黏膜靠第一臼齿处，随之累及整个颊黏膜，2~3 天即可消失，对早期诊断有重要价值。

（2）出疹期 此期持续 3~5 天。发热 3~5 天开始出现典型皮疹。出疹顺序是从耳后发际开始，逐渐至前额、面部、颈部、躯干及四肢，最后达手掌及足底，2~5 天遍及全身。皮疹初为淡红色斑丘疹，直径 2~5mm，稀疏分明、大小不等，皮疹间皮肤正常。重者皮疹融合成片状，呈暗红色。此期全身中毒症状加重，体温可达 40℃ 左右，精神萎靡、嗜睡或烦躁不安，咳嗽加重，结膜充血，面部水肿，甚至谵妄、抽搐。全身浅表淋巴结肿大，肝、脾肿大，肺部可闻及细湿啰音，X 线胸片可见弥漫性肺部浸润病变。

（3）恢复期 此期持续 3~5 天。皮疹出齐后，体温 12~24 小时降至正常，症状减轻，皮疹按出疹顺序消退，皮肤出现糠麸样脱屑，并有棕褐色色素沉着，经 1~2 周消失，2~3 周内退尽。无并发症者病程为 10~14 天。

成人麻疹较儿童严重，全身中毒症状较重，患者常表现为高热、精神萎靡，皮疹密集，多粗大、成片，出疹顺序不典型，退疹较缓，从四肢向躯干蔓延，四肢密集者多脱屑严重且伴有瘙痒症状，一般并发症较少。孕妇患麻疹，早期可发生死胎。近几年发生的麻疹临床症状多不典型。

2. 非典型麻疹

（1）轻型麻疹 潜伏期 21~28 天，多见于接种过疫苗或婴儿体内保留母体免疫力者。患者可有低热，呼吸道症状轻，麻疹黏膜斑不典型，皮疹少而色淡，病程 3~5 天，并发症少。

（2）重型麻疹 见于体弱、营养不良、免疫力低下或继发严重感染者。患者病情凶险，死亡率高。①中毒性麻疹：中毒症状重，体温高达 40℃ 以上，早期出现大量紫蓝色融合性皮疹，伴有气促、发绀、谵妄、抽搐及昏迷。②休克性麻疹：皮疹未出齐而骤然隐退，或皮疹稀少、色淡而迟迟不能透发，出现面色苍白、发绀、四肢厥冷、脉细弱、血压下降等循环衰竭症状。③出血性麻疹：皮疹为出血性，常伴有黏膜、内脏出血和严重中毒症状。④疱疹性麻疹：疱疹

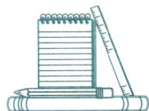

位于真皮内，内含澄清液，周围有红晕，疱疹有时融合成大疱；高热，中毒症状严重。

3. 并发症

（1）支气管肺炎　最常见，占 12%~15%，多见于 5 岁以下患儿。麻疹病毒性肺炎临床表现不严重，若并发细菌性肺炎则病情加重，可有高热、咳嗽、脓痰、气急、鼻翼扇动、唇指发绀、肺部啰音等；白细胞增多，痰培养有病原菌生长，常见致病菌为金黄色葡萄球菌及肺炎链球菌等。

（2）喉炎　多见于 2~3 岁儿童，麻疹病程中有轻度喉炎，如继发细菌感染可发生严重喉炎，临床表现为声音嘶哑、犬吠样咳嗽、呼吸困难及三凹征等呼吸道梗阻表现。

（3）心肌炎　多见于婴幼儿。主要表现为气急、烦躁不安、面色苍白、肢端发绀、四肢厥冷、脉细速而弱、心率超过 160 次 / 分、心音低钝和肝脏肿大等心力衰竭症状，皮疹不能透发或突然隐退。

（4）脑炎　较少见。好发于婴幼儿，多发生在出疹后 2~6 天，也可发生在出疹后 3 周内。其主要表现有发热、头痛、呕吐、嗜睡、惊厥、昏迷等；多在 1~5 周后恢复，病死率为 12%~15%；可留有瘫痪、智力障碍、失明及耳聋等后遗症。

（三）心理、社会状况

注意询问患儿及家属有无因为隔离而出现焦虑、恐惧心理；了解患儿及家长对疾病的认识程度等。

（四）辅助检查

1. 血常规检查　白细胞计数初期正常或稍高，出疹期降低；淋巴细胞相对增多。继发或合并细菌感染者，白细胞计数升高，中性粒细胞增多。

2. 多核巨细胞及麻疹抗原检测　取患者初期的鼻咽分泌物、痰和尿沉渣涂片，可见多核巨细胞；可用直接荧光抗体检测剥脱细胞中麻疹病毒抗原。

3. 血清抗体测定　取初期与恢复期血清，用红细胞凝集抑制试验、中和试验或补体结合试验检测抗体，效价是原来的 4 倍及以上为阳性。目前用酶联免疫吸附试验（ELISA）法检测血中特异性 IgM 和 IgG 抗体，疹后 3 天 IgM 阳性，疹后 2 周 IgM 达高峰。

4. 病毒分离　取患者鼻咽部及眼结膜分泌物进行麻疹病毒分离，但阳性率较低。

5. 核酸检测　采用 RT-PCR 从临床标本中扩增出麻疹病毒 RNA，是一种非常敏感和特异的诊断方法，对免疫力低下而不能产生特异抗体的麻疹患者尤为有价值。

【常见护理诊断 / 问题】

1. 体温过高　与麻疹病毒感染有关。

2. 皮肤完整性受损　与皮肤血管受损有关。

3. 潜在并发症　支气管肺炎、喉炎、心肌炎、脑炎等。

【护理措施】

（一）一般护理

1. 消毒与隔离　按呼吸道隔离，隔离至出疹后 5 天，有并发症者延至出疹后 10 天。

2. 休息与活动　患者卧床休息。保持室内空气新鲜、湿润，光线柔和，避免冷风直吹患者及强光直射眼睛。室内温度 18~20℃，湿度维持在 50%~60% 为宜。保持床单位清洁、平整，经

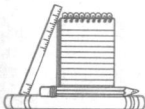

常更换体位，衣服宽松，忌"捂汗发疹"，出汗后及时更换衣被。

3. 饮食　高热时给予营养丰富、易消化的流质或半流质饮食，少量多餐；疹退后要供给高蛋白、高维生素饮食，尤其是富含维生素 A 的食品，如动物的肝脏和胡萝卜，防止角膜混浊、软化、穿孔。多饮水，可少量多次饮用白开水，促进毒素的排出，脱水及摄入过少者可静脉补液。

（二）病情观察

麻疹并发症多且严重，应密切观察下列情况：生命体征；出疹顺序、部位、皮疹颜色，有无糠麸样脱屑；意识状况；是否出现喉炎、肺炎、心肌炎、脑炎等并发症。

（三）对症护理

1. 发热　体温在 39.5~40℃可服用小剂量退热剂，禁用乙醇擦浴，以免影响皮疹透发或致体温骤降。

2. 皮肤护理　皮疹出疹期及疹退后常有皮肤瘙痒，应剪短指甲，以防抓破皮肤继发感染。瘙痒者可擦炉甘石洗剂，皮肤干燥者可涂润滑油。

3. 眼、鼻、口腔护理　清洁眼、鼻、口腔：可用生理盐水或4%硼酸溶液清洁双眼，洗后滴0.25%氯霉素眼药水或涂红霉素眼膏，每天2~4次，可补充维生素 A 预防干眼病；及时清除鼻腔分泌物，保持鼻腔通畅；常规用温水或朵贝液彻底清洗口腔，每天2~3次，以保持口腔清洁、黏膜湿润；口唇或口角干裂者，局部涂以甘油或无菌液体石蜡。

（四）治疗护理

目前尚无特效抗麻疹病毒药物，以对症治疗和中医治疗为主。关键在于加强护理，积极防治并发症。

1. 对症治疗　高热者补液，必要时可应用小剂量解热药物；咳嗽者可用止咳剂；烦躁不安者可用少量镇静剂；必要时给氧；维持水、电解质及酸碱平衡等。

2. 中医药治疗　根据不同病期进行辨证施治。前驱期以透疹解表为主，如宣毒发表汤等；出疹期以清热解毒为主，如银翘散等加减；恢复期宜养阴清肺。

3. 并发症治疗　患者出现支气管肺炎、喉炎等并发症，可根据致病菌药敏结果选用抗菌药物，蒸汽吸入、服用止咳祛痰剂等，重症者可用泼尼松或地塞米松静脉滴注，喉阻塞严重者应及早考虑气管切开。

（五）心理护理

护理人员应多与患者沟通交流，鼓励患者说出自己的感受和想法，对患者提出的问题耐心解释；多与患者接触，给予关心、鼓励，教会家长必要的护理措施，解除患者及家属的恐惧心理。

【健康指导】

1. 预防指导

（1）控制传染源　对麻疹患者应早发现、早隔离、早治疗。患者采取呼吸道隔离，隔离至出疹后5天，有并发症者延长至出疹后10天。对密切接触的易感者隔离检疫3周，做被动免疫者应隔离4周。集体托幼机构的儿童应暂停接送，并加强晨间检查，发现疫情及时上报。

（2）切断传播途径　病房每日通风并用紫外线照射消毒；患者衣物应在阳光下暴晒；医护人员或成人在接触患者时，应穿隔离衣，离开后应脱隔离衣和洗手，并在空气流通的环境中停留30分钟，方能接触其他易感儿童，以防传播。

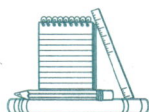

（3）保护易感人群　接种麻疹减毒活疫苗是预防麻疹的最佳方法，接种主要对象为婴幼儿，但未患过麻疹的儿童和成人亦可接种。在接触麻疹患者后5天内，及早给予丙种球蛋白肌内注射以预防发病，被动免疫可维持8周。

2. 生活指导　宣教麻疹的相关知识，养成良好的卫生习惯，麻疹流行季节尽量避免出入公共场所，幼儿及未患过麻疹的儿童应接种麻疹疫苗。流行季节发现身体不适，如出现发热等症状及时就诊。

3. 出院指导　患者病后可获得持久免疫力，大多为终身免疫。应加强营养和体育锻炼，防止其他疾病的发生。

项目七　水痘患者的护理

案例导入

　　患儿，男，6岁，因"前胸多发皮疹1天"入院。1天前患儿前胸部出现数个皮疹，起初为斑丘疹，之后发展为水疱，呈椭圆形，直径为3~5mm，周围有红晕，伴有痒感。查体：T 37.5℃，P 85次/分，R 20次/分，BP 110/70mmHg，咽部略充血。初步怀疑为水痘。

　　请问：1. 患儿确诊需做哪些检查？
　　　　　2. 针对患儿的皮疹该如何护理？

　　水痘（varicella，chickenpox）和带状疱疹（herpes zoster）是由水痘–带状疱疹病毒（varicella zoster virus，VZV）引起的临床表现不同的两种急性传染病。水痘为原发感染，临床以全身性分批出现的皮肤黏膜的斑疹、丘疹、疱疹及结痂为特征，多见于儿童。水痘痊愈后，病毒可潜伏在感觉神经节内，经再次激活即可引起带状疱疹，临床表现为沿身体一侧周围神经分布的成簇出现的疱疹，多见于成年人。

【病原学及发病机制】

1. 病原学　水痘–带状疱疹病毒属疱疹病毒科，呈球形，直径150~200nm，核心为双股DNA。该病毒体外抵抗力弱，对温度、酸碱度、化学消毒剂均敏感，不能在痂皮中存活。

2. 发病机制　病毒侵入人体后，在呼吸道黏膜细胞增殖，经淋巴系统进入血流，在吞噬细胞系统内再次增殖后入血，形成病毒血症，出现全身病变，主要损害皮肤，偶可累及内脏。皮疹分批出现与间歇性病毒播散有关。皮疹出现2~5天后产生特异性抗体，病毒血症消失，症状随之好转。水痘的病理变化限于表皮棘细胞变性、水肿，形成单房性透明水疱，内含大量病毒，随后疱液中出现炎症细胞和脱落上皮细胞，使疱液变浊并减少，病毒减少，下层的上皮细胞再生，最后结痂。痂脱落后一般不留痕迹。

【流行病学】

1. 传染源　水痘患者是主要的传染源，传染性强。病毒存在于患者的血液、疱疹浆液和口腔分泌物中，可由鼻、咽分泌物排出体外；出疹前1~2天至疱疹完全结痂前均具有传染性。

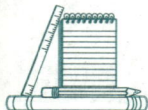

2. 传播途径 主要经空气飞沫和直接接触传播，也可通过接触污染的用具传播，潜伏期的供血者可通过血液传播，孕妇患水痘可感染胎儿。

3. 易感人群 人群普遍易感，以 1~5 岁的儿童多见；病后免疫力持久。

4. 流行特征 一年四季均可发病，以冬、春季多见；多为散发，偏僻地区偶可暴发，城市每 2~3 年可发生周期性流行。

【护理评估】

（一）健康史

询问患者有无与水痘患者密切接触史，是否接种过水痘疫苗；注意观察皮疹出现的时间、部位、顺序、形态等，有无伴随症状及并发症发生等。

（二）身体状况

本病潜伏期一般为 10~21 天，平均 14 天。

1. 前驱期 出现于皮疹前 1~2 天，表现为发热、头痛、乏力、咽痛、食欲减退、咳嗽等，婴幼儿可无前驱症期。

2. 出疹期 起病后数小时或 1~2 天出现皮疹。典型皮疹特征：①皮疹呈向心性分布，始于躯干，以后蔓延至面部、肩部、四肢，以皮肤受刺激处较重。②皮疹分批出现，初为红斑丘疹或斑疹，继而发展为水疱，呈椭圆形，周围有红晕，疱疹为单房性，形如露水珠滴，疱液透明，数小时后变混浊，疱疹处常伴有瘙痒。1~2 天后从疱疹中心开始干枯结痂，完全结痂脱落需要 2~3 周的时间。③由于皮疹分批出现，常可见到水痘的各型皮损同时存在，如斑疹、丘疹、水疱、脓疱和结痂。④黏膜皮疹可形成浅表溃疡。水痘皮肤病变表浅，一般不留瘢痕。

3. 恢复期 水痘为自限性疾病，10 天左右自愈。

4. 特殊表现 成人和婴儿病情相对较重，皮疹多而密集，易融合成大疱，或呈出血性水疱。若继发细菌感染可引起坏疽型水痘，患者出现高热、严重毒血症状，甚至因发生败血症而死亡。妊娠早期感染水痘，可使胎儿畸形，或引发早产、死胎；孕晚期发生水痘易导致新生儿水痘。

5. 并发症 部分患者可出现继发皮肤细菌感染、水痘肺炎、水痘脑炎、水痘肝炎、心肌炎等并发症。

（三）心理、社会状况

询问患者及家长对疾病的认识程度，有无因为隔离、担心疾病预后及担心结痂会留下瘢痕而产生恐惧、焦虑情绪。

（四）辅助检查

1. 血常规检查 白细胞计数正常或稍高，淋巴细胞相对增多。

2. 病原学检查

（1）抗原检查 取病变皮肤刮取物，用免疫荧光法检查病毒抗原。该方法敏感、快速。

（2）病毒分离 在起病 3 天内取疱疹液接种于人胚成纤维细胞，其病毒分离阳性率高。

（3）核酸检测：用 PCR 检测患者呼吸道上皮细胞和外周血白细胞中的病毒 DNA，是早期病原学诊断方法，特异性高。

3. 血清抗体检测 皮疹出现 1~2 天内用 ELISA 从血中检出特异性 IgM 抗体，对本病也有早期诊断价值。

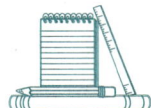

【常见护理诊断/问题】

1. 体温过高   与病毒感染有关。

2. 皮肤完整性受损   与病毒感染、皮肤瘙痒有关。

3. 潜在并发症   肺炎、脑炎、心肌炎等。

【护理措施】

（一）一般护理

1. 消毒与隔离   本病传染性极强，一旦确诊须立即实施呼吸道隔离和接触隔离，隔离至全部疱疹结痂或出疹后 7 天，无传染性方可去幼儿园、学校、广场等公共场所。

2. 休息与活动   急性期卧床休息。保持室内适宜的温度与湿度，定时通风换气或用紫外线空气消毒；适时增减衣被，衣服宜宽大、柔软，被褥平整、清洁，防止因穿过紧的衣服和盖过厚的被子造成过热，引起皮疹发痒。

3. 饮食   给予高蛋白、高维生素、易消化的饮食；补充足够水分，多饮水和果汁。

（二）病情观察

注意观察生命体征，出疹顺序、部位，皮疹颜色，皮肤有无继发感染等。如发现患者高热不退、咳喘，或呕吐、头痛、烦躁不安或嗜睡，可能并发肺炎、脑炎等，应及时向医生报告。

（三）对症护理

水痘患者常有皮肤瘙痒，应注意保持皮肤及口腔清洁。出水痘期间患者可以简单冲凉，浴后吸干身上的水分，再涂止痒药，使身体清爽舒服。剪短指甲，保持手的清洁。婴儿可以给其戴上棉质手套，避免抓破皮疹引起感染。

（四）治疗护理

1. 治疗要点   本病以对症治疗、加强护理、防止皮肤继发感染为原则。

（1）**对症治疗**   遵医嘱肌内注射维生素 B_{12} 可促进皮疹干燥、结痂；皮肤瘙痒可用炉甘石洗剂或口服抗组胺药物；疱疹破裂可涂龙胆紫或抗生素软膏，继发感染及时用抗生素。

（2）**抗病毒治疗**   一般患者不需抗病毒治疗。对免疫缺陷及免疫抑制的患者，应尽早使用抗病毒药物治疗，如阿昔洛韦、干扰素、阿糖腺苷等。

（3）**防治并发症**   若皮肤继发感染，可加用抗生素。如并发脑炎出现脑水肿及颅内高压者可脱水治疗，禁用肾上腺皮质激素。

（4）**中医治疗**   根据病情轻重可选用银翘散、清瘟败毒饮等。

2. 用药护理   发热患儿不宜使用阿司匹林等退热药，以免并发其他综合征。水痘患者一般禁用肾上腺皮质激素，若患水痘前因其他疾病长期使用激素治疗，应尽快减为生理剂量或停止使用。

（五）心理护理

注意多与患者交流沟通，讲解水痘的相关知识，并说明本病无特效疗法，是自限性疾病，护理得当预后良好，不留瘢痕，以解除患者的恐惧心理。

【健康指导】

1. 预防指导

（1）**控制传染源**   水痘从患者出疹前 2 天直到全部疱疹结痂均具有传染性，因此患者应隔离

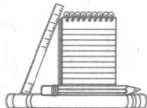

至疱疹全部结痂或出疹后 7 天。对易感儿童接触者医学观察 21 天。

（2）切断传播途径　病室加强通风换气，集体托幼机构宜采用紫外线空气消毒；避免与急性期患者接触，患者呼吸道分泌物、污染物应消毒。

（3）保护易感人群　接种水痘病毒减毒活疫苗可有效预防本病；细胞免疫缺陷者、免疫抑制剂治疗者、患有严重疾病者、易感孕妇及体弱者等易感者，在接触患者 72 小时内肌内注射带状疱疹免疫球蛋白或丙种球蛋白，可降低发病率或减轻症状。

2. 疾病知识指导　宣教水痘的病因、临床表现、诊治方法，流行季节出现发热、皮疹等症状及时就诊。

3. 出院指导　水痘病后有持久免疫力，大多终身免疫，但也应加强营养及体育锻炼，以防带状疱疹的发生。

项目八　流行性出血热患者的护理

案例导入

患者，女，35 岁，因"畏寒，发热，伴头痛、腰痛 2 天"入院。患者入院前 3 天曾于野外住宿，2 天前突起畏寒、发热，伴有剧烈头痛、腰痛、眼眶痛、恶心呕吐、腹痛、腹泻等。查体：T 39.5℃，P 100 次 / 分，R 26 次 / 分，BP 100/70mmHg，颈部、颜面、上胸部及结膜充血，呈"酒醉貌"，腋下、胸背部有搔抓样出血，心肺（－）。辅助检查：白细胞计数 9.5×10^9/L，中性粒细胞百分比 79%，尿蛋白（++）。

请问：1. 患者可能的医疗诊断是什么？

2. 患者目前主要的护理问题有哪些？

流行性出血热（epidemic hemorrhagic fever，EHF）又称肾综合征出血热，是由汉坦病毒引起的自然疫源性传染病。临床上以发热、休克、充血出血和肾损害为主要表现，典型病程呈 5 期经过。本病广泛流行于亚洲、欧洲等地，我国为高发区。

【病原学及发病机制】

1. 病原学　汉坦病毒属布尼亚病毒科汉坦病毒属 RNA 病毒，呈球形或卵圆形。病毒至少有 16 个血清型，我国流行的类型主要为Ⅰ型汉坦病毒（野鼠型）和Ⅱ型汉坦病毒（家鼠型）。汉坦病毒抵抗力弱，对热和酸敏感，温度高于 37℃和 pH ＜ 5.0 均易被灭活，脂溶剂如乙醚、氯仿和去氧胆酸盐等可使其灭活，对一般消毒剂及紫外线亦敏感。

2. 发病机制　病毒主要作用于血管内皮细胞，引起血管壁通透性及脆性增加，血浆外渗，导致组织水肿、出血等。此外，病毒侵入人体，引起机体免疫应答反应，释放各种细胞因子等，所产生的免疫应答有清除病原和保护机体的作用，若反应过强又会引起机体组织损伤。其中Ⅲ型变态反应被认为是本病发生血管、肾脏及其他病理损害的主要原因，其次为Ⅰ型变态反应（速发型变态反应）、自身免疫。

本病的病理变化以小血管和肾脏病变最明显，其次为心、肝、脑等脏器。其基本病变是小血管内皮细胞的肿胀、变性、坏死，管腔内可有微血栓形成，血管周围有渗出、水肿、出血及

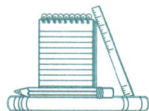

炎症细胞浸润。肾脏皮质苍白、增厚；髓质明显充血、出血及水肿，皮质、髓质交界处出血；镜下可见肾小管上皮细胞变性，肾小球充血，基底膜增厚，肾间质水肿、充血、出血及炎症细胞浸润等。其他如右心房内膜下出血、垂体病变等。

【流行病学】

1. 传染源　许多脊柱动物能自然感染汉坦病毒，我国主要宿主和传染源是褐家鼠、黑线姬鼠，林区则主要以大林姬鼠为主。带病毒的动物可经粪、尿及唾液排出病毒。患者早期的血液和尿液中可携带病毒，但不是主要传染源。

2. 传播途径　本病可通过多种途径传播。

（1）呼吸道传播　空气被病鼠排泄物污染后，经呼吸道吸入而感染。

（2）消化道传播　进食被病鼠排泄物污染后的食物，经消化道感染。

（3）接触传播　被鼠咬伤或破损的伤口接触病鼠的血液或排泄物而感染。

（4）母婴传播　孕妇感染后经胎盘感染胎儿。

（5）虫媒传播　寄生于鼠类的革螨或恙螨可能通过吸血传播本病。

3. 易感人群　普遍易感，感染后可获终身免疫力，各型之间有交叉免疫。

4. 流行特征　主要分布在亚洲，其次为欧洲和非洲，我国是重疫区。本病一年四季均可发生，但有明显的高峰季节。黑线姬鼠传播者以 11 月至次年 1 月为发病高峰，5~7 月为发病小高峰；褐家鼠传播者以 3~5 月为发病高峰；林区姬鼠传播者发病高峰在夏季。本病以男性青壮年农民和工人居多，与传染源接触机会越多，越容易发病。

【护理评估】

（一）健康史

了解患者有无被鼠类咬伤史，有无与流行性出血热患者接触史；了解患者发病后有无发热、头痛、腰痛、眼眶痛等症状及发病后的诊疗经过等。

（二）身体状况

本病潜伏期为 4~46 天，一般 7~14 天。典型病例有 5 期经过。

1. 发热期　主要表现为发热、全身中毒症状、毛细血管损伤和肾损害。

（1）发热　起病急，体温在 39~40℃，稽留热多见，热程在 3~7 天。一般体温越高，热程越长，病情越重。

（2）全身中毒症状　主要表现为全身酸痛和"三痛症"（头痛、腰痛、眼眶痛），多数患者有消化道症状，如食欲减退、恶心、呕吐、腹泻等。重症患者可出现嗜睡、躁动不安、谵妄等神经精神症状。

（3）毛细血管损伤　主要为皮肤黏膜充血、出血和渗出水肿等表现。皮肤充血多见于面、颈、上胸部而呈现"酒醉貌"（也称三红征）；皮肤出血常见于腋下及胸背部，多呈条索状或挠抓样，早期软腭黏膜可有瘀点，眼结膜呈片状出血，少数患者有鼻出血、咯血、血尿或黑便；渗出水肿主要表现为皮下水肿、球结膜水肿或胸腹腔积液。

（4）肾损害　主要表现为蛋白尿和管型尿。

2. 低血压休克期　在病程的 4~6 天，多数患者在发热期末或热退时出现血压下降。本期显著的特点是热退而其他症状如全身症状、出血倾向、胃肠道症状等加重，开始可表现为面色潮

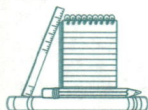

红、四肢温暖，随后转为面色苍白、口唇青紫、四肢厥冷、脉搏细速、尿少等。若未得到有效控制，患者长期组织灌注不良，则可发生弥散性血管内凝血（DIC）、脑水肿、急性呼吸窘迫综合征（ARDS）和急性肾衰竭等。

3. 少尿期 一般在病程第 5~8 天，持续 2~5 天。多数患者由低血压休克期发展而来，也可与休克期重叠发生或由发热期越期进入少尿期。本期主要表现为尿毒症、代谢性酸中毒、水及电解质紊乱、高血容量综合征等。①少尿、无尿是本期的主要特征。②尿毒症：厌食、恶心、呕吐、腹胀、腹泻；头晕、头痛、烦躁、嗜睡，甚至昏迷和抽搐等。③代谢性酸中毒：呼吸加快或 Kussmaul 呼吸（库斯莫尔呼吸）。④水及电解质紊乱：因低血钠或高血钾而导致乏力及心律失常等，水钠潴留则进一步加重组织水肿，可出现腹水，严重者可出现高血容量综合征。⑤出血倾向：皮肤黏膜瘀点瘀斑、呕血、便血、血尿、颅内出血或其他脏器出血等。⑥高血容量综合征：全身水肿、体表静脉充盈、脉搏洪大、高血压等。本期病情最重，患者可因病情恶化或并发症而死亡。

4. 多尿期 大多在病程第 9~14 天，根据尿量和氮质血症的情况大致可分为 3 期。①移行期：尿量由每天 400mL 增至 2000mL，而尿素氮和肌酐上升，症状仍严重。②多尿早期：每天尿量升至 2000mL 及以上，氮质血症未见改善，症状仍重。③多尿后期：每天尿量超过 3000mL，氮质血症有所好转，精神、食欲渐恢复。应警惕脱水、继发性休克及电解质紊乱的发生。本期持续 1~2 周。

5. 恢复期 在病程第 3~4 周，尿量逐渐减少至 2000mL 以下，精神、食欲渐正常，一般在 1~3 个月完全恢复。

6. 并发症 可并发内脏出血、肺水肿、脑水肿、ARDS、脑膜炎及继发感染等。

（三）心理、社会状况

询问患者对疾病的认识情况、家庭经济情况等；询问患者有无因为病情的变化或担心疾病的预后而产生焦虑、恐惧等心理反应。

（四）辅助检查

1. 血常规检查 白细胞计数可升高，达（15~30）$\times 10^9$/L，早期以中性粒细胞增多为主，3~4 天后以淋巴细胞增多为主，同时出现异型淋巴细胞、血小板减少。

2. 尿常规检查 大量蛋白尿为本病的主要特征之一，病程第 2 天即可出现，病程第 4~6 天尿蛋白常达（+++）~（++++）。部分患者尿中可出现膜状物，为大量蛋白和脱落上皮的凝聚物。镜检可见红细胞、白细胞、管型和融合细胞。

3. 血液生化检查 血尿素氮、肌酐多升高，发热期有呼吸性碱中毒，休克期、少尿期则以代谢性酸中毒为主。血钠、氯、钙降低；血钾在发热期、休克期水平偏低，少尿期回升，多尿期又降低。

4. 血清学检查 间接免疫荧光法或酶联免疫吸附试验检测特异性抗体，特异性 IgM 阳性或 IgG 大于 1∶40 有诊断意义。

5. 病原学检查 早期患者的血清、外周血细胞及尿沉渣细胞中可检出病毒。

【常见护理诊断／问题】

1. 体温过高 与汉坦病毒感染有关。

2. 组织灌注量改变 与血管壁损伤致血浆大量外渗有关。

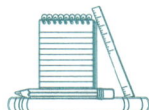

3.体液过多　与肾损害有关。

4.皮肤完整性受损　与血管壁损伤造成出血有关。

5.焦虑　与病情较重及缺乏疾病有关知识有关。

6.潜在并发症　出血、肺水肿、ARDS、脑膜炎及继发感染等。

【护理措施】

（一）一般护理

1.消毒与隔离　急性期传染性较强，应采取呼吸道隔离、接触隔离、消化道隔离等至急性症状消失。接触患者戴口罩，被患者血液、排泄物污染过的物品及环境应及时消毒。

2.休息与活动　症状明显或有并发症者，发病后即应绝对卧床休息，且不宜搬动，以免加重组织脏器出血。恢复期患者注意休息，逐步增加活动量。

3.饮食　发热期给予高热量、高维生素、清淡易消化的流质或半流质饮食，如糖水、米汤、鱼汤等，少量多餐，适当补充液体量；少尿期给予高糖、高维生素、低钾、低钠、低蛋白饮食，限制饮水；多尿期应补充足量的液体及钾盐，患者应多食用含钾丰富的食物，如香蕉、橘子等。消化道出血患者应禁食。

（二）病情观察

观察生命体征及意识状态；观察充血、出血及渗出的表现，有无"三红""三痛"的表现，有无呕血、便血、腹水及肺水肿等表现；严格记录 24 小时出入液量，观察尿量、颜色、性状及尿蛋白的变化；观察有无厌食、恶心、呕吐等尿毒症症状，监测血尿素氮、肌酐、电解质和酸碱平衡等血生化检查结果。

（三）对症护理

1.高热　以物理降温为主，如使用冰袋、冰帽等冷敷，但禁用乙醇及温水擦浴，以免加剧皮肤损伤。忌用强效退热药，防止大量出汗促使患者提前进入休克期。

2.休克　①患者进入休克期即应取平卧位或中凹卧位，专人护理，减少搬动，吸氧。②迅速建立静脉通道，遵医嘱准确、迅速输入液体，扩充血容量，以平衡盐溶液为主，力争 4 小时内稳定血压，纠正代谢性酸中毒；血压过低时遵医嘱用多巴胺等血管活性药；输液过程中密切观察血压变化，避免补液过多、过快诱发心衰、肺水肿等。③密切观察生命体征、尿量、神志，记录 24 小时出入液量。

3.急性肾衰竭　①补液本着量出为入、宁少勿多的原则，每天进水量应为前一天液体排出量加 500mL，以口服补液为主，静脉补液时应控制输液速度。②减少循环血量，如采取利尿、导泻或透析疗法等。利尿、导泻时，观察用药后反应，协助患者排尿、排便，观察二便的颜色，准确记录 24 小时出入液量。③出现高血容量综合征，立即减慢或停止输液，使患者保持坐位或半坐位，双下肢下垂，同时报告医生。

4.皮肤黏膜护理　保持床铺清洁、干燥、平整，以减少皮肤的不良刺激；衣服应宽松、柔软，出汗较多时应及时更换；更换体位时避免采用拖、拉、拽等动作，以免损伤皮肤；做好口腔护理，保持口腔黏膜的清洁、湿润，及时清除口腔分泌物及痰液；保持会阴部清洁；对留置导尿管者，应严格无菌操作，定时冲洗膀胱，防止上行感染。

（四）治疗护理

1.治疗要点　综合治疗中防治休克、出血、肾衰竭等是治疗本病的关键。在治疗过程中坚持

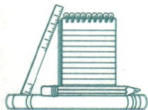

"三早一就"，即早发现、早诊断、早治疗和就地治疗。

（1）发热期　①在发病 4 天内应用利巴韦林抗病毒治疗，连用 3~5 天。抗汉坦病毒血清和单克隆抗体也有较好疗效。②可用芦丁、维生素 C、糖皮质激素等降低血管通透性，减轻外渗与水肿。③高热予物理降温，忌用强烈发汗退热药，以防大量出汗而进一步丧失血容量，中毒症状重者可予激素等对症治疗。④适当应用低分子右旋糖酐或丹参，可降低血液黏稠度，预防 DIC；必要时使用肝素。

（2）低血压休克期　①补充血容量：遵循早期、快速和适量的原则，常用液体有平衡盐溶液、低分子右旋糖酐、血浆及白蛋白等。②纠正酸中毒：可给予 5% 碳酸氢钠溶液，具有纠酸扩容的作用。③使用强心剂：对于血容量已补足、心率仍在 140 次 / 分以上者，可静脉给予毒毛花苷 K。④改善微循环：应用多巴胺等血管活性药物。

（3）少尿期　①控制入量：遵循量出为入、宁少勿多的原则。前一天的排出量加 500mL 即为每天补液量，维持电解质、酸碱平衡。②利尿和导泻：可给予呋塞米等利尿剂，应用硫酸镁、中药大黄等导泻。③透析疗法：适用于明显氮质血症、高钾血症或高血容量综合征的患者。

（4）多尿期　维持水、电解质平衡和防治继发感染，是本期治疗的重点。

（5）恢复期　加强营养，适当休息，应逐步增加活动量。

2. 用药护理　遵医嘱及时用药，高热患者需药物降温时忌用大剂量退热剂；使用利尿剂和导泻药时，要注意用药后效果及不良反应，记录二便的改变。

（五）心理护理

本病病情较重、病程长、死亡率高，患者及家属易产生焦虑、恐惧等心理反应。在护理过程中，护理人员应加强与患者的交流沟通，及时了解患者的情绪变化，鼓励其表达自己的感受，对患者关心的问题给予耐心解释，解除思想顾虑。

【健康指导】

1. 预防指导

（1）控制传染源　加强社区宣传，防鼠、灭鼠是预防本病最基本的措施；急性期患者应隔离治疗。

（2）切断传播途径　注意个人、饮食及环境卫生，防止鼠类排泄物污染食物，不用手接触鼠类及其排泄物。进入疫区或野外的工作人员应按要求戴口罩，穿"五紧"服，系好领口、袖口等，并避免被鼠咬伤；接触患者应穿隔离衣，戴手套、口罩及帽子，处理污物、利器时注意做好个人防护，防止污染或刺伤。

（3）保护易感人群　对开荒、野营等高危人群注射沙鼠肾细胞疫苗，提高特异性免疫力，可获得较好的预防效果。

2. 疾病知识指导　普及流行性出血热有关知识；对患者及家属讲解本病的原因、临床表现和诊治方法；如有鼠类或其他宿主动物接触史，出现发热及特征性"三红""三痛"等表现，应及时到医院就诊。

3. 出院指导　由于肾功能完全恢复需要较长时间，患者出院后仍需继续休息，加强营养，并定期复查肾功能，以了解恢复情况。

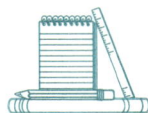

项目九　狂犬病患者的护理

案例导入

患者，男，15岁。2天前出现发热、烦躁，对声、光等刺激敏感，不能进食，不能饮水，听到水声可出现咽肌强烈痉挛，伴有左上肢麻木感。查体：T 38.4℃，P 90次/分，神清，声嘶，流涎。家属称其15天前曾被同村人养的狗咬伤，留有瘢痕，未接种狂犬疫苗。

请问：1. 患者可能的医疗诊断是什么？
　　　2. 患者目前主要的护理问题有哪些？

狂犬病（rabies）亦称恐水症，是由狂犬病毒引起的，主要侵犯中枢神经系统的急性人畜共患性传染病。人狂犬病通常因被病犬咬伤而感染，临床特征为恐水、怕风、怕声、兴奋狂躁、咽肌痉挛、进行性瘫痪等。本病死亡率非常高，接近100%。

【病原学及发病机制】

1. 病原学　狂犬病毒属核糖酸型RNA弹状病毒，具有明显的嗜神经性。该病毒分为野毒株和固定毒株两大类。从患者和病兽体内分离的病毒称野毒株，其特点是致病作用强、潜伏期长。野毒株经多次在兔脑内传代后成为固定毒株，毒力减弱，潜伏期短，对人和犬失去致病力。因其仍保留抗原性，可供制备疫苗。病毒对紫外线、季铵化合物、碘酒、乙醇、高锰酸钾、甲醛等敏感，加热100℃ 2分钟即可灭活，在冷冻干燥的条件下可存活数年。

2. 发病机制　狂犬病毒自皮肤或黏膜破损处侵入人体后，对神经组织有强大的亲和力。病毒先在伤口附近的肌细胞小量增殖，在局部可停留3天或更久，然后入侵周围神经，向中枢神经做向心性扩展，至脊髓的背根神经节大量繁殖，入侵脊髓并很快到达脑部，病毒从脑部再侵入各器官组织，尤以唾液腺、舌部味蕾、嗅神经上皮等处病毒量较多。由于迷走、舌咽及舌下脑神经核受损，致舌咽肌及呼吸肌痉挛，出现恐水、吞咽和呼吸困难等症状。

本病主要病理改变为急性弥漫性脑脊髓膜炎，其中大脑基底部海马回、脑干和小脑等处最为明显。受累组织外观有充血、水肿、出血等，镜下可见非特异性的神经变性及炎症细胞浸润。本病具有特征性的病变是嗜酸性包涵体，称内氏小体，为狂犬病毒的集落，最常见于海马及小脑浦肯野细胞中。

【流行病学】

1. 传染源　带狂犬病毒的动物为本病的传染源。病犬最常见，其次是猫、牛、羊和猪等家畜；野生动物如狼、狐狸、吸血蝙蝠、松鼠等，部分貌似健康犬的唾液中可含有狂犬病毒，亦可导致疾病的传播。

2. 传播途径　被病犬或病兽咬伤或抓伤是本病的主要传播方式，也可经黏膜侵入人体，还可因吸入蝙蝠洞穴内含病毒的气溶胶而发病。

3. 易感人群　人群普遍易感，兽医与动物饲养员尤其易感。人被犬咬伤后，狂犬病的发生率

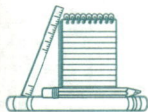

为 15%~20%。发病率高低主要与下列因素有关：①伤口若在头、面、颈及手指处，发病机会增多。②创口深大会升高发病率。③如果在咬伤后将伤口迅速彻底清洗，可降低发病率。④及时、全程、足量注射狂犬疫苗使发病的可能性减小。⑤免疫功能低下者，被咬伤后发病率高。⑥咬伤部位衣着较厚者发病率低。

4. 流行特征 以春、夏季发病率为高，患者以青少年为多。

【护理评估】

（一）健康史

了解患者有无被犬类或病兽咬伤或抓伤史；了解患者被咬伤的部位、深浅，咬伤后伤口的处理情况等。

（二）身体状况

本病潜伏期短至 5 天，长至 19 年，大多为 1~3 个月。典型病例的临床经过分为 3 期。

1. 前驱期 常出现低热、乏力、头痛、恶心、食欲减退等类似上呼吸道感染症状，继而惊恐不安、烦躁失眠，对声、光、风等因素敏感，可产生喉头紧缩感。在愈合伤口附近出现针刺痛、麻木、痒及蚁走感等异样感觉，具有早期诊断意义。此期持续 2~4 天。

2. 兴奋期 患者呈高度兴奋状态，突出表现为极度恐惧、恐水、恐风、阵发性咽肌痉挛及呼吸困难，可伴有体温升高（38~40℃）。恐水、怕风是本病的特征，大多数患者有此表现。典型病例虽感到十分口渴却不敢饮水，见水、闻流水声，甚至提及饮水都会引起咽肌严重痉挛，其他如风、光、声等刺激也可引起咽肌痉挛和呼吸困难。声带痉挛可致声音嘶哑、说话吐词不清，甚至失语。严重时可发生全身肌肉阵发性痉挛，呼吸肌痉挛引发呼吸困难和发绀。交感神经功能亢进可表现为大量流涎、大汗淋漓、心率加快、血压升高。多数患者在发作间歇神志清楚，随着病情加重，患者出现极度恐惧、狂躁、谵妄等，具有攻击性。此期持续 1~3 天。

3. 麻痹期 患者肌肉痉挛停止，逐渐进入全身弛缓性瘫痪，患者由兴奋躁动转为安静，最后因发生呼吸、循环衰竭死亡。此期一般持续 6~18 小时。

（三）心理、社会状况

本病的死亡率极高，患者及家属会产生恐惧心理，应充分评估患者的精神状态、心理承受能力及家庭的支持情况等。

（四）辅助检查

1. 血、尿常规检查 血常规检查见白细胞计数轻至中度升高，中性粒细胞百分比在 80% 以上。尿常规检查可发现轻度蛋白尿。

2. 脑脊液检查 脑脊液压力稍升高，细胞计数轻度升高，以淋巴细胞为主，蛋白定量轻度升高，糖及氯化物正常。

3. 病原学检查

（1）病毒分离 可取患者唾液、脑脊液、泪液及死后脑组织接种于鼠脑，进行病毒分离。

（2）内氏小体检查 可取动物或死者的脑组织切片染色，镜检可找到内氏小体，阳性率为 70%~80%。

（3）核酸测定 用 PT-PCR 技术检测狂犬病毒核酸。

（4）抗原检查 可取患者的脑脊液或唾液直接涂片、角膜印片及咬伤部位皮肤组织或脑组织通过免疫荧光法检测抗原，阳性率为 98%。除此之外，还可使用快速狂犬病酶联免疫吸附法

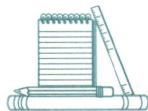

检测抗原。

4. 免疫学检查　目前国内检测血清中的特异性抗体多采用酶联免疫吸附试验，可以帮助确诊，也可运用于流行病学调查中。

【常见护理诊断 / 问题】

1. 气体交换受损　与呼吸肌痉挛有关。

2. 知识缺乏　缺乏本病防护措施等知识。

3. 恐惧　与疾病威胁生命有关。

【护理措施】

（一）一般护理

1. 消毒与隔离　狂犬病病死率极高，对患者实施严密接触隔离。患者的血液、分泌物、排泄物、衣物、生活用具、室内空气和污染食物进行严格消毒处理；医护人员接触患者须戴口罩、乳胶手套，穿隔离衣，防止皮肤、黏膜受到患者唾液的污染；被病毒污染的房间、庭院等环境，用 10000mg/L 含氯消毒剂或 0.5% 过氧乙酸，按 $100\sim200mL/m^2$ 喷洒消毒。

2. 休息与活动　患者住单间病室，保持病室安静，光线暗淡，避免风、光、声的不良刺激。狂躁患者应注意安全，设置防护栏。为了防止意外，应给予约束带，必要时给予镇静治疗。

3. 饮食　禁食，可在痉挛发作的间歇期或者使用镇静剂之后，采取鼻饲的方式进食高热量流质饮食。必要时可采取静脉补液，维持水及电解质平衡，要求准确记录每天的出入液量。

（二）病情观察

观察患者生命体征是否平稳，是否存在高热、血压升高、心率加快、呼吸困难等；观察有无恐水、怕风、兴奋烦躁、痉挛发作或弛缓性瘫痪，发作时是否伴有幻觉和精神异常等；密切观察抽搐部位及发作次数；麻痹期应密切观察呼吸与循环衰竭的进展情况；准确记录 24 小时出入液量。

（三）对症护理

1. 惊厥与抽搐

（1）保持病室安静，避免各种不良的刺激，如：不宜在病室内放水容器，以免患者闻及流水声；适当遮蔽输液装置等措施；关好门窗，避免风的刺激；拉好门帘、窗帘避光。

（2）各种检查、治疗与护理尽量集中在使用镇静剂后进行，操作时动作要轻柔。

（3）烦躁不安者，应加床栏或使用约束带，防止自伤或伤人。

（4）患者出现惊厥与抽搐，遵医嘱给予镇静、解痉治疗。

2. 呼吸衰竭　要注意保持气道通畅，及时清除口腔及呼吸道分泌物。若发生严重呼吸衰竭，无法自主呼吸者，配合医生进行气管插管、气管切开，必要时使用人工呼吸机辅助呼吸。

3. 高热　先行物理降温，如冰敷、乙醇擦浴、生理盐水低压灌肠等。如效果不明显，可遵医嘱使用小剂量的退热药物。

4. 循环衰竭

（1）遵医嘱静脉输液补充循环血量，维持水、电解质及酸碱平衡。

（2）遵医嘱使用血管活性剂。

（3）必要时使用强心剂和兴奋剂。

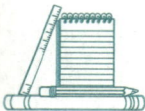

（四）治疗护理

本病目前缺乏特效治疗方法，以对症治疗为主。

1. 隔离治疗　实施严密接触隔离，患者住单间，尽量保持安静，减少光、风、声等一切不必要的刺激，防止唾液污染。

2. 对症治疗　加强监护；狂躁时使用大剂量氯丙嗪、地西泮等镇静剂，解除痉挛；呼吸困难者及时吸氧，必要时行气管切开，使用人工呼吸机；纠正酸中毒，补液，维持水及电解质平衡；纠正心律失常，稳定血压；出现脑水肿时给予脱水剂等。

（五）心理护理

由于狂犬病病情凶险，病死率可达100%，患者常极度恐惧不安，甚至绝望，因此，护理人员对狂犬病患者应加倍爱护与关心，尊重患者，经常与其沟通，语言谨慎，解释隔离的必要性，消除因隔离而产生的不良情绪，增加患者的安全感；应给予患者及家属安慰，稳定情绪，积极配合治疗。

【健康指导】

1. 预防指导

（1）控制传染源　对犬进行免疫，捕杀狂犬、野犬，是预防狂犬病的最有效措施。发现患狂犬病的动物应立即捕杀，对患狂犬病动物的尸体应焚烧或远离水源深埋（2m以下），不得剥皮和食肉。对患者应实施单间严密接触隔离。

（2）切断传播途径　被病犬咬伤后及时、有效地进行伤口处理，可明显降低狂犬病的发病率：①被咬伤后尽快用20%肥皂水或0.1%新洁尔灭冲洗伤口至少半小时，如伤口较深，应使用注射器插入伤口进行灌输、冲洗，尽量减少病毒残留。②冲洗后用75%乙醇擦洗及2%~5%的碘酒反复交替涂擦，伤口一般不予缝合或包扎，便于排血引流。③在伤口周围及底部行局部浸润注射狂犬病免疫球蛋白或免疫血清。④较大伤口应使用破伤风抗毒素和抗生素以预防破伤风及感染。

（3）保护易感人群　接种对象包括被犬及其他可疑动物咬伤者、被狂犬病患者唾液污染皮肤破损处的医务人员。我国主要采用地鼠肾细胞疫苗肌内注射，共接种5次，每次2mL，分别于0天、3天、7天、14天和30天完成。如咬伤较重，全程可注射10针，在当天到第6天连续注射，每天1针，其后接种时间为10天、14天、30天、90天各1针。若咬伤严重或伤口距头较近（如胸、面、上肢等部位），必须使用抗狂犬病血清，防止短期内（疫苗未起保护作用前）发病。

2. 疾病知识指导　宣教狂犬病的相关疾病知识，积极宣传狂犬的严重危害和预防措施。积极宣传被犬咬伤后的紧急处理措施，正确处理伤口。

项目十　手足口病患者的护理

案例导入

患儿，女，5岁，因"突起发热，咳嗽，流涕，食欲不振4小时"入院。查体：T 38.1℃，口腔黏膜散在疱疹，疼痛明显，手掌及足掌均可见米粒大小的疱疹，周围有

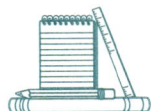

炎性红晕。

　　请问：1. 患者可能的医疗诊断是什么？

　　　　　2. 患者应采取哪些预防措施？

　　手足口病（hand foot mouth disease，HFMD）是由多种肠道病毒引起的一种儿童传染病，多见于 5 岁以下儿童，是我国法定报告管理的丙类传染病。其主要临床特征为发热，手、足、口等部位出现皮疹或疱疹等。少数患儿病情进展快，可引起脑炎、心肌炎、肺水肿等并发症，个别重症患儿如果病情发展快，可导致死亡。

【病原学及发病机制】

　　1. 病原学　手足口病由肠道柯萨奇病毒引起，此病毒适合在湿、热的环境下生存与传播，对 75% 乙醇、乙醚不敏感，对紫外线和干燥敏感，各种氧化剂、甲醛、碘酒能灭活病毒，加热 50℃ 可迅速灭活，在 4℃ 可存活 1 年，−20℃ 可长期保存，在外环境中可长期存活。

　　2. 发病机制　病毒经呼吸道、胃肠道等途径侵入人体并在其黏膜细胞内繁殖，侵入血液形成病毒血症，再散布至中枢神经系统、呼吸道、心脏、肌肉、皮肤等处，引起无菌性脑膜炎、急性心肌炎、心包炎、上呼吸道感染、疱疹性咽喉炎及婴儿腹泻等。

【流行病学】

　　1. 传染源　人是肠道病毒的唯一宿主，患者、隐性感染者和无症状带毒者均为本病的传染源。一般以发病后 1 周内传染性最强。

　　2. 传播途径　常见的传播途径有密切接触传播、胃肠道传播、呼吸道传播等，其中以接触患者口鼻分泌物、皮肤或黏膜疱疹液，以及被病毒污染的手、物品等造成的传播最重要；门诊交叉感染和口腔器械消毒不合格亦是造成传播的原因。

　　3. 易感人群　人群普遍易感，不同年龄组均可感染发病，以 5 岁及以下儿童为主，尤以 3 岁及以下幼儿发病率最高。感染后可获得免疫力，持续时间尚不明确，不同血清型间一般无交叉免疫。

　　4. 流行特征　该病流行无明显的地区性，全年均可发生，以夏、秋季多见。托幼机构等易感人群集中单位可暴发流行。肠道病毒传染性强，隐性感染比例大，传播途径复杂，传播速度快，控制难度大，容易出现暴发和短时间内较大范围流行。

【护理评估】

（一）健康史

　　询问有无与手足口病患儿接触史，发病后有无发热，手、足、口部位有无皮疹及其他伴随症状等；询问患儿发病后是否经过治疗等。

（二）身体状况

　　手足口病潜伏期为 2~10 天，平均 3~5 天，病程一般为 7~10 天。本病多以发热起病，体温一般为 38℃ 左右。口腔黏膜出现散在米粒大小的疱疹，疼痛明显；手、足和臀部出现米粒大小疱疹或斑丘疹，疱疹周围可有炎性红晕，疱内液体较少，可伴有咳嗽、流涕、食欲不振、恶心呕吐等症状。大多数患儿在 1 周以内体温下降、皮疹消退，病情恢复。少数病例可出现脑膜炎、

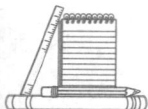

脑炎、神经源性肺水肿、循环障碍等，病情凶险，可致死亡或留有后遗症。

（三）心理、社会状况

了解患儿及家属对疾病的了解程度，有无因担心疾病预后而出现紧张、焦虑等情绪。

（四）辅助检查

1.血常规检查　白细胞计数和中性粒细胞数大多正常。

2.病原学检查　从疱疹液、咽拭子、粪便、脑脊液，以及脑、肺、脾、淋巴结等组织标本中可分离到特异性病毒核酸或肠道病毒。

3.血清学检查　患者血清中特异性 IgM 抗体阳性，或急性期与恢复期血清 IgG 抗体有 4 倍以上的升高。起病后 10~20 天可获得阳性结果。

4.其他　如血生化检查、脑脊液检查、胸部 X 线检查等。

【常见护理诊断 / 问题】

1.体温过高　与病毒感染有关。

2.有皮肤完整性受损的危险　与皮疹或疱疹有关。

3.潜在并发症　脑膜炎、心肌炎、肺水肿等。

【护理措施】

（一）一般护理

1.消毒与隔离　执行接触隔离、呼吸道隔离及消化道隔离，隔离至体温正常、皮疹消退及水疱结痂，一般需隔离 14 天。

2.休息与活动　发热、出疹期或有并发症者应卧床休息。

3.饮食　发热、出疹期间应给予清淡、易消化的流质或半流质饮食，如牛奶、鸡蛋汤、菜粥等，禁食生冷、辛辣等刺激性食物。鼓励患儿多饮水，进食不足、呕泻严重者可静脉补充营养。恢复期应添加高蛋白、高维生素食物。

（二）病情观察

密切观察患儿的精神状态、意识状态、生命体征等，注意有无持续高热、咳嗽、呼吸急促、发绀等肺炎表现，有无心率明显增快、心音减弱等心衰表现，有无嗜睡、惊厥、昏迷等脑膜炎表现。

（三）对症护理

1.高热　以物理降温为主，可使用温水擦浴、乙醇擦浴、冷敷等，必要时辅以药物降温。在降温过程中注意观察体温的变化，注意保暖，补充水分，及时更换衣服。

2.口腔护理　鼓励患儿多饮水，保持口腔清洁，每次进食前后用温水或生理盐水漱口；已有溃疡者可给予锡类散涂擦，以消炎止痛，保护口腔黏膜，促进溃疡愈合。

3.皮肤护理　勤剪指甲，严禁抓伤，以防继发感染；保持皮肤清洁，每天用温水擦浴并更衣；臀部有皮疹的婴儿，便后及时清洗臀部，保持臀部清洁干燥，婴幼儿禁止使用尿不湿，可选择柔软舒适的尿布；手、足部疱疹破溃，局部可涂抗生素软膏。

（四）治疗护理

1.疱疹性咽峡炎阶段

（1）一般治疗　适当休息，清淡饮食，可取西瓜霜涂搽口腔患处，每天 2~3 次。

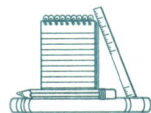

（2）对症治疗　发热、呕吐、腹泻等给予相应处理。

（3）病因治疗　可适当选用利巴韦林等。

2. 并发症治疗　神经系统受累阶段主要控制颅内高压、静脉注射免疫球蛋白、酌情应用糖皮质激素治疗；心肺衰竭阶段主要控制心力衰竭和呼吸衰竭；生命体征稳定期避免并发呼吸道感染，促进各脏器功能恢复。

（五）心理护理

手足口病患者主要为小儿，少数患儿病情发展较快，病情严重，甚至危及生命，易引起患儿及家属焦虑、恐惧等心理。在护理中，要注意关心呵护患儿，并耐心做好家属的工作，讲解疾病知识，消除家属顾虑，积极配合治疗和护理。

【健康指导】

1. 预防指导

（1）控制传染源　对患者应早发现、早诊断、早隔离、早治疗；发现可疑患儿及时送诊；及时对患儿粪便进行消毒处理，患儿所用的物品要立即消毒处理。

（2）切断传播途径　患者执行接触隔离、呼吸道隔离及消化道隔离，隔离至体温正常、皮疹消退及水疱结痂，一般需隔离 14 天。安置患儿于空气流通、温湿度适宜的房间，病房每天用紫外线消毒 2 次；病房门把手、床头柜，以及患儿的玩具、奶瓶、杯子等每天用含氯消毒剂消毒，不宜浸泡的物品可置于日光下暴晒；患儿的呕吐物及粪便均应消毒处理。

（3）保护易感人群　饭前便后、外出后要用肥皂或洗手液等洗手，不喝生水，不吃生冷食物。疾病流行期间不宜带儿童到人群聚集、空气流通差的公共场所，注意保持家庭环境卫生，居室要经常通风，勤晒衣被。

2. 疾病知识指导　对 5 岁以下儿童家长及托幼机构工作人员宣教手足口病的病因、传播途径、临床表现及防治方法，以减少疾病传播。动员托幼机构老师和管理人员、儿童家长成为手足口病防控工作的主动参与者，形成群防群控。

项目十一　脊髓灰质炎患者的护理

案例导入

患儿，男，3 岁。5 天前出现发热、咽痛、咳嗽等上呼吸道症状，症状持续 3 天，体温恢复正常。今日体温再次上升，伴随头痛、多汗、全身肌肉酸痛，脑膜刺激征可疑。

请问：1. 患儿最可能的医疗诊断是什么？

2. 目前患儿存在哪些护理问题？

脊髓灰质炎（poliomyelitis）是由脊髓灰质炎病毒引起的一种急性传染病，临床表现主要以发热、咽痛和肢体疼痛为主，部分患者可发生弛缓性麻痹。绝大多数患者为隐性感染。本病好发于小儿，有引起脑瘫的危险，故又称"小儿麻痹症"。

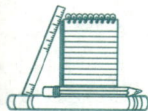

【病原学及发病机制】

1. 病原学　脊髓灰质炎病毒属于小核糖核酸病毒科的肠道病毒，呈球形，无包膜，根据抗原不同可分为Ⅰ、Ⅱ、Ⅲ型血清型，Ⅰ型易引起瘫痪，各型间很少交叉免疫。脊髓灰质炎病毒在外界环境中生产力较强，在水、粪便中可存活数月，耐寒耐酸，耐乙醚和乙醇。对高温、干燥及氧化消毒剂敏感，加热至56℃以上30分钟、甲醛、2%碘酊，以及各种氧化剂如过氧化氢、漂白粉、高锰酸钾等，均能使其灭活。

2. 发病机制　脊髓灰质炎病毒选择性地侵犯某些神经细胞，以脊髓前角细胞最为显著。病毒在细胞内复制过程直接导致细胞损害或完全破坏，从而引起下运动神经元性瘫痪。病毒不直接侵犯肌肉，周围神经与肌肉的改变继发于神经细胞的破坏。

本病病理变化包括神经细胞损害与炎症反应两方面。神经细胞损害表现为胞质的尼氏小体和染色质的溶解，直至细胞完全坏死消失。炎症反应继发于神经细胞的破坏，包括局灶性和血管周围的炎症细胞浸润。炎症细胞以淋巴细胞为主，伴有分叶核粒细胞、浆细胞和小神经胶质细胞。炎症和水肿可压迫邻近神经细胞，导致功能的暂时丧失。恢复期，炎症消退，大量神经细胞坏死区域形成空洞和神经胶质纤维增生。

【流行病学】

1. 传染源　人是唯一自然宿主，各型患者及病毒携带者是传染源，隐性感染和轻症无麻痹患者是本病的主要传染源。

2. 传播途径　本病以粪-口途径为主要传播方式，发病前3~5天至发病后1周患者鼻咽部分泌物及粪便内排出病毒，少数病例粪便带毒时间可长达3~4个月，被粪便污染的手及食品是脊髓灰质炎的主要传播媒介。本病也可通过空气飞沫、密切生活接触、不良卫生习惯等途径播散。

3. 易感人群　人群普遍易感，以1~5岁小儿发病最多，感染后可获持久免疫力。

4. 流行特征　本病广泛分布于全世界，温带地区流行高峰在5~10月，热带地区终年可见。由于减毒活疫苗的应用，发病率已明显下降，但我国仍为流行地区。

【护理评估】

（一）健康史

询问患儿及家属有无与脊髓灰质炎患者接触史，是否服用过脊髓灰质炎疫苗，发病的季节及起病后有无发热、恶心、呕吐、腹泻等症状。

（二）身体状况

本病潜伏期一般为7~14天，临床上可表现出多种类型，如隐性感染、顿挫型、无瘫痪型及瘫痪型。瘫痪型的病程可大致分为前驱期、瘫痪前期、瘫痪期、恢复期及后遗症期。

1. 前驱期　主要表现为发热、咽痛、咳嗽等上呼吸道感染症状，亦可见恶心、呕吐、腹泻、便秘、腹痛等消化道症状，持续1~4天。若病情不发展，即为顿挫型。此期病毒繁殖只停留在消化道，不产生病毒血症，不侵入中枢神经系统，但从咽部和粪便中可分离出病毒，体内可查到特异性中和抗体。

2. 瘫痪前期　前驱期症状消失后1~6天，患者再次发热进入此期，此期病毒侵入中枢神经系统。患者除具有顿挫型症状外，还可出现神经系统症状，如头痛、多汗、烦躁不安，皮肤感觉过敏，有短暂膀胱括约肌障碍，颈后肌群、躯干及肢体强直灼痛，常有便秘。体检可见克氏

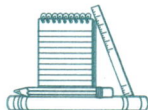

征、布氏征和以下体征：①三角架征，即患者坐起时需用两手后撑在床上如三角架，以支持体位。②吻膝试验阳性，即患者坐起、弯颈时唇不能接触膝部。③头下垂征，即将手置患者肩下，抬起其躯干时，可见头向后仰。肌腱反射开始大多数正常或活跃，后期可减弱，但无瘫痪。此期脑脊液大多有无菌性脑膜炎改变，患者一般经 3~5 天后热退，症状消失。

3. 瘫痪期　一般起病后 2~7 天，病变累及脊髓前角灰质、脑及脑神经，导致肌肉瘫痪，并逐渐加重，至体温正常后瘫痪停止进展，多无感觉障碍。本期可分以下几型：

（1）脊髓型　此型最为常见。表现为弛缓性瘫痪，不对称，腱反射消失，肌张力减退，下肢和大肌群较上肢和小肌群更易受累，但也可仅出现单一肌群受累或四肢均有瘫痪，如累及颈背肌、膈肌、肋间肌时，则出现梳头及坐起困难、呼吸运动障碍等表现。

（2）脑干型（球型或延髓型）　此型系颅神经的运动神经核，以及延髓的呼吸、循环中枢被侵犯所致。呼吸中枢受损时出现呼吸不规则，呼吸暂停；血管运动中枢受损时可有血压和脉率的变化；颅神经受损时则出现相应的神经麻痹症状和体征。

（3）脑型　此型少见，弥漫性脑炎表现为高热、烦躁不安、惊厥或嗜睡昏迷、强直性瘫痪等。局限性脑炎表现为大脑定位症状，恢复后可长期出现阅读不能、阵挛或癫痫样大发作等。

（4）混合型　以上几型表现同时存在。

4. 恢复期　瘫痪从肢体远端开始恢复，持续数周至数月，轻者 1~3 个月可恢复，严重者需 6~18 个月或更长时间。

5. 后遗症期　如瘫痪 1~2 年仍不能恢复则为后遗症，可致肌肉萎缩及肢体畸形。部分瘫痪型病例在感染后数十年发生进行性神经肌肉软弱、疼痛，受累肢体瘫痪加重，称为"脊髓灰质炎后肌肉萎缩综合征"，病因不明。

（三）心理、社会状况

注意了解患儿及家属是否因担心疾病预后而出现焦虑、紧张等心理反应；了解患儿及家属对疾病的认识程度及家人的支持程度等。

（四）辅助检查

1. 血常规检查　白细胞计数及中性粒细胞大多正常，少数患者白细胞及中性粒细胞轻度增多；红细胞沉降率（简称血沉）加快。

2. 脑脊液检查　瘫痪前期开始异常，白细胞计数在（50~500）×10⁶/L 之间，偶可达到 1000×10⁶/L。早期中性粒细胞增多，以后以淋巴细胞为主。早期蛋白定量可以正常，以后逐渐升高；至瘫痪出现后第 2 周，细胞计数迅速降低，蛋白定量升高，形成蛋白 – 细胞分离现象。

3. 病毒分离　起病 1 周内可从咽部及粪便内分离出病毒。

4. 血清学检查　特异性抗体第 1 周末可达高峰，主要为特异性 IgM，阳性者可做出早期诊断。中和抗体在起病时开始出现，可保持终身。双份血清效价 4 倍以上增长者可确诊。近年来采用已知抗原的免疫荧光法检测抗体，有快速诊断价值。

【常见护理诊断 / 问题】

1. 体温过高　与病毒感染有关。

2. 躯体移动障碍　与活动受限、肌力下降有关。

3. 舒适的改变　与疾病导致全身不适有关。

4. 自我形象紊乱　与肢体瘫痪丧失自尊有关。

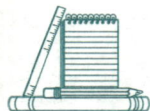

【护理措施】

（一）一般护理

1. 消毒与隔离 执行消化道隔离，第1周还需呼吸道隔离。

2. 休息与活动 绝对卧床休息至热退、瘫痪无进展。

3. 饮食 给予高蛋白、高维生素、易消化及清淡饮食，发热期间应注意鼓励患者少量、多次饮水。对有吞咽困难及食后呛咳者，应注意防止窒息，严重者给予鼻饲。

（二）病情观察

密切观察生命体征、意识状态的变化；避免不必要的刺激；观察肢体有无瘫痪及程度；观察有无呼吸肌瘫痪症状，如呼吸困难、发绀等。

（三）对症护理

1. 高热 以物理降温为主，必要时辅以药物降温。

2. 瘫痪前期 肢体瘫痪前常有感觉异常、肌肉疼痛，可用局部湿热敷改善肌肉疼痛与痉挛，注意防止烫伤，每日2~4次，每次20~30分钟。遵医嘱服用阿司匹林、吲哚美辛，亦可用泼尼松减轻神经细胞水肿或加用镇静剂。

3. 瘫痪型患者 避免患肢长期受压，将患肢置于功能位，并进行肢体按摩及被动运动，还可采用针灸治疗、理疗、功能锻炼、药物治疗等方法。

4. 呼吸障碍及吞咽困难 呼吸肌麻痹可采用人工呼吸机辅助呼吸，必要时气管插管加压吸氧。吞咽困难时注意避免在用餐过程中发生呛咳误吸。

（四）治疗护理

1. 瘫痪前期 卧床休息至热退1周，避免体力活动至少2周。可试用丙种球蛋白和干扰素，症状严重者加用泼尼松或地塞米松。

2. 瘫痪期

（1）促进神经传导功能恢复 可选用甲巯咪唑、加兰他敏、新斯的明、维生素 B_1、维生素 B_6、维生素 B_{12} 等。

（2）恢复期及后遗症期的治疗 应积极进行功能恢复治疗，如按摩、针灸、推拿、主动被动运动及其他理疗方法等。

（五）心理护理

医护人员应多与患者交流沟通，鼓励患者说出内心的感受和忧虑，并给予安慰和支持。

【健康指导】

1. 预防指导

（1）控制传染源 自起病日起至少隔离40天。第1周应同时强调呼吸道隔离和肠道隔离，1周后可单独消化道隔离。对密切接触的易感者应隔离观察20天。

（2）切断传播途径 患者排泄物及食具应消毒后处理。排泄物以20%漂白粉消毒；食具用0.1%漂白粉浸泡或煮沸消毒；地面用石灰水消毒；接触者双手浸泡0.1%漂白粉澄清液内，或用0.1%过氧乙酸消毒。

（3）保护易感人群 ①主动免疫：目前普遍采用口服减毒活疫苗（混合多价糖丸疫苗），一般首次免疫从2月龄开始，第1年连服3次，每次间隔4~6周，4岁时再加强免疫1次，服糖丸后2小时内不能喝过热的水或饮料，也不能喂奶，以免影响效果，服后偶有低热、腹泻。需

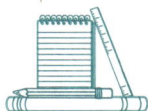

要注意的是，有免疫功能缺陷者，以及心、肝、肾疾病者禁服。其次可采用灭活疫苗肌内注射，于 3~6 月龄注射 3 次，2~3 年加强注射 1 次。②被动免疫：未服过疫苗的幼儿、孕妇、医务人员、免疫低下者及扁桃体摘除者等，若与患者密切接触，应及早肌内注射丙种球蛋白或胎盘球蛋白，每天 1 次，连续 2 天，免疫力可维持 3~6 周。

2. 生活指导　向患者及家属讲解疾病的相关知识，指导患者养成良好的卫生习惯。在疾病流行期间，少去人群众多的地方，避免受凉、疲劳、局部损伤、扁桃体摘除、注射等，以免诱发或加重疾病。

项目十二　新型冠状病毒感染患者的护理

新型冠状病毒感染（novel coronavirus infection），是由严重急性呼吸综合征冠状病毒 2（severe acute respiratory syndrome coronavirus 2，SARS-CoV-2）引起的一种以肺炎为主要临床表现的急性呼吸道传染病，可累及多器官、多系统，具有明显的传染性。其主要临床表现为发热、干咳、乏力，部分患者以鼻塞、流涕、咽痛、嗅觉味觉减退或丧失、结膜炎、肌痛和腹泻等为主要表现。多数患者预后良好，部分严重病例可出现急性呼吸窘迫综合征、脓毒症休克、出凝血功能障碍及多器官功能衰竭等，甚至死亡。本病主要通过呼吸道飞沫和密切接触传播。

【病原学及发病机制】

1. 病原学　新型冠状病毒 2（SARS-CoV-2）属于 β 属的冠状病毒，为单股正链 RNA 病毒，属于第 7 种被发现的可感染人的冠状病毒，病毒有包膜，颗粒呈圆形或椭圆形，具有多形性，直径 60~140nm，其基因特征与 SARS-CoV 和 MERS-CoV 有明显区别。与其他病毒一样，新型冠状病毒在复制过程中基因组也会发生变异，可能会产生一些影响病毒传播力、致病性和免疫原性等特性的变异株。目前世界卫生组织（WHO）提出的"关切的变异株"（variant of concern，VOC）有 5 个，分别为阿尔法（Alpha）、贝塔（Beta）、伽玛（Gamma）、德尔塔（Delta）和奥密克戎（Omicron）。现有证据显示 Omicron 株传播力强于 Delta 株，致病力有所减弱。冠状病毒对紫外线和热敏感，56℃ 30 分钟、乙醚、75% 乙醇、含氯消毒剂、过氧乙酸和氯仿等脂溶剂均可有效灭活病毒，氯己定不能有效灭活病毒。

2. 发病机制　本病发病机制尚不完全清楚。病毒通过呼吸道飞沫或密切接触等途径传播，病毒进入人体后，与 ACE2（血管紧张素转化酶 2）受体结合后通过受体介导的内吞作用侵入细胞。研究发现，早期的感染患者存在显著的免疫抑制，并提出其发病机制或存在"两个阶段"模式：第一阶段涉及免疫系统抑制、紧密连接受损及大规模的代谢紊乱；第二阶段涉及部分免疫应答激活，可能进一步导致细胞因子风暴和器官损伤的发生。

本病病理首先累及肺，早期可见肺泡腔内浆液、炎症细胞、纤维蛋白渗出及透明膜形成；随病变进展和加重，可见肺血管炎、血栓栓塞、出血性梗死，肺内各级支气管腔内可见渗出物和黏液，堵塞小气道，影响气体交换；病程较长的病例，可见肺泡腔渗出物肉质变和肺间质纤维化。心脏和血管病理改变可见部分心肌细胞变性、坏死，间质充血、水肿等；全身主要部位小血管可见内皮细胞脱落、内膜或全层炎症；可见血管内混合血栓形成、血栓栓塞及相应部位的梗死；主要脏器微血管易见透明血栓形成。肝脏可见肝细胞变性、灶性坏死伴中性粒细胞浸

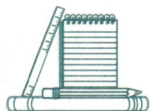

润等改变。脑组织出现充血、水肿，部分神经元变性、缺血性改变和脱失，可见噬节现象和卫星现象等改变。其他组织器官如脾、肾、食管、胃和肠等均可出现不同程度的病理改变。同时患者免疫系统受累比较重，临床上可以看到白细胞、淋巴细胞减少等。

【流行病学】

1. 传染源　传染源主要是新型冠状病毒感染的患者，其次是无症状感染者。感染后在潜伏期即具有传染性，发病后 3 天内传染性较强。有研究证明，SARS-CoV-2 可以感染动物，如猫、狗、猩猩、狮子、老虎等，但是没有明确证据证明动物可以将病毒传播给人类。

2. 传播途径

（1）近距离经呼吸道飞沫和密切接触传播是主要的传播途径。

（2）在相对封闭的环境中经气溶胶传播。

（3）接触感染者呼吸道分泌物、排泄物及体液而传播，间接接触被病毒污染的物品后也可造成感染。

3. 易感人群　人群普遍易感。感染后或接种新型冠状病毒疫苗后可获得一定的免疫力。

4. 流行特征　本病自 2019 年 12 月自湖北省武汉市首先发现，证实存在人传人现象，国内发病人数迅速攀升。国家卫生健康委员会将新型冠状病毒肺炎纳入法定传染病乙类管理，采取甲类传染病的预防、控制措施，在短期内迅速控制了疫情蔓延。同期世界各地相继发现本病病例，并呈全球蔓延态势。2020 年 3 月 11 日，世界卫生组织宣布，本病已构成全球大流行。2022 年以来，新型冠状病毒奥密克戎（Omicron）变异株逐渐成为绝对优势流行株，其传播力和免疫逃逸能力显著增强，但致病力明显减弱。2023 年 1 月，我国对新型冠状病毒感染实施"乙类乙管"。

【护理评估】

（一）健康史

询问有无 14 天内在有病例报告社区的旅行史或居住史；发病前 14 天内与新型冠状病毒感染者有无接触史；发病前 14 天内是否接触过来自有病例报告社区的发热或有呼吸道症状的患者；发病后有无发热、干咳、乏力、鼻塞、流涕、咽痛等症状。

（二）身体状况

本病潜伏期为 1~14 天，多数为 3~7 天。

1. 普通型　急性起病，以发热、干咳、乏力为主要表现，体温多在 37~39℃，可伴有头痛、全身肌肉酸痛、胸闷等症状。部分患者以鼻塞、流涕、咽痛、嗅觉味觉减退或丧失、结膜炎、肌痛和腹泻等为主要表现。影像学检查可见肺部有小斑片影和间质改变等肺炎表现。

2. 轻型　患者可表现为低热、轻微乏力、嗅觉及味觉障碍等，无肺炎表现。在感染新型冠状病毒后也可无明显临床症状。曾接种过疫苗者及感染 Omicron 株者以无症状及轻症为主。有临床症状者主要表现为中低度发热、咽干、咽痛、鼻塞、流涕等上呼吸道感染症状。

3. 重型或危重型　起病急，病情进展迅速。患者多在发病 1 周后出现呼吸困难和（或）低氧血症，快速进展为急性呼吸窘迫综合征、脓毒症休克、难以纠正的代谢性酸中毒和出凝血功能障碍及多器官功能衰竭等。极少数患者可出现中枢神经系统受累及肢端缺血性坏死等表现。值得注意的是，重型、危重型患者病程中可为中低热，甚至无明显发热。

儿童病例症状相对较轻，部分儿童及新生儿病例症状可不典型，表现为呕吐、腹泻等消化

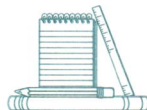

道症状，或仅表现为反应差、呼吸急促。极少数儿童可有多系统炎症综合征（MIS-C），出现类似川崎病或不典型川崎病表现、中毒性休克综合征或巨噬细胞活化综合征等，多发生于恢复期，主要表现为发热伴皮疹、非化脓性结膜炎、黏膜炎症、低血压或休克、凝血障碍、急性消化道症状等。这些症状一旦出现，病情可在短期内急剧恶化。

本病多数患者预后良好，少数患者病情危重，多见于老年人、有慢性基础疾病者、晚期妊娠和围产期女性、肥胖人群等。

（三）临床分型

1. 轻型　临床症状轻微，影像学检查未见肺炎表现。

2. 普通型　具有上述临床表现，影像学检查可见肺炎表现。

3. 重型

（1）成人符合下列任何条件之一：①出现气促，R ≥ 30 次 / 分。②静息状态下，吸空气时指氧饱和度 ≤ 93%。③动脉血氧分压（PaO_2）/ 吸氧浓度（FiO_2）≤ 300mmHg。④临床症状进行性加重，肺部影像学检查结果显示 24~48 小时病灶明显进展 > 50% 者。

（2）儿童符合下列任何条件之一：①持续高热超过 3 天。②出现气促（< 2 月龄，R ≥ 60 次 / 分；2~12 月龄，R ≥ 50 次 / 分；1~5 岁，RR ≥ 40 次 / 分；> 5 岁，R ≥ 30 次 / 分），除外发热和哭闹的影响。③静息状态下，吸空气时指氧饱和度 ≤ 93%。④辅助呼吸（鼻翼扇动、三凹征）。⑤出现嗜睡、惊厥。⑥拒食或喂养困难，有脱水征。

4. 危重型　符合以下情况之一者：①出现呼吸衰竭，且需要机械通气。②出现休克。③合并其他器官功能衰竭需 ICU 监护治疗。

5. 重型及危重型高危人群　①大于 65 岁老年人。②有心脑血管疾病（含高血压）、慢性肺部疾病、糖尿病、慢性肝脏疾病、肾脏疾病、肿瘤等基础疾病者。③免疫功能缺陷者（如艾滋病患者、长期使用皮质类固醇或其他免疫抑制药物导致免疫功能减退者）。④肥胖（体质指数 ≥ 30）者。⑤晚期妊娠和围产期女性。⑥重度吸烟者。

（四）心理、社会状况

本病起病急、传染迅速、病死率高，患者易出现紧张、焦虑、恐惧等心理，隔离治疗患者易产生孤独感、自责及自卑感等，护理人员应及时了解相关情况；同时应注意了解患病后对家庭、周围人群及社区的影响情况，家庭及社区是否及时采取有效的消毒隔离等预防措施。

（五）辅助检查

1. 一般检查　早期外周血白细胞计数正常或降低，可见淋巴细胞计数降低。部分患者可出现肝酶、乳酸脱氢酶、肌酶、肌红蛋白、肌钙蛋白和铁蛋白增多。多数患者 C 反应蛋白（CRP）和血沉升高，降钙素原（PCT）正常。重型、危重型患者可见 D- 二聚体升高、外周血淋巴细胞进行性减少，炎症因子升高。

2. 病原学及血清学检查

（1）病原学检查　①核酸检测：采用核酸扩增检测方法在鼻、口咽拭子、痰和其他下呼吸道分泌物、粪便等标本检测新型冠状病毒核酸。为提高检测准确性，应规范采集标本，标本采集后尽快送检。②抗原检测：采用胶体金法和免疫荧光法检测呼吸道标本中的病毒抗原，检测速度快。病毒抗原检测阳性支持诊断，但阴性不能排除。③病毒培养分离：从呼吸道等标本中可培养分离获得新型冠状病毒。

（2）血清学检查　新型冠状病毒特异性IgM抗体、IgG抗体阳性，发病1周内阳性率均较低。

3. 胸部影像学检查　早期可见多发小斑片影及间质改变，以肺外带明显，随病情进展可见双

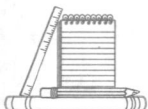

肺多发磨玻璃影、浸润影，严重者可出现肺实变，胸腔积液少见。

【常见护理诊断/问题】

1. 体温过高　与病毒感染有关。

2. 气体交换受损　与肺部病变致换气面积减少有关。

3. 恐惧或焦虑　与担心疾病预后有关。

4. 有孤独的危险　与隔离观察治疗有关。

5. 潜在并发症　急性呼吸窘迫综合征、脓毒症休克、代谢性酸中毒和出凝血功能障碍、多器官功能衰竭等。

【护理措施】

（一）一般护理

1. 消毒与隔离　国家卫生健康委员会将新型冠状病毒肺炎纳入法定乙类传染病并按乙类管理。发现疫情执行呼吸道隔离和接触隔离，隔离时间根据医学检查结果确定，并按照规定进行网络直报。

2. 休息与环境　嘱患者卧床休息，保证充足的睡眠，避免劳累。保持病室环境清洁、安静，温度适宜。具有重症高危因素、病情进展较快的普通型、重型和危重型患者，应当给予规范的俯卧位治疗，建议每天不少于12小时。在氧合及血流动力学稳定的情况下，尽早开展被动及主动活动，促进痰液引流及肺康复。

3. 饮食　给予富含优质蛋白质、维生素和足够热量的流质或半流质饮食，多饮水，不能进食者或高热者静脉补充营养，维持水、电解质平衡。

（二）病情观察

密切观察生命体征和意识状态，重点监测血氧饱和度。必要时进行心电监护。观察血常规、尿常规、CRP、生化指标（肝酶、心肌酶、肾功能等）、凝血功能、动脉血气分析、炎症因子等；记录患者24小时出入液量等；危重症患者24小时持续心电监测，每小时测量患者的心率、呼吸频率、血压、血氧饱和度（SpO_2），每4小时测量并记录体温。

（三）对症护理

1. 高热　体温超过38.5℃者，给予物理降温，如冰敷、乙醇擦浴等，或遵医嘱给予解热药，注意观察降温效果。儿童禁用阿司匹林。

2. 呼吸困难

（1）有呼吸困难时取半卧位卧床休息，必要时俯卧通气。

（2）保持呼吸道通畅：①协助患者排痰，及时清理呼吸道分泌物，如振动排痰、高频胸廓振荡、体位引流、吸痰等，吸痰采用密闭式，必要时用气管镜吸痰。②必要时建立人工气道，注意保持管道通畅，避免脱落、折曲。③加强气道湿化，建议采用主动加热湿化器，有条件者可使用环路加热导丝，保证湿化效果。

（3）及早给予吸氧，并根据患者的血氧饱和度情况随时调节氧气吸入的流量、浓度及机械通气方式。① PaO_2/FiO_2 低于300mmHg应立即给予鼻导管或面罩吸氧，如短时间（1~2小时）呼吸窘迫和（或）低氧血症无改善，应使用经鼻高流量氧疗或无创通气。② PaO_2/FiO_2 低于200mmHg应给予经鼻高流量氧疗（HFNC）或无创通气（NIV），并在无禁忌证的情况下同时实

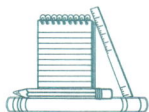

施俯卧位通气。③ PaO_2/FiO_2 低于 150mmHg，尽早实施有创机械通气。重型及危重型患者必要时可启用体外膜肺氧合（ECMO）治疗。

（四）治疗护理

目前本病无特效治疗药物，以综合治疗为主。治疗总原则为早期发现、早期隔离、早期治疗。

1. 一般治疗　卧床休息，保持呼吸道通畅；密切观察病情变化；根据病情给予规范有效氧疗等措施。

2. 对症支持治疗　对病情进展较快、重型和危重型患者，应加强呼吸、循环、营养等支持治疗，减少并发症的发生。

3. 抗病毒治疗　早期应用抗病毒药物治疗，促进患者康复。常用药物有利托那韦、阿兹夫定、莫诺拉韦、单克隆抗体类如安巴韦单抗 / 罗米司韦单抗注射液；早期有高危因素、病毒载量较高、病情进展较快的患者可静注 COVID-19 人免疫球蛋白及康复者恢复期血浆进行抗病毒治疗。

4. 免疫治疗

（1）糖皮质激素　对于氧合指标进行性恶化、影像学进展迅速、机体炎症反应过度激活状态的重型和危重型患者，酌情使用糖皮质激素，时间不超过 10 天，常用药物有地塞米松、甲泼尼龙等，避免长时间、大剂量使用糖皮质激素，以减少不良反应。

（2）白细胞介素 6（IL-6）抑制剂　重型、危重型且实验室检测 IL-6 水平升高者可试用，常用药物为托珠单抗。

（3）信号通路 JAK 抑制剂　如巴瑞替尼，肾功能较好的重症及危重症患者可使用，总疗程 14 天。

5. 抗凝治疗　有重症高危因素，病情进展较快的普通型、重型和危重型患者，无禁忌证情况下可给予治疗剂量的低分子肝素或普通肝素。发生血栓栓塞时，按照相应指南进行治疗。

6. 中医治疗　根据患者的主要表现选用合适的中药治疗，如金花清感颗粒、连花清瘟胶囊、疏风解毒胶囊等。

7. 抗菌药物治疗　避免盲目或不恰当使用抗菌药物，尤其是联合使用广谱抗菌药物。

8. 用药护理　对中毒症状严重或重型病例需用糖皮质激素者，应注意观察药物的不良反应，如继发真菌感染、血糖升高等。注意观察有无并发症的发生。

（五）心理护理

患者易出现紧张、焦虑、恐惧等心理，护理人员应及时与患者交流沟通，了解患者的思想动态，关心、安慰患者，并做好有关新型冠状病毒感染的知识宣教，帮助患者树立信心。

【健康指导】

1. 预防指导　宣教本病病因、传播途径、早期表现及预防方法等，减少疾病的传播。

（1）控制传染源　目前国家卫生健康委员会将新型冠状病毒感染定为乙类传染病，对其预防、控制的措施是按照乙类传染病的方法执行的。对临床诊断案例和疑似病例应在指定的医院按呼吸道及接触传染病分别进行隔离观察和治疗。对医学观察病例和密切接触者，应在指定地点接受为期 14 天的隔离观察，连续两次新型冠状病毒核酸检测阴性可解除隔离管理。

（2）切断传播途径　确诊病例、疑似病例、密切接触者均应分开转运，并在指定医院、集中隔离点分开隔离治疗，疑似病例和密切接触者均应单人单间隔离观察，活动限制在病房内，

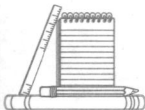

避免使用中央空调；不设陪护，限制探视；工作人员进入隔离室根据情况必须做好三级防护；病房、隔离室等相关区域定时用含氯消毒剂或 75% 乙醇消毒。保持良好的个人及环境卫生，外出戴口罩，勤洗手等，流行季节避免去人多或相对密闭的地方，流行期间减少大型群众性集会或活动，避免去人多或相对密集的地方。

（3）保护易感人群　接种新型冠状病毒疫苗可以减少新型冠状病毒感染和发病，是降低重症和死亡发生率的有效手段，符合接种条件者均应接种。符合加强免疫条件的接种对象，应及时进行加强免疫接种。

2. 生活指导　保持良好的个人及环境卫生，均衡营养、适量运动、充足休息，避免过度疲劳。提高健康素养，养成"一米线"、勤洗手、戴口罩、公筷制等卫生习惯和生活方式，打喷嚏或咳嗽时应掩住口鼻。保持室内通风良好，科学做好个人防护。

3. 康复指导　重视患者早期康复介入，针对新型冠状病毒肺炎患者呼吸功能、躯体功能以及心理障碍，积极开展康复训练和干预，尽最大可能恢复体能、体质和免疫能力。

4. 解除隔离管理及出院指导　连续两次新型冠状病毒核酸检测阴性，可解除隔离管理，解除隔离管理或出院后继续进行 7 天居家健康监测，佩戴口罩，有条件的居住在通风良好的单人房间，减少与家人的近距离密切接触，分餐饮食，做好手卫生，避免外出活动。

复习思考

一、选择题

1. 乙型肝炎最主要的传播途径是（　　　）

　　A. 性传播　　　　　　　　B. 母乳传播　　　　　　C. 血液传播

　　D. 消化道传播　　　　　　E. 呼吸道传播

2. 一名护士在给乙型肝炎患者抽血时不小心被血液污染的针头刺破皮肤，下列采取的措施中最能保护该护士不受传染旳是（　　　）

　　A. 碘酒消毒　　　　　　　B. 应用干扰素　　　　　C. 立即注射乙肝疫苗

　　D. 注射丙种球蛋白　　　　E. 注射乙肝高效免疫球蛋白

3. 早期发现麻疹最有价值的依据是（　　　）

　　A. 口腔黏膜柯氏斑

　　B. 颈部淋巴结肿大

　　C. 1 周前有麻疹接触史

　　D. 发热、呼吸道卡他症状及结膜充血

　　E. 身上有皮疹

4. 医院如发现传染性非典型肺炎患者或疑似患者应在多长时间内向有关卫生行政部门报告（　　　）

　　A. 9 小时　　　　　　　　B. 2 小时内　　　　　　C. 24 小时

　　D. 10 小时　　　　　　　E. 12 小时内

5. 原卫生部发布的《公众预防传染性非典型肺炎指导原则》指出传染性非典型肺炎最有效的预防措施是（　　　）

　　A. 生活、工作场所通风

　　B. 在人群密度高或不通风场所内戴口罩

　　C. 注意个人卫生

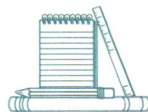

D. 服用中西药物

E. 不与传染性非典型肺炎或疑似传染性非典型肺炎患者接触

6. 流行性感冒的预防措施中，下列哪项是错误的（   ）

A. 对流行性感冒患者进行隔离和治疗

B. 流行性感冒流行前接种流感疫苗

C. 流行前给所有感冒人群使用金刚烷胺进行药物预防

D. 减少公众集会活动

E. 保持室内空气新鲜流通

7. 流行性乙型脑炎死亡的主要原因是（   ）

A. 中枢性呼吸衰竭   B. 外周性呼吸衰竭   C. 高热

D. 缺氧   E. 脑水肿

8. 下列关于流行性腮腺炎护理措施中错误的是（   ）

A. 饮食应清淡，避免酸、辣、甜的食物

B. 多饮水

C. 睾丸肿痛时可用丁字带

D. 自限性疾病，无特殊疗法

E. 如出现脑膜炎等并发症，应长期使用激素

9. 典型麻疹的出疹顺序是（   ）

A. 四肢→躯干→面部→颈部

B. 上肢→前胸→下肢→背部

C. 耳后发际→面部→颈部→躯干→四肢→手心、足心

D. 面部→躯干→四肢

E. 面部→四肢→躯干

10. 患儿，男，6岁，患流行性腮腺炎第3天，高热不退，头痛，呕吐。护士考虑该患儿可能并发（   ）

A. 喉炎   B. 支气管炎   C. 心肌炎

D. 脑膜脑炎   E. 胰腺炎

11. 患儿，男，8岁，体温40.3℃，烦躁不安，伴间歇性抽搐，诊断为流行性乙型脑炎。患儿首要的护理措施是（   ）

A. 采用物理降温和退热药降低体温

B. 使用脱水剂预防抽搐

C. 吸氧

D. 吸痰

E. 使用呼吸兴奋剂

12. 一孕妇，31岁，既往体健，近1年来发现HBsAg（+），但无任何症状，肝功能正常。经过了十月怀胎，足月顺利分娩—4200g女婴，为阻断母婴传播，对此新生儿最适宜的预防方法是（   ）

A. 乙肝疫苗

B. 丙种球蛋白

C. 乙肝疫苗＋丙种球蛋白

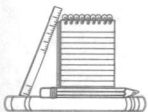

D. 高效价乙肝免疫球蛋白

E. 乙肝疫苗＋高效价乙肝免疫球蛋白

13. 患儿，女，5岁，发热1天后出现皮疹，躯干多，四肢末端少，为红色斑丘疹，数小时后变成小水疱，痒感重，护士考虑该患儿是（　　　）

A. 麻疹　　　　　　　B. 水痘　　　　　　　C. 腮腺炎

D. 猩红热　　　　　　E. 幼儿急疹

二、案例分析

1. 患者，男，25岁，因"发热、食欲减退、恶心2周，皮肤黄染1周"入院。患者2周前无明显诱因出现发热，伴乏力、全身不适、食欲减退、恶心等症状。1周前出现皮肤、巩膜黄染，尿色黄。入院查体：肝肋下2cm，上腹部轻度压痛，皮肤巩膜黄染。

请问：（1）患者最可能的医疗诊断是什么？

　　　　（2）患者明确诊断需要做哪些检查？检查结果会有哪些异常？

2. 一男童在外玩耍时，不小心被犬咬伤，咬伤部位在右小腿，伤口较深，且创面大，紧急送往医院进行处理。

请问：如何为该患者进行伤口处理？

3. 患者，女，26岁，是一名医务人员，3天前参与不明原因肺炎患者的救治，之后出现发热、头痛、干咳、关节肌肉酸痛等。查体：T 39℃。胸部X线检查可见网状改变，白细胞计数4.6×10^9/L。

请问：（1）患者可能的医疗诊断是什么？

　　　　（2）患者应采取什么隔离措施？

4. 患儿，女，6岁，因"发热、双耳垂下肿痛3天"来诊。患儿3天前开始发热，伴头痛、乏力、恶心、食欲缺乏，然后出现双耳垂下肿痛，说话、咀嚼时疼痛加重。查体：T 38.3℃，神志清。双侧腮腺3.5cm×4cm肿大，以耳垂为中心，逐渐向周围扩大，边缘不清。局部皮肤不红，有压痛。腮腺管开口处红肿，咽部充血。心、肺未发现异常。实验室检查：血、尿淀粉酶均升高。

请问：（1）患儿的医疗诊断是什么？

　　　　（2）如何护理和隔离该患儿？

扫一扫，查阅复习思考题答案

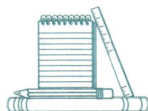

模块三　细菌感染性疾病患者的护理

【学习目标】

1. 掌握结核病、伤寒、细菌性痢疾、霍乱、细菌性食物中毒、猩红热、流脑的流行病学、身体状况、护理措施；熟悉辅助检查及常见护理问题；了解病原学及治疗要点。

2. 熟悉百日咳、布氏杆菌的流行病学、身体状况、护理措施；了解病原学、辅助检查、常见护理问题及治疗要点。

3. 能运用所学的知识深刻理解严谨治学、开拓创新、无私奉献的精神内涵。

项目一　结核病患者的护理

案例导入

患者，女，35 岁。3 个月前出现发热、盗汗、疲乏无力、食欲减退、咳嗽咳痰，并逐渐消瘦，自服消炎药无效入院。查体：T 38℃，P 90 次 / 分，R 24 次 / 分，BP 120/80mmHg，胸部叩诊左上锁骨下有浊音，听诊左上锁骨下区有固定湿啰音。怀疑患有肺结核。

请问：1. 患者确诊需做什么检查？

2. 患者目前主要的护理问题及相关护理措施有哪些？

一、肺结核患者的护理

肺结核（pulmonary tuberculosis）是由结核分枝杆菌引起的肺部慢性传染性疾病。其主要临床表现为低热、盗汗、乏力、食欲减退、咳嗽、咯血等。结核分枝杆菌可侵及许多脏器，以肺部受累形成肺结核最为常见，占各器官结核病总数的 80%~90%。

肺结核是全球关注的公共卫生和社会问题。据世界卫生组织统计，2022 年全球新增结核病患者 1060 万人，发病率为 134/10 万。2022 年，我国结核病新发患者约 74.8 万。世界卫生组织将每年 3 月 24 日定为"世界防治结核病日"，以此提醒公众加深对结核病的认识，同时推行全程督导短程化学治疗（DOTS）策略作为国家结核病规划的核心内容。

【病原学及发病机制】

1. 病原学　结核分枝杆菌分为人型、牛型、非洲型和鼠型 4 类，其中引起人类结核病的主要为人型结核分枝杆菌，少数为牛型结核分枝杆菌。结核分枝杆菌具有抗酸性，对干燥、酸、

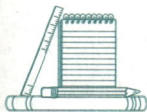

碱、冷等抵抗力较强，在阴湿环境下能存活 5 个月，在干燥环境中可存活 6~8 个月或数年。该细菌对紫外线、热敏感，阳光下暴晒 2~7 小时、紫外线灯消毒 30 分钟均有明显杀菌作用，煮沸 100℃ 5 分钟可杀菌，70% 乙醇接触 2 分钟即可杀菌。

2. 发病机制　人体对结核分枝杆菌的反应包括免疫反应和变态反应，二者常同时存在。①免疫反应：人体对结核分枝杆菌的自然免疫力（先天免疫力）是非特异性的，接种卡介苗或经过结核菌感染后所获得的免疫力（后天性免疫力）具有特异性，能将入侵的结核分枝杆菌杀死或严密包围，制止其扩散，使病灶愈合。②变态反应：变态反应为结核分枝杆菌侵入人体后 4~8 周，身体组织对结核分枝杆菌及其代谢产物所产生的敏感反应，为Ⅳ型（迟发型）变态反应，可通过结核分枝杆菌素试验来测定。

入侵结核分枝杆菌的数量、毒力，以及人体免疫力的高低和变态反应的程度，决定着结核病的发生、发展和转归。其基本病理变化是炎性渗出、增生和干酪样坏死，以坏死与修复同时进行为特点，三种病理变化同时存在并可相互转化。肺部首次感染结核分枝杆菌（初感染）后，细菌被吞噬细胞携带至肺门淋巴结，并可全身播散。这时若正值免疫力过于低下，可以发展为原发性进行性结核病。但在成人（往往在儿童时期已经受过轻微结核感染，或已接种卡介苗），机体已有相当的免疫力，不易发生全身性播散，而在感染局部发生剧烈组织反应，病灶为渗出性，甚至干酪样坏死，液化而形成空洞。

【流行病学】

1. 传染源　肺结核的主要传染源是排菌的肺结核患者，尤其是未经治疗者。

2. 传播途径　肺结核最主要的传播途径是飞沫传播，排菌肺结核患者在咳嗽、打喷嚏、大笑或高声说话时飞沫带有大量的结核分枝杆菌，易感者吸入飞沫而感染。其他途径如消化道、皮肤、血行等也可传播。

3. 易感人群　肺结核的易感人群主要为婴幼儿、老年人、HIV 感染者、免疫抑制剂使用者、慢性疾病患者等免疫功能低下者。另外，生活贫困、居住拥挤、营养不良等社会因素也可成为肺结核的促发因素。

4. 流行特征　据 WHO 发布的《2022 年全球结核病报告》统计，结核病仍然是全世界的主要传染病杀手，2021 年全球新发结核病患者数约 1060 万，发病率为 134/10 万。我国 2020 年结核病新发患者数约为 84.2 万，2021 年结核病新发患者数约为 78.0 万。全球结核病高发国家中，印度首当其冲，其次是印度尼西亚、中国、菲律宾、巴基斯坦、尼日利亚和南非，在全球 7 个结核病高负担的国家中，中国排名第三，可见中国结核病防控任务艰巨。

【护理评估】

（一）健康史
询问有无结核病患者接触史；是否患有获得性免疫缺陷综合征及慢性疾病；有无免疫抑制剂使用史；是否接种过卡介苗；有无低热、盗汗、胸闷、消瘦、乏力、食欲减退、咳嗽、咯血等。

（二）身体状况
1. 全身症状　发热最常见，多为长期午后低热。部分患者有乏力、盗汗、食欲减退和体重减轻等全身毒性症状。若肺部病灶进展播散时，患者可有畏寒、不规则高热等。育龄女性可有月经失调或闭经。

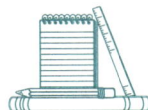

2. 呼吸系统症状

（1）咳嗽、咳痰　是肺结核最常见症状，多为干咳或咳少量白色黏液痰。有空洞形成时，痰量增多；合并细菌感染时，痰呈脓性且量增多；合并厌氧菌感染时，咳大量脓臭痰；合并支气管结核，表现为刺激性咳嗽。

（2）咯血　多数患者有不同程度咯血，多为小量咯血，严重者可大量咯血，甚至发生失血性休克。咯血与病情的严重程度不一定成正比，咯血后出现持续高热，多提示病灶播散。

（3）胸痛　病变累及壁层胸膜时可有胸壁刺痛，随呼吸和咳嗽加重。

（4）呼吸困难　多见于干酪样肺炎和大量胸腔积液患者，也可见于纤维空洞性肺结核的患者。

3. 体征　随病变范围和性质而异。病变范围小多无异常体征。渗出性病变范围较大或干酪样坏死时可有肺实变体征，如触诊语颤增强、叩诊浊音、听诊闻及管样呼吸音和湿啰音；胸膜粘连增厚可有胸廓塌陷、气管移位；结核性胸膜炎有胸腔积液体征。

（三）临床分型

根据 2018 年我国实施的结核病分类标准，将肺结核分为以下几型：

1. 原发型肺结核　多见于儿童。症状轻，原发病灶、淋巴管炎和肿大的肺门淋巴结形成典型的原发综合征。结核分枝杆菌素试验多呈强阳性，X 线检查表现为哑铃状阴影，如图 3-1 所示。

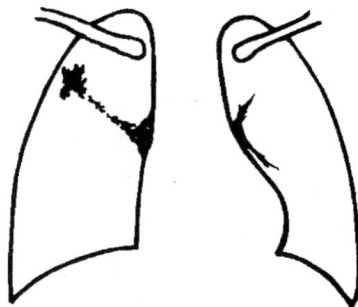

图 3-1　原发型肺结核

2. 血行播散型肺结核　根据结核分枝杆菌侵入的数量和毒力、机体免疫力及临床表现的不同，分为急性、亚急性、慢性血行播散型肺结核。

急性血行播散型肺结核常见于婴幼儿、青少年，是病变部位大量结核杆菌在短时间内、多次侵入血循环，血管通透性增加，结核分枝杆菌进入肺间质，并侵犯肺实质，形成典型的粟粒大小的结节。本病起病急，全身毒血症状重，持续高热、呼吸困难等，常伴发结核性脑膜炎。X 线检查显示全肺满布粟粒状阴影，其大小、密度和分布均匀，结节直径 2mm 左右，如图 3-2 所示。

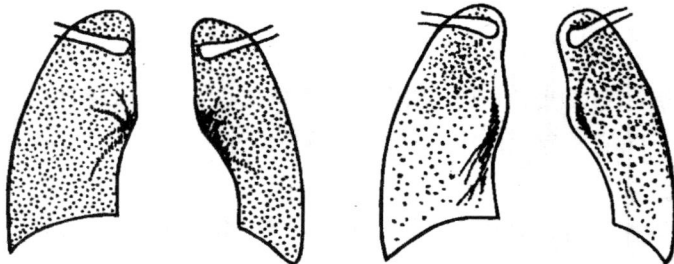

图 3-2　急性粟粒型肺结核

3. 继发型肺结核　是成人中最常见的肺结核类型，病程长，易反复，好发于肺上叶尖后段或

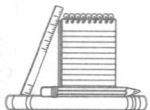

下叶背段，痰结核分枝杆菌检查常为阳性。

（1）浸润型肺结核　多发生在肺尖和锁骨下。X线检查显示为小片状、絮状阴影，可融合形成空洞（图3-3）。

（2）空洞型肺结核　空洞形态不一，由干酪渗出病变溶解形成，洞壁不明显，含多个空腔的虫蚀样空洞。空洞型肺结核多有支气管播散，临床表现为发热、咳嗽、咳痰和咯血。

（3）结核球　干酪样坏死灶部分吸收周围形成纤维包膜或空洞阻塞性愈合形成球形病灶，称为"结核球"，此为结核病的重要特征之一。

（4）干酪样肺炎　发生于免疫力低下、体质衰弱、大量结核分枝杆菌感染的患者，或有淋巴结支气管瘘的患者，其淋巴结内大量干酪样物质经支气管进入肺内。病情呈急性进展，可有高热、剧烈咳嗽、大量咳痰、发绀、呼吸困难等明显毒血症状。本病可分为大叶性干酪样肺炎和小叶性干酪样肺炎。

（5）纤维空洞型肺结核　肺结核未及时发现或治疗不当，空洞长期不愈，反复进展恶化，出现空洞壁增厚和广泛纤维增生，肺组织破坏严重，肺功能严重受损，结核分枝杆菌检查阳性且耐药，为结核病控制和临床治疗难题。由于肺组织广泛纤维增生，造成肺门抬高，肺纹理呈垂柳样，纵隔向患侧移位，健侧呈代偿性肺气肿。胸部X线检查可见一侧或两侧有单个或多个纤维厚壁空洞，见图3-4。本型患者是重要的传染源。

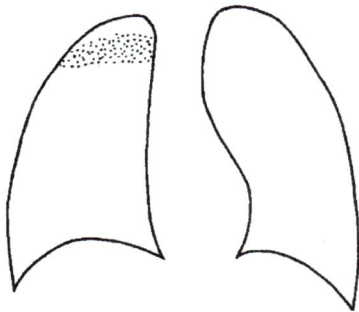

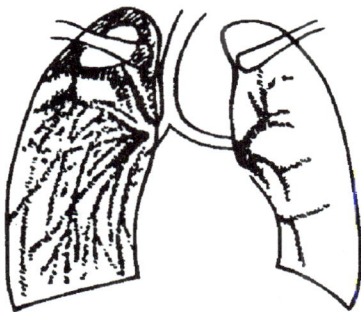

图3-3　浸润型肺结核　　　　图3-4　慢性纤维空洞型肺结核

4. 气管、支气管结核　是发生在气管、支气管黏膜和黏膜下层的结核病。

5. 结核性胸膜炎　包括结核性干性胸膜炎、结核性渗出性胸膜炎、结核性脓胸等。结核性渗出性胸膜炎最常见，多见于青年人。

（四）心理、社会状况

结核病患者易疲劳，睡眠质量差，学习、工作效率降低，易出现自卑感；治疗过程中需要进行隔离，定期检查，严格遵医嘱服药，患者可有焦虑、抑郁、孤独等情绪。

（五）辅助检查

1. 痰结核分枝杆菌检查　是确诊肺结核和判断治疗效果的主要依据。检查方法有涂片法、集菌法、培养法等，应连续多次送检。近年来采用的聚合酶链反应（PCR）、核酸探针检测特异性DNA片段等检查技术，使结核病的诊断更为快捷简单。

2. 影像学检查　胸部X线检查是早期诊断的重要方法，判断病变的部位、范围、性质、有无空洞及空洞大小、洞壁厚薄等。胸部CT检查能发现微小或隐蔽的病变，了解病变范围和性质。计算机X线摄影（CR）和数字摄影（DR）等新技术广泛应用于临床，可增加检查结果的层

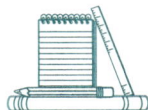

次感和清晰度。

3. 结核菌素试验　用 0.1mL（5IU）PPD（结核菌素纯蛋白衍生物）皮内注射，48～72 小时观察结果。无硬结或硬结直径小于 5mm 为阴性，用"–"表示；硬结直径为 5～9mm 为弱阳性反应，用"+"表示；硬结直径在 10～19mm 为阳性，用"++"表示；硬结直径 ≥ 20mm 或 ≤ 20mm 但局部出现水疱、出血、坏死等均为强阳性，用"+++"表示。阳性反应仅表示结核感染，并不一定患病。我国城市成年居民的结核感染率在 60% 以上，故用 5IU 结核菌素进行检查，其一般阳性结果意义不大。但如用高稀释度（1IU）结核菌素做皮试呈强阳性者，常提示体内有活动性结核灶。3 岁以下强阳性反应者，应视为有新近感染的活动性结核病，须给予治疗。阴性反应除提示没有结核菌感染外，还见于以下情况：正在应用糖皮质激素等免疫抑制剂者，营养不良及麻疹、百日咳等患者，结核菌素试验反应也可暂时消失。严重结核病、淋巴瘤、白血病、结节病、艾滋病等患者结核菌素试验也常为阴性。

4. γ－干扰素释放试验（IGRA）和结核抗体检测　可以区分结核分枝杆菌自然感染与卡介苗接种和大部分非结核分枝杆菌感染，其特异性高于 PPD 试验。由于成本较高，因此该试验在我国多用于研究评价工作，在发达国家 IGRA 正逐渐取代 PPD 试验作为潜伏性结核感染的首选检测方法。

5. 其他检查　纤维支气管镜检查对支气管结核的诊断有重要价值，活动性肺结核血沉可加快，部分病例有红细胞、血红蛋白减少。

【 常见护理诊断 / 问题 】

1. 清理呼吸道无效　与结核分枝杆菌感染等有关。

2. 营养失调：低于机体需要量　与机体消耗增加、食欲减退有关。

3. 活动无耐力　与营养不良、贫血有关。

4. 体温过高　与结核分枝杆菌感染有关。

5. 潜在并发症　咯血、气胸、呼吸衰竭等。

【 护理措施 】

（一）一般护理

1. 消毒与隔离　执行呼吸道隔离至痰菌转阴，患者外出戴口罩，严禁随地吐痰。

2. 休息与活动　肺结核患者症状明显，有咯血、高热等严重结核病毒性症状，或结核性胸膜炎伴大量胸腔积液者，应卧床休息。卧床休息时宜取患侧卧位，以利于健侧的通气，同时减少患侧胸廓的活动度，降低病灶向健侧扩散的危险。恢复期可适当增加户外活动，如散步、打太极拳等提高机体抵抗力。轻症患者在坚持化学治疗的同时，可进行正常工作，应避免劳累和重体力劳动，保证充足的睡眠和休息，做到劳逸结合。

3. 饮食　给予高热量、高蛋白、富含维生素的饮食，忌烟、酒及辛辣刺激性食物。多食鱼、肉、蛋、牛奶、豆制品等动植物蛋白，成人每天蛋白质摄入量为 1.5～2.0g/kg，其中优质蛋白应在一半以上；多食新鲜蔬菜和水果，补充维生素；注意食物的不同搭配，保证食物的色、香、味；提供安静、清洁、舒适的就餐环境，增加进食的兴趣。鼓励多饮水，以补充因发热、盗汗等而丢失的水分，保证机体代谢所需；有心、肾功能障碍者，液体入量应严格遵医嘱执行。

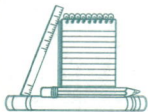

（二）病情观察

监测患者生命体征；观察患者临床表现，如发热、咳嗽、咳痰、盗汗等变化；观察痰量、颜色、性状；观察咯血的诱因，咯血的量、颜色及伴随症状，有无窒息表现等。

（三）治疗护理

1. 治疗要点

（1）化学治疗　合理的化学治疗可彻底杀灭病灶中大量繁殖和静止或代谢缓慢的结核分枝杆菌，达到临床治愈的目的。①治疗原则：早期、联合、适量、规律和全程治疗是化学治疗的原则。②疗程：整个化学治疗过程分为两个阶段，即强化期 2 个月、巩固期 4~6 个月。③常用抗结核药物：常用抗结核药物的成人用药剂量、不良反应和注意事项如表 3-1 所示。

表 3-1　常用抗结核药物的成人剂量、不良反应和注意事项

药名（缩写）	每日剂量（g）	主要不良反应	注意事项
异烟肼（INH）	0.3	周围神经炎、偶有肝损害	避免与抗酸药同时服用，注意消化道反应、肢体远端感觉及精神状态
利福平（RFP）	0.45~0.6	肝损害、变态反应	体液及分泌物呈橘黄色，使隐形眼镜永久变色；监测肝脏毒性及变态反应；加速口服避孕药、降糖药、茶碱、抗凝血剂等药物的排泄，使药效降低或失败
链霉素（SM）	0.75~1.0	听力障碍、眩晕、肾损害	注意听力变化及有无平衡失调，用药前和用药后 1~2 个月进行听力检查，了解尿常规及肾功能的变化
吡嗪酰胺（PZA）	1.5~2.0	胃肠道不适、肝损害、高尿酸血症、关节痛	监测肝功能，定期监测 ALT，警惕肝脏毒性反应；监测血尿酸浓度
乙胺丁醇（EMB）	0.75~1.0	视神经炎	检查视觉灵敏度和颜色的鉴别力
对氨基水杨酸钠（PAS）	8~12	胃肠道反应、变态反应、肝损害	监测不良反应的症状、体征，定期复查肝功能

（2）对症治疗　在有效抗结核治疗 1~3 周，肺结核毒性症状多可消失，无须特殊处理。高热、大量胸腔积液者可在使用有效抗结核药物的同时，加用糖皮质激素如泼尼松，可减轻中毒症状和炎症反应。咯血患者应注意保持气道通畅，及时止血等。

（3）手术治疗　适用于经合理化学治疗无效、多重耐药的厚壁空洞、大块干酪灶、大咯血保守治疗无效者。

2. 用药护理

向患者强调并解释抗结核药物治疗的原则，使患者充分认识到早期、联合、适量、规律、全程化学治疗的重要性，指导患者按时、按量用药，防止因漏服、减量、停药、不按时服药等导致治疗失败；督促患者治疗期间定期复查胸片和肝、肾功能，出现巩膜黄染、肝区疼痛、胃肠不适、眩晕、耳鸣等及时与医生联系。

（四）对症护理

1. 发热

嘱患者卧床休息，多饮水，必要时给予物理降温或小剂量解热镇痛药，重症结核患者伴高热时可遵医嘱在抗结核治疗的同时加用糖皮质激素。

2. 盗汗

室内温度、湿度适宜，定时通风换气，大量出汗时及时更换汗湿的衣服、被单。

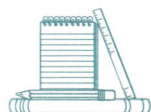

3. 胸痛   胸痛时嘱患者卧床休息，取患侧卧位。

4. 咯血

（1）一般护理   专人护理，保持环境安静；关心、安慰患者，及时清理患者咯出的血块及污染的衣被，以减轻对患者的视觉刺激，消除紧张情绪；保持口腔清洁，以防口咽部异味刺激致剧烈咳嗽而诱发再度咯血；如果患者精神高度紧张或剧烈咳嗽，可遵医嘱给予小量镇静剂、止咳剂，但禁用吗啡、哌替啶，以免引起呼吸抑制。

（2）休息与卧位   小量咯血者以卧床休息为主，尽量避免搬动患者。大量咯血患者绝对卧床休息，取患侧卧位，既防止病灶向健侧扩散，也有利于健侧肺的通气功能。

（3）饮食护理   大量咯血者应禁食；小量咯血者宜进少量温凉流质饮食，防过冷或过热食物诱发或加重咯血；多饮水，多食富含纤维素的食物，以保持大便通畅，避免排便时因腹压升高而引起再度咯血。

（4）保持呼吸道通畅   鼓励患者轻轻咳出气管内痰液和积血，咯血时轻拍健侧背部，以利血块咳出；嘱患者不要屏气，以免诱发喉头痉挛，引起血液引流不畅而诱发或加重窒息；痰液黏稠咳嗽无力者，给予吸痰。

（5）窒息的抢救   一旦患者出现窒息征象，立即取头低脚高 45° 俯卧位，头侧向一边，轻拍背部，迅速排出气道和口咽部的血块，必要时用吸痰管进行机械吸引，并给予高浓度吸氧，做好气管插管或气管切开准备或配合工作，迅速解除呼吸道阻塞。

（6）遵医嘱用药   大量咯血时遵医嘱给垂体后叶素止血，必要时可酌情适量输血。垂体后叶素主要通过收缩小动脉、减少肺循环血量而止血，但能引起冠状动脉、肠道平滑肌和子宫收缩，故冠心病患者、高血压患者及孕妇忌用，静脉滴注时速度切勿过快，以免引起恶心、便意、心悸、面色苍白等不良反应。

（7）监测病情   密切观察咯血的量、颜色及出血的速度，观察生命体征及意识状态的变化；观察有无咯血不畅、呼吸急促、发绀、烦躁不安、大汗淋漓等窒息征象；观察有无阻塞性肺不张、肺部感染及休克等并发症表现。

（五）心理护理

医护人员应积极与患者及家属交流沟通，耐心介绍本病相关知识，告诉患者肺结核可以治愈，帮助患者解除心理压力，使其树立战胜疾病的信心。痰菌阴性和经有效抗结核治疗 4 周以上没有传染性的患者，可参加正常的社会生活。

【健康指导】

1. 预防指导

（1）控制传染源   加强卫生宣教，建立和健全各级结核病防治机构，做到早期发现、早期治疗、登记管理、长期随访、动态观察，是预防肺结核传播的关键。

（2）切断传播途径   ①痰涂片检查阳性的肺结核患者需住院治疗，呼吸道隔离；患者单居一室，病室通风良好，每日紫外线消毒。②严禁随地吐痰，不面对他人打喷嚏或咳嗽。咳嗽或打喷嚏时，用双层纸巾遮住口鼻，将纸放入污物袋中焚烧处理。患者外出时戴口罩，痰液须经灭菌处理再弃去。接触痰液后用流水清洗双手。③餐具煮沸消毒或用消毒液浸泡消毒，同桌共餐时使用公筷。④被褥、书籍在烈日下暴晒 6 小时以上。

（3）保护易感人群   对未受过结核分枝杆菌感染的新生儿、儿童及青少年接种卡介苗，使

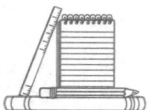

其身体产生对结核分枝杆菌的特异性免疫力。受结核分枝杆菌感染易发病的高危人群，如 HIV 感染者、长期应用免疫抑制剂或糖皮质激素者、吸毒者、糖尿病患者等，可服用异烟肼预防性治疗。

2. 疾病知识指导　宣教肺结核的病因、传播途径、主要表现、治疗等知识；强调规律、全程、合理用药的重要性。

3. 生活指导　出院后注意营养丰富，合理休息，适当运动，避免劳累，戒烟、戒酒等；指导患者定期复查肝功能、胸部 X 线，及时了解病情变化，以利调整治疗方案并彻底治愈。

二、结核性脑膜炎患者的护理

结核性脑膜炎（tuberculous meningitis）简称结脑，是结核分枝杆菌侵犯脑膜、脑实质所引起的炎症，是结核病中最严重的类型，多见于 5 岁以下小儿。往往在初染结核后 6 个月到 1 年内发病，早期症状不典型，主要表现为食欲差、逐渐消瘦、睡熟后出汗多、长期不规则低热。若诊断、治疗不及时，病情逐渐加重，可出现高热抽搐、昏迷，甚至死亡。

【病原学及发病机制】

1. 病原学　参见前文肺结核患者的护理。

2. 发病机制　结核分枝杆菌多经呼吸道进入肺部，先形成小区域感染，数周后杆菌侵入淋巴系统进入局部淋巴结，再经血行播散进入脑膜和脑实质并在此繁殖。本病的主要病理改变为脑部肿胀，软脑膜呈弥漫性混浊，有灰黄色浆液纤维素性渗出物。软脑膜可见散在的粟粒状结核结节，多由数个多核巨细胞、大量单核细胞及成纤维细胞组成，并有少量浆细胞，后者多见于较晚期。镜下可见软脑膜弥漫性炎症细胞浸润，以单核细胞、淋巴细胞为主，并有少量巨噬细胞及浆细胞。

【流行病学】

参见前文肺结核患者的护理。

【护理评估】

（一）健康史

询问患儿有无结核病患者接触史；有无免疫抑制剂使用史；是否接种过卡介苗；有无低热、盗汗等。

（二）身体状况

一般起病较缓慢，婴儿可以突发高热、惊厥起病。典型临床表现可分为如下三期。

1. 早期（前驱期）　持续 1~2 周。主要症状为性格的改变，精神淡漠，易疲倦或烦躁不安，可伴低热、厌食、盗汗、消瘦、不明原因的呕吐及头痛。

2. 中期（脑膜刺激期）　持续 1~2 周。主要为脑膜炎及颅内压升高表现，如低热、持续性头痛、喷射性呕吐，逐渐出现嗜睡，可有惊厥发作，意识障碍。典型脑膜刺激征多见于年长儿，婴儿主要表现为前囟膨隆或颅缝裂开，腹壁反射消失，腱反射亢进。此期常出现脑神经受累症状，最常见的为面神经瘫痪，其次为动眼神经及外展神经瘫痪。眼底检查可见视神经炎、视盘水肿，脉络膜可偶见结核结节。

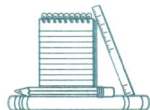

3.晚期（昏迷期） 持续1~3周。意识障碍加重，反复惊厥，神志进入半昏迷、昏迷状态，瞳孔散大，对光反射消失，呼吸节律不整，甚至出现潮式呼吸或呼吸暂停，常有水、电解质代谢紊乱，最终因呼吸循环衰竭而死亡。

4.并发症及后遗症 常见的并发症为脑积水、脑实质损害、脑出血及颅神经障碍。前三者也是结核性脑膜炎患儿死亡的常见原因。严重后遗症为脑积水、肢体瘫痪、智力低下、失明、失语、癫痫及尿崩症等。

（三）心理、社会状况

结核脑膜炎病情危重，预后不良，注意评估家长对本病的病情、治疗及预后等知识的了解程度，患儿因各种检查、治疗所致的恐惧、焦虑程度。

（四）辅助检查

1.脑脊液检查 脑脊液压力升高，外观透明或微混浊，静置12~24小时可出现蜘蛛网状膜，取之涂片可查到抗酸杆菌。白细胞增多，一般在（50~500）×10^6/L，分类以淋巴细胞为主；蛋白定量升高，通常为1~3g/L；糖及氯化物下降。脑脊液结核菌培养阳性则可确诊。

2.胸部 X 线检查 80%~90%显示活动性或陈旧性结核感染，检查结果证实有血行播散，对本病的确诊有意义。

3.结核菌素试验 阳性对诊断有帮助，但阴性也不能排除结核性脑膜炎。

4.眼底检查 可见脉络膜上有粟粒状结节病变。

【常见护理诊断 / 问题】

1.潜在并发症 颅内压升高、脑实质损害等。

2.营养失调：低于机体需要量 与摄入不足及消耗增多有关。

3.体温过高 与结核分枝杆菌感染有关。

【护理措施】

（一）一般护理

1.消毒与隔离 参见前文肺结核患者的护理。

2.休息与活动 绝对卧床休息，将患儿头肩部抬高15°~30°，取侧卧位，以促进头部血液循环，减轻脑水肿，降低颅内压，同时避免呕吐造成窒息；保持室内安静，避免一切不必要的刺激，各种治疗护理操作尽量集中进行，动作轻柔、迅速，以减少对患儿的刺激。

3.饮食 给予营养丰富、易消化的饮食，清醒的患儿取舒适体位协助进食，对昏迷、不能吞咽者，可鼻饲和静脉补液，维持水、电解质平衡。

4.皮肤护理 保持床铺清洁、平整；呕吐后及时清除残留物，保持皮肤清洁、干燥。对昏迷及瘫痪患儿，每2小时翻身拍背1次，防止压疮和坠积性肺炎。每日清洁口腔2~3次，以免因呕吐导致口腔不洁，细菌繁殖。对昏迷不能闭眼者，可涂眼膏并用纱布覆盖，保护角膜。

（二）病情观察

密切观察患者体温、呼吸、脉搏、血压、神志、惊厥、瞳孔大小和尿量等的变化，及早发现颅内高压或脑疝，及时采取急救措施。

（三）治疗护理

本病治疗原则为抗结核治疗和对症降颅压治疗。

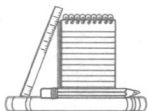

1. 一般治疗 卧床休息，供应营养丰富的含高维生素和高蛋白的食物，昏迷者鼻饲。

2. 抗结核治疗 抗结核药物宜选择渗透力强、脑脊液浓度高的杀菌剂，治疗过程中要观察不良反应，尽可能避免不良反应相同的药物联用。常用的联用方案：①异烟肼、链霉素和乙胺丁醇或对氨基水杨酸；②异烟肼、利福平和链霉素；③异烟肼、利福平和乙胺丁醇。

3. 肾上腺皮质激素的应用 肾上腺皮质激素能抑制炎性反应，减轻中毒症状及脑膜刺激征；能降低颅内压，减轻脑水肿，防止椎管阻塞，为抗结核药物的有效辅助治疗。一般早期应用效果较好。可选用泼尼松每日 1～2mg/kg 口服，疗程 6～12 周，病情好转后 4～6 周开始逐渐减量至停药。

4. 对症治疗

（1）颅内压升高 20% 甘露醇 5～10mL/kg 快速静脉注射，必要时 4～6 小时 1 次，50% 葡萄糖 2～4mL/kg 静脉注射，与甘露醇交替使用；乙酰唑胺每日 20～40mg/kg，分 2～3 次服用，服 3 天、停 4 天；必要时脑室穿刺引流，每日不超过 200mL，持续 2～3 周。

（2）高热、惊厥 参见乙脑患者的护理。

（3）鞘内用药 对晚期严重病例，颅内压高、脑积水严重、椎管有阻塞，以及脑脊液中葡萄糖含量持续降低或蛋白含量持续升高者，可考虑应用鞘内注射，注射前宜放出与药液等量的脑脊液。常用药物为地塞米松。

（四）对症护理

控制颅内压，及时止惊、改善呼吸功能，维持正常生命体征是抢救成功的关键之一。

1. 颅内高压 遵医嘱给予脱水剂、利尿剂、肾上腺皮质激素、抗结核药物等，注意液体的速度和药物的不良反应。配合医生做好腰椎穿刺术、侧脑室引流术，以降低颅内压。做好术后护理，腰椎穿刺术后取去枕平卧位 4～6 小时，防止脑疝的发生。保持安静，避免哭闹和用力。

2. 保持气道通畅 及时清除呼吸道分泌物，必要时用吸痰器，保持呼吸道通畅，防止窒息和吸入性肺炎；有呼吸功能障碍时，给予吸氧或人工辅助呼吸，取平卧位，头偏向一侧，以免舌根后坠堵塞喉头。

3. 惊厥 参见乙脑患者的护理。

（五）心理护理

结核性脑膜炎病情重、病程长，应关心体贴患儿，加强与家长的沟通，及时了解他们的心理状态，体会其感受，并给予耐心解释和心理上的支持，使其克服焦虑心理，配合治疗护理。

【健康指导】

1. 预防指导 积极开展预防结核病宣传工作，未受结核分枝杆菌感染过的新生儿、儿童等应接种卡介苗，以预防肺结核等的发生，降低结核性脑膜炎的发病率；加强锻炼，增强体质，保持乐观的心态，劳逸结合，提高抵抗力；积极治疗原发结核，彻底清除结核病灶，防止继发感染。

2. 疾病知识指导 向家长解释治疗方法，强调全程、规律、合理用药的重要性；定期门诊随访，停药后随访观察 3～5 年，防止复发。加强营养供给、保证休息及适当的户外活动。对留有后遗症的患儿，指导家长对瘫痪肢体进行被动活动等功能训练，或按摩、理疗、针灸，防止肌挛缩。对失语和智力低下者，进行语言训练和适当教育。

三、肠结核患者的护理

肠结核（intestinal tuberculosis）是结核分枝杆菌引起肠道的慢性特异性感染，主要表现为发

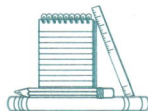

热、盗汗、乏力、消瘦、贫血、腹痛、腹泻及便秘等。本病多见于 20~40 岁的中青年，女性较男性多见。

【病原学及发病机制】

1. 病原学　参见前文肺结核患者的护理。

2. 发病机制　结核分枝杆菌主要经口传染而侵入肠道，患者常为开放性肺结核，由于吞咽了自身含有结核分枝杆菌的痰液而致病，或者经常与开放性肺结核患者一同进餐，缺乏必要的消毒隔离措施而致病。少数情况下，饮用未经消毒的含有结核分枝杆菌的牛奶或乳制品也可引起原发性肠结核。其他结核分枝杆菌可经血行播散而引起肠结核；女性生殖器结核和肾结核直接蔓延可引起肠结核。

肠结核主要发生于回盲部，其他发病部位依次为升结肠、空肠、横结肠、降结肠、阑尾、十二指肠和乙状结肠等处，少数见于直肠。对结核分枝杆菌的免疫力与过敏反应程度可影响本病的病理性质。若人体的过敏反应强，病变以炎症渗出为主；当感染的细菌量多、毒力大时，可发生干酪样坏死，形成溃疡，成为溃疡性肠结核。机体免疫状况良好，感染较轻，则表现为肉芽组织增生和纤维化，成为增生型肠结核。兼有这两种病变者并不少见，称为溃疡增生型或混合型肠结核。

【流行病学】

1. 传染源　主要为开放性肺结核患者，其次是饮用带结核分枝杆菌的牛奶或乳制品而感染。

2. 传播途径

（1）**经口感染**　为主要传播途径。患者多有开放性肺结核或喉结核，因经常吞下含结核分枝杆菌的痰液而感染；或经常与开放性肺结核患者共餐，餐具未经消毒而感染；或饮用带结核分枝杆菌的牛奶或乳制品而感染。

（2）**血行播散**　肠外结核病灶经血行播散侵犯肠道，多见于粟粒型结核。

（3）**直接蔓延**　由腹腔内结核病灶直接侵犯肠壁引起，如女性生殖器结核侵犯肠道。

3. 易感人群　免疫力低下者及肠道局部抵抗力减弱者。

【护理评估】

（一）健康史

评估患者有无结核病史，是否患过肺结核或肺外结核及治疗情况。

（二）身体状况

1. 腹痛　多位于右下腹或脐周，系回盲部病变引起的牵涉痛，但此时体检仍可发现压痛点位于右下腹。疼痛多为痉挛性阵痛伴腹鸣，有时进餐可诱发或加重，排便或排气后即有不同程度的缓解。增生型肠结核或并发肠梗阻时有腹部绞痛，常位于右下腹或脐周，伴有腹胀、肠鸣音亢进、肠型与蠕动波。

2. 腹泻与便秘　腹泻是溃疡型肠结核的主要临床表现之一，一般每天 2~4 次，粪便多呈糊状或稀水状，不含黏液、脓血，直肠未受累无里急后重感；重者每天达 10 余次。此外，可有腹泻与便秘交替出现，此为肠结核引起胃肠功能紊乱所致。增生型肠结核多以便秘为主要表现。

3. 全身症状和肠外结核表现　溃疡型肠结核常有结核毒血症状，表现为长期发热、盗汗、乏

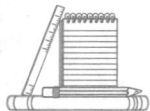

力、消瘦、贫血，严重时出现维生素缺乏、营养不良性水肿等表现，并可同时有肠外结核特别是活动性肺结核的临床表现。增生型肠结核病程较长，全身情况一般较好，无发热或低热，多不伴肠外结核表现。

4. 体征 腹部肿块主要见于增生型肠结核，常位于右下腹，一般比较固定，中等质地，伴有轻度或中度压痛。溃疡型肠结核并发局限性腹膜炎、病变肠段和周围组织粘连，或同时有肠系膜淋巴结结核也可出现腹部肿块。

5. 并发症 见于晚期患者，以肠梗阻多见，其次为瘘管形成及腹腔脓肿，肠出血、急性肠穿孔少见，也可合并结核性腹膜炎。

（三）心理、社会状况

评估患者有无因病程长、疗程长等因素所致的焦虑、抑郁心理。

（四）辅助检查

1. 实验室检查 溃疡型肠结核可有不同程度的贫血，无并发症时白细胞计数一般正常；血沉多明显加快；粪便隐血试验可呈阳性；结核菌素试验呈强阳性有助于本病诊断。

2. X 线检查 X 线胃肠钡餐造影对肠结核的诊断具有重要价值。其主要表现为黏膜皱襞粗乱、增厚、溃疡形成。溃疡型肠结核钡剂在病变肠段呈现激惹征象，排空很快，充盈不佳，而在病变的上下肠段则钡剂充盈良好，称为 X 线钡影跳跃征象。造影也可见肠腔狭窄、肠段缩短变形、回肠盲肠正常角度消失。

3. 结肠镜检查 可直接观察全结肠和回盲末段，对诊断具有重要价值。镜下见病变肠黏膜充血、水肿、溃疡形成（常呈环形，边缘呈老鼠咬状）、大小及形态各异的炎症息肉、肠腔变窄等，镜下取肠黏膜组织活检具有确诊价值。

【常见护理诊断 / 问题】

1. 疼痛 与结核分枝杆菌侵犯肠壁有关。

2. 营养失调：低于机体需要量 与结核分枝杆菌毒性作用、消化吸收功能障碍有关。

3. 排便形态改变 与结核分枝杆菌侵犯肠壁有关。

4. 潜在并发症 肠梗阻。

【护理措施】

（一）一般护理

1. 消毒与隔离 执行呼吸道与消化道隔离，开放性肺结核患者禁止吞咽痰液，餐具等用物严格消毒。

2. 休息与活动 急性发作期或病情严重时卧床休息，缓解期指导患者适当活动，并注意劳逸结合。

3. 饮食 给予高热量、高蛋白、高维生素、易于消化的食物，如新鲜蔬菜、水果、鲜奶、肉类及蛋类等，注意补充维生素和矿物质；腹泻明显的患者少食乳制品、粗纤维食物和富含脂肪的食物，以免加快肠蠕动；肠梗阻患者禁食；严重营养不良者静脉补充营养，以满足机体代谢需要。

（二）病情观察

观察患者生命体征；观察腹痛程度与部位、腹泻次数、腹胀程度，准确记录 24 小时出入液量，一旦发现异常应及时报告医生，并做好相应的护理和配合治疗。

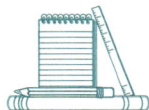

（三）治疗护理

1. 治疗要点　肠结核的治疗目的是消除症状、改善全身情况、促进病灶愈合及防止并发症。

（1）抗结核化学药物治疗　是本病治疗的关键，治疗方案参见肺结核患者的护理。

（2）对症治疗　腹痛者用抗胆碱能药物，摄入不足或腹泻严重者纠正水、电解质与酸碱平衡紊乱，不完全肠梗阻患者进行胃肠减压。

（3）手术治疗　适应证包括完全性肠梗阻、急性肠穿孔、慢性肠穿孔瘘管形成、肠道大量出血经积极抢救不能有效止血者等。

2. 用药护理　参见前文肺结核患者的护理。

（四）对症护理

1. 腹痛　观察腹痛的性质、部位、程度，出现腹痛症状时，指导患者分散注意力，如深呼吸、听音乐等以缓解疼痛；除急腹症外，可采用热敷、按摩、针灸等方法；必要时遵医嘱给予镇痛药。肠梗阻所致疼痛应禁食、行胃肠减压。如疼痛突然加重、压痛明显，或出现便血、肠鸣音亢进等，考虑并发肠梗阻、肠穿孔或肠出血等，应及时报告医生并积极配合采取抢救措施。

2. 腹泻　观察患者排便次数、量、颜色、形状、伴随症状及粪便的化验检查结果，以便及时发现病情变化；加强肛周皮肤护理，便后用温水清洗肛门及周围皮肤并保持干燥，必要时涂凡士林或抗生素软膏；留取大便标本时注意采集大便脓血、红白胶冻状物等有价值部分；遵医嘱用药，维持水、电解质和酸碱平衡；对长期不能进食的患者尽早采用完全胃肠外营养，以保证营养物质的摄入。

（五）心理护理

本病病程长，需长期服药，患者易产生焦虑心理，护理人员应多与患者交流，介绍肠结核的相关知识，说明只要早期、合理、足量应用抗结核药物，症状可以逐渐缓解并能治愈，增强患者战胜疾病的信心。

【健康指导】

1. 预防指导　做好肺结核的早期诊断和抗结核治疗工作，尽快使痰菌转阴，以免吞入含菌的痰而造成肠感染。积极开展结核病防治宣传工作，注意个人卫生，提倡分餐，消毒餐具，不饮用未经消毒的牛奶，不吞咽痰液。接种卡介苗可增强人体对结核分枝杆菌的抵抗力，有利于预防结核病的发生。

2. 疾病知识指导　宣教肠结核的病因、传播途径、主要表现、治疗等知识；强调规律、全程、合理用药的重要性。

3. 出院指导　出院后注意营养丰富，合理休息，适当运动，避免劳累等；指导患者定期复查，及时了解病情变化，以利于治疗方案的调整。

项目二　伤寒患者的护理

案例导入

患者，女，30岁。持续发热1天，伴腹泻5天，大便稀，4~5次/天。3小时前突然右下腹剧痛，随后感心慌、出汗、腹胀。查体：腹部广泛压痛、肌紧张及反跳痛，

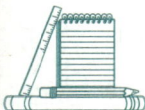

右下腹明显。肝脏右肋下 2cm，脾左肋下 1cm，背部可见米粒大小、压之褪色的淡红色皮疹。血常规检查：白细胞计数 5×10^9/L。大便检查可见少许白细胞。

　　请问：1. 患者可能的医疗诊断是什么？

　　　　　2. 患者出现何种并发症？请说出依据。

伤寒（typhoid fever）是由伤寒杆菌引起的急性肠道传染病，以回肠下段淋巴组织增生、肿胀、坏死与溃疡形成为基本病理特征。其主要表现为发热、相对缓脉、全身中毒症状及消化道症状、玫瑰疹、脾肿大与白细胞减少等，严重者可出现肠出血和肠穿孔等并发症。

【病原学及发病机制】

1. 病原学　伤寒杆菌属于沙门菌属 D 群，革兰染色阴性，呈短杆状，有鞭毛，能运动，无芽孢及荚膜。菌体裂解时释放出的内毒素是主要的致病物质。其主要抗原有菌体"O"抗原、鞭毛"H"抗原及表面"Vi"抗原，可刺激机体产生特异性 IgM 和 IgG 抗体。伤寒杆菌在自然条件下不感染动物，只感染人类。伤寒杆菌在外界环境中生存力较强，在水中可存活 2~3 周，在粪便中可存活 1~2 个月，在牛奶、肉类和蛋类中可存活数月，在冰冻环境中存活半年。但其对热、干燥、阳光和一般消毒剂敏感，加热至 60℃ 15 分钟或煮沸后即可将其杀灭，阳光直射数小时即死，5% 石炭酸 5 分钟可将其杀灭，消毒饮水余氯达 0.2~0.4mg/L 时可迅速将其杀灭。

2. 发病机制　伤寒杆菌随污染的水或食物进入消化道后，未被胃酸杀灭的细菌进入小肠内，于回肠末端穿过肠黏膜，侵入回肠集合淋巴结、孤立淋巴滤泡及肠系膜淋巴结内，被吞噬细胞吞噬并在其胞浆内繁殖。伤寒杆菌通过淋巴液进入血液，出现第 1 次菌血症。伤寒杆菌随血流进入肝、脾和其他网状内皮系统继续大量繁殖，再次进入血流，引起第 2 次菌血症，并释放内毒素，引起毒血症。此时相当于病程第 1~2 周，患者表现出发热、全身不适的临床症状，以及肝脾大、皮肤玫瑰疹。病程第 2~3 周，伤寒杆菌继续随血流播散全身，部分经胆管进入肠道随粪便排出，部分随尿液排出。来自胆囊的伤寒杆菌，部分通过小肠黏膜再次入侵肠道淋巴组织，使原已致敏的肠道淋巴组织产生严重炎症反应，加重肠道病变，引起肿胀、坏死、溃疡，若病变波及血管则可引起出血，若溃疡深达浆膜则致肠穿孔。病程第 4~5 周，人体免疫力增强，伤寒杆菌从体内逐渐被清除，组织修复而痊愈。约 3% 的患者可成为慢性带菌者，少数患者因免疫功能不足等而引起复发。

【流行病学】

1. 传染源　患者与带菌者是传染源。患者从潜伏期末即可从粪便排出伤寒杆菌，起病 2~4 周排菌量最多、传染性最强，恢复期排菌减少，也具有传染性。若患者排菌持续达 3 个月及以上，称为慢性带菌者。另外，还有极少数无伤寒病史的健康带菌者，是本病不断传播或流行的主要传染源。

2. 传播途径　伤寒杆菌从感染者的粪便排出，经口进入易感者而感染，即经粪 – 口途径传播。

（1）水源　水源污染是本病传播的最重要途径，是造成暴发流行的主要原因之一。带有伤寒杆菌的粪便，以各种方式污染饮用水，例如污染井水、河水、湖水、塘水、泉水等，甚至自来水亦偶可受染。在给水系统不完善的农村或城镇中，水源污染较易发生。

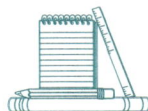

（2）食物　伤寒杆菌在食品中能短期生存，在乳类、蛋类、肉类及豆制品中甚至能够繁殖；饮食行业中的带菌者或轻症患者，可污染食物；不洁水也可污染食物，引起食物型暴发流行。

（3）日常生活接触　通过患者或带菌者的手，或被污染的生活用具、环境而传播。在散发病例中，这种传播方式起重要作用。

（4）苍蝇、蟑螂媒介　苍蝇可通过体表携带、粪便排菌等方式污染食物。蟑螂亦可因机械性携带病菌而传播本病。

3. 易感人群　人群普遍易感，以儿童和青壮年发病较多，病后可产生持久免疫力。本病与副伤寒之间无交叉免疫。

4. 流行特征　本病世界各地均有发生，以热带、亚热带地区多见，发展中国家发病率高于发达国家，农村发病率高于城市，但分布并不均匀。本病终年可见，但以夏秋季多见，每年7~10月是伤寒的高发期，与夏秋季节人们喜食生冷食物和苍蝇活动频繁有关。发病以学龄儿童多见，多系散发，偶有暴发流行。

【护理评估】

（一）健康史

评估患者不洁食物及饮水使用情况；发病的季节；当地是否有伤寒流行或是否去过流行区；有无与患者密切接触史，是否接种过伤寒疫苗等。询问患者发病后有无发热、腹胀、便秘、腹泻，食欲情况，体重，有无皮疹，经过何种处理等。

（二）身体状况

潜伏期一般为7~14天，食物型暴发流行最短可达48小时，水源污染所致最长可达30天，临床表现轻重不一。

1. 典型伤寒　临床经过可分为4期。

（1）初期　病程第1周，起病缓慢，发热，体温呈阶梯形上升，5~7天达39~40℃，发热前可有畏寒，少有寒战。常伴有全身不适、乏力、食欲减退、腹部不适、四肢酸痛等。部分患者可出现腹泻或便秘。

（2）极期　病程第2~3周出现伤寒的典型表现，并发症如肠出血、肠穿孔等常在本期出现。①持续高热：多数呈稽留热，少数呈不规则热或弛张热，可持续2周或以上。②循环系统症状：相对缓脉，并发中毒性心肌炎时，脉搏可加快，重症患者脉搏细速、血压下降、循环衰竭。③神经系统症状：精神恍惚、表情淡漠、反应迟钝、耳鸣、听力减退等。重者可有谵妄、昏迷。合并脑膜炎时可出现脑膜刺激征。神经系统的症状与疾病的严重程度成正比，多随体温下降逐渐恢复。④消化道症状：舌尖与舌缘的舌质红、苔厚（伤寒舌），食欲不振，腹部不适，腹胀，可有便秘或腹泻，右下腹可有轻度压痛。⑤肝脾肿大：多数患者在第1周末出现轻度脾肿大，质软，有压痛。部分患者亦可见肝肿大，质软，有压痛。并发中毒性肝炎时，患者可出现肝功能异常或黄疸。⑥玫瑰疹：病程第7~13天，部分患者出现淡红色小丘疹，直径2~4mm，压之褪色，多见于胸腹部及背部，散在分布，量少，多在2~4天消退。

（3）缓解期　病程第3~4周，体温逐渐下降，食欲好转，腹胀逐渐消失，肝脾回缩，各系统症状减轻。本期小肠病理改变仍处于溃疡期，需警惕肠穿孔、肠出血等并发症的发生。

（4）恢复期　病程第5周，体温恢复正常，临床症状消失，肝脾恢复正常，1个月左右完全康复，但体弱或有慢性疾病者，病程往往延长。

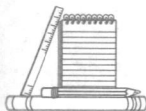

2. 非典型伤寒

（1）轻型　多见于儿童或发病初期使用有效抗生素，或曾接受过伤寒疫苗预防接种的患者。一般症状较轻，体温多在38℃左右，病程短。

（2）暴发型　起病急，中毒症状重，患者可出现高热或体温正常，可并发休克、肠麻痹、中毒性心肌炎、中毒性肝炎等，预后凶险。

（3）迁延型　起病与典型伤寒相似，发热持续不退，病程可达5周以上。伴有慢性血吸虫病患者，热程可长达数月之久。

（4）逍遥型　发病起初症状不明显，患者能正常工作、生活，部分患者发生肠出血或肠穿孔时才被确诊。

3. 特殊类型伤寒

（1）小儿伤寒　年龄越小症状越不典型，起病急，中毒症状重，胃肠道症状明显，易并发支气管肺炎，肠出血、肠穿孔少见。

（2）老年伤寒　症状不典型，发热但体温不高，病程长，易并发支气管肺炎、心衰，病死率高。

4. 再燃与复发　少数患者热退后1~3周，发热等临床表现再度出现，血培养阳性，称为复发，多见于抗菌治疗不彻底、抵抗力较差的患者。部分患者进入缓解期，体温开始下降接近正常时又重新上升，血培养可为阳性，称为再燃。

5. 并发症

（1）肠出血　是最常见的并发症，多见于病程第2~3周。常见诱因为饮食不当、腹泻、用力排便、过早活动等。根据出血量的多少而临床表现轻重不一，可有大便隐血至大量便血。大出血时，可出现面色苍白、血压下降、脉搏细速、意识模糊等失血性休克表现。

（2）肠穿孔　是最严重的并发症，多见于病程第2~3周。好发于回肠末段。诱因与肠出血基本相同。穿孔前常有腹胀、腹泻或肠出血等，穿孔时患者突然右下腹剧痛，伴恶心、呕吐、冷汗、体温初降后升高，有腹部压痛、反跳痛等腹膜刺激征，肝浊音界缩小或消失等。X线检查膈下有游离的气体。严重者可发生感染性休克。

（3）其他并发症　中毒性心肌炎、中毒性肝炎、支气管肺炎、急性胆囊炎、血栓性静脉炎等。

（三）心理、社会状况

评估患者对伤寒的了解及认识程度；对住院隔离的认识及适应情况，有无因为隔离等而产生自卑、焦虑、恐惧等心理；对发热等症状的心理反应，应对措施；疾病对工作、学习、家庭产生的影响；家庭经济状况；家属及亲友对患者的态度。

（四）辅助检查

1. 血常规检查　白细胞计数一般在（3~5）×10⁹/L之间，中性粒细胞减少，嗜酸性粒细胞减少或消失对诊断有重要参考价值。尿常规检查可见轻度蛋白尿。粪便常规检查可见少许白细胞，并发肠出血时，隐血试验阳性。

2. 细菌学检查

（1）血培养　为最常用的确诊依据，发病第1~2周血培养阳性率高达80%及以上。

（2）骨髓培养　阳性率高于血培养，阳性持续时间长，适用于已用抗生素药物治疗及血培养阴性者。

（3）其他培养　粪便培养从发病第2周起阳性率逐渐升高，第3~4周阳性率最高，可达

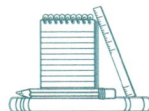

75%，对早期诊断价值不高，常用于判断带菌情况。尿培养早期常为阴性，第 3~4 周可有阳性结果，阳性率约为 25%。玫瑰疹的刮取物或活检切片也可获阳性结果。

3. 肥达反应（伤寒血清凝集试验） 当"O"抗体凝集效价在 1 ∶ 80 及"H"抗体在 1 ∶ 160 或以上时，可确定为阳性，有辅助诊断价值。病程第 1 周阳性反应不多，一般从第 2 周开始阳性率逐渐升高，第 3~4 周阳性率最高，并可持续数月。有少数患者抗体升高延迟或整个病程抗体效价很低或阴性。表面"Vi"抗体的检测可用于慢性带菌者的调查，效价在 1 ∶ 32 以上有诊断意义。

【护理问题】

1. 体温过高　与伤寒杆菌感染有关。

2. 营养失调：低于机体需要量　与高热及摄入减少有关。

3. 知识缺乏　缺乏伤寒疾病的预防知识。

4. 潜在并发症　肠出血、肠穿孔、中毒性心肌炎等。

【护理措施】

（一）一般护理

1. 消毒与隔离　执行消化道隔离，隔离至症状消失后 15 天，或体温正常后每周粪便培养 1 次，连续 2 次阴性，方可解除隔离。接触者医学观察 2 周，对发热的可疑患者应立即隔离。

2. 休息与活动　应卧床休息至热退后 1 周，休息可减少能量消耗，并可减少肠蠕动，有利于预防肠道并发症。保持口腔、皮肤清洁，经常更换体位，协助患者生活护理。恢复期无并发症者可逐渐增加活动量。

3. 饮食　给予营养丰富、易消化、清淡的流质饮食，少量多餐，避免过饱；多次饮水，保证每日液体入量 2000~3000mL，必要时静脉补液；有肠出血时，禁食 24 小时，静脉补充营养；有腹胀时应禁食牛奶、糖等产气食物；恢复期患者食欲好转，常有饥饿感，容易饮食过量，但此时肠道功能尚未完全恢复，仍可能发生并发症，切忌暴饮暴食或进食生硬、粗糙、辛辣、油炸、不易消化的食物。

（二）病情观察

密切观察生命体征、意识状态及面色的变化；大便颜色、性状，有无便血、腹胀、腹泻、便秘等情况；皮疹出现的部位、数量、性质、颜色。观察有无肝脾肿大及肝功能情况。观察有无肠出血、肠穿孔等并发症表现。

（三）治疗护理

1. 治疗要点

（1）病原治疗　①喹诺酮类：是目前治疗伤寒的首选药物。常用药物有诺氟沙星、环丙沙星等，也可用左氧氟沙星，疗程 10~14 天。②第三代头孢菌素：头孢噻肟、头孢曲松等，疗程 14 天。③其他：阿莫西林、氨苄西林、阿奇霉素等药物。

（2）对症治疗　腹胀时停食产气食物，可肛管排气，禁用新斯的明等促进肠蠕动的药物。便秘时可用开塞露或生理盐水低压灌肠，忌用泻药。高热者宜物理降温，不宜使用发汗退热药。毒血症状严重的患者，可加用适量肾上腺糖皮质激素。

（3）并发症治疗　①肠出血：禁食，绝对卧床。密切观察生命体征、意识、便血等。可使

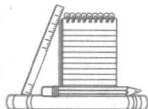

用止血剂或适当输注新鲜血液，禁用泻剂及灌肠。经积极内科治疗无效时，可考虑手术处理。②肠穿孔：禁食，胃肠减压，静脉输液维持水、电解质平衡，加强抗菌药物治疗，控制腹膜炎。密切观察生命体征并做好手术前准备。

2. 用药护理 严格遵医嘱用药，并注意观察用药疗效及药物的不良反应。喹诺酮类常见的不良反应有胃肠道反应、头痛、失眠、皮疹等，因其诱发癫痫及影响骨骼发育，癫痫病患者、孕妇、哺乳期妇女及幼儿应慎用；应用氯霉素应注意观察血常规变化，尤其是粒细胞减少症的发生；复方磺胺甲噁唑常见的不良反应有过敏反应、粒细胞减少症、贫血、胃肠道反应，可产生结晶，对磺胺类药物过敏、肝肾功能不全、贫血、粒细胞减少者应忌用。

（四）对症护理

1. 高热 以物理降温为主，应注意皮疹患者禁用乙醇擦浴；周围循环不良的患者禁用冷敷和乙醇擦浴，避免长时间在同一部位冰敷。如物理降温效果不明显者，可遵医嘱采用药物降温。高热期间应注意卧床休息，大量出汗后应用温水擦拭，及时更换衣物、被单，保持皮肤清洁、干燥。做好口腔护理。

2. 腹胀 患者如出现腹胀应停食如牛奶、糖类等产气食物，可热敷腹部促肛管排气，禁用新斯的明，以免引起剧烈肠蠕动，诱发肠穿孔或肠出血。

3. 便秘 排便时忌过度用力，必要时可用开塞露或生理盐水低压灌肠，忌用高压灌肠和泻药，防止剧烈肠蠕动或腹腔压力过大诱发肠出血、穿孔等并发症。

（五）心理护理

向患者及家属讲解伤寒的相关知识，做好消毒隔离的解释工作，消除患者焦虑、恐惧等不良心理；多与患者交流沟通，鼓励患者说出内心的感受和忧虑，并给予安慰和支持。

【健康指导】

1. 预防指导

（1）控制传染源 及早隔离、治疗患者。隔离期应至临床症状消失、体温恢复正常后 15 天为止；亦可进行粪便培养检查，5~7 天 1 次，连续 2 次检查结果均为阴性者可解除隔离。慢性带菌者的管理应严格执行。饮食、保育、供水等行业从业人员应定期检查，及早发现带菌者。

（2）切断传播途径 为预防本病的关键性措施。患者的大小便、便器、食具、衣物、生活用品均须消毒处理。做好卫生宣教，搞好粪便、水源和饮食卫生管理，消灭苍蝇。养成良好的卫生习惯，饭前与便后洗手，不吃不洁食物，不饮用生水、生奶等。改善给水卫生，严格执行水的卫生监督是控制伤寒流行的最重要环节。

（3）保护易感人群 对易感人群可进行预防接种。

2. 生活指导 保证充足的休息和睡眠，患者出院后，继续休息 1~2 周，逐渐增加活动量。恢复期应注意饮食的过渡，切忌暴饮暴食。

3. 出院指导 指导患者遵医嘱用药，定期复查，若有发热等不适应及时就诊。

附：副伤寒患者的护理

副伤寒（paratyphoid fever）是由副伤寒甲、乙、丙三种沙门杆菌引起的急性肠道传染病。副伤寒的流行病学、临床表现、治疗和护理、预防等与伤寒基本相似，主要临床特点为起病较

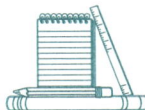

急，潜伏期较伤寒短，一般为 8~10 天，少数可为 3~6 天。男女老幼均可发病，儿童发病率较高。

1. 副伤寒甲、副伤寒乙　与伤寒表现类似，但病情相对较轻。

（1）发热多呈弛张热或不规则热，波动较大，热程较伤寒短，毒血症状较轻，相对缓脉较少。

（2）消化道症状常为最早出现的症状，表现为厌食、腹痛、腹泻、腹胀等，2~3 天症状减轻。

（3）玫瑰疹出现时间较早，数量多，直径大。

（4）复发与再燃多见，而肠出血、肠穿孔少见。

2. 副伤寒丙　临床表现复杂，可分为 3 种类型。

（1）**伤寒型**　临床表现与副伤寒甲、副伤寒乙相似，但较易出现肝功能异常。

（2）**胃肠炎型**　以胃肠炎症为主，病程短，2~3 天可恢复。

（3）**脓毒血症型**　本型并发症多且顽固，常见于抵抗力低下者及体弱儿童。其主要表现为起病急、寒战、高热等脓毒血症症状，伴有皮疹、肝脾肿大等，部分患者可出现骨及关节局限性化脓性病灶，偶可见并发性化脓性脑膜炎、心内膜炎、肾盂肾炎、胆囊炎、皮下脓肿、肝脓肿等。

副伤寒的治疗、护理及预防等与伤寒大致相同。对并发化脓性病灶者，一旦脓肿形成，可行外科手术治疗，并加强抗菌药物的使用。

项目三　细菌性痢疾患者的护理

案例导入

患者，女，7 岁，因"发热，腹痛、脓血便 1 天"入院。患者 1 天前因不洁饮食后突然高热，伴下腹部疼痛和腹泻，大便每天 10 余次，伴里急后重，大便开始为稀便，很快转化为脓血便，无恶心、呕吐，父母给其服用黄连素和青霉素无好转。查体：T 39.7℃，P 100 次 / 分，R 22 次 / 分，BP 110/75mmHg。急性病容，心肺未见异常，左下腹有压痛，无肌紧张和反跳痛，肝脾肋下未触及。实验室检查：白细胞计数 12×10^9/L，中性粒细胞百分比 80%；大便常规见红细胞 4/HP，白细胞 9/HP，脓液（++）；尿常规（−）。

请问：1. 患者最可能的医疗诊断是什么？

2. 患者目前主要的护理问题有哪些？

细菌性痢疾（bacillary dysentery）简称菌痢，是由痢疾杆菌引起的肠道传染病，好发于夏秋季。其主要表现为发热、腹痛、腹泻、里急后重和黏液脓血便，严重者可发生感染性休克和（或）中毒性脑病。本病急性期一般数日即愈，少数患者病情迁延不愈，发展成慢性菌痢，可以反复发作。

【病原学及发病机制】

1. 病原学　痢疾杆菌属肠杆菌科志贺菌属，革兰阴性杆菌，按其抗原结构和生化反应之不

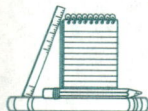

同，可分为 4 群和 47 个血清型，即痢疾志贺菌（A 群）、福氏志贺菌（B 群）、鲍氏志贺菌（C 群）、宋内志贺菌（D 群）。我国以 B 群、D 群流行为主。各型痢疾杆菌均可产生内毒素，导致全身毒血症状。痢疾杆菌在外界环境中生存力较强，在瓜果、蔬菜及污染物上可生存 1~2 周，在牛奶中可生存 24 天，在阴暗潮湿及冰冻条件下可生存数周。阳光直射对其有杀灭作用，加热 60℃ 10 分钟即可将其杀灭，一般消毒剂也能将其杀灭。

2. 发病机制　痢疾杆菌经口进入消化道后，在抵抗力较强的健康人可被胃酸大部分杀灭，即使有少量未被杀灭的病菌进入肠道，亦可通过正常肠道菌群的拮抗作用将其排斥。当人体全身及局部抵抗力降低时，痢疾杆菌侵入肠黏膜上皮细胞，先在上皮细胞内繁殖，然后通过基底膜侵入黏膜固有层，并在该处进一步繁殖，在其产生的毒素作用下，迅速引起炎症反应，肠上皮细胞坏死，形成溃疡。毒素吸收入血，引起全身毒血症。中毒性菌痢是机体对细菌毒素产生的超敏反应，表现为急性微循环障碍、感染性休克、DIC 等，导致重要脏器功能衰竭。

【流行病学】

1. 传染源　包括菌痢患者及带菌者。非典型患者、慢性患者及带菌者因其症状轻或无症状易被忽略而成为重要的传染源。

2. 传播途径　病原菌随患者粪便排出，直接或通过苍蝇污染食物、生活用品或手，经消化道使人感染。地震、战争、洪水等因素可致水源污染而引起暴发流行。

3. 易感人群　人群普遍易感，以儿童发病率最高，其次为中青年。病后可获得一定的免疫力，但短暂而不稳定，且不同菌群及血清型之间无交叉免疫，但有交叉耐药，故易复发和重复感染。

4. 流行特征　本病全年均可发生，但有明显季节性，夏秋季多发。

【护理评估】

（一）健康史

询问患者有无进食不洁食物或饮用污染的水、是否与患者密切接触、既往有无细菌性痢疾病史等。

（二）身体状况

潜伏期为数小时至 7 天，一般为 1~2 天。根据临床表现及病程可分为急性菌痢和慢性菌痢。

1. 急性菌痢　分为普通型（典型）、轻型、中毒型 3 种。

（1）普通型（典型）　急性起病，寒战、高热，全身不适，体温达 39℃ 以上，继之出现腹痛、腹泻和里急后重。腹痛以左下腹为主，呈阵发性，大便后减轻。大便每日 10~20 次，甚至更多，量少，开始为稀便，可迅速转为黏液脓血便。体检时可有左下腹压痛及肠鸣音亢进。治疗及时，患者多于 1 周左右病情逐渐恢复而痊愈，少数患者可因病程迁延转为慢性。

（2）轻型（非典型）　全身症状轻，无明显发热，大便每日 3~5 次，黏液稀便，常无脓血，腹痛较轻。3~7 天可痊愈，亦可转为慢性。

（3）中毒型　2~7 岁儿童多见；起病急，进展快，病死率高；表现为突起高热，全身中毒症状严重，可出现惊厥、抽搐、嗜睡、昏迷，并迅速发生呼吸、循环衰竭，而胃肠道症状在早期并不明显。本型又可分 3 型：①休克型：主要表现为感染性休克。面色苍白、皮肤花斑、四肢肢端厥冷及发绀，早期血压可正常，但亦可降低甚至测不出；脉搏细速甚至触不到，可伴有

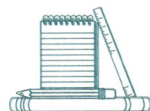

少尿或无尿及轻重不等的意识障碍、DIC 和 MODS（多器官功能障碍综合征）等，此型较常见。②脑型：此型较严重，病死率高，以脑缺血缺氧、脑水肿及颅内压升高为主要表现，如烦躁不安、剧烈头痛、呕吐、意识障碍、瞳孔大小不等、对光反应迟钝或消失、抽搐等，严重者可发生脑疝，最终因呼吸衰竭而死亡。③混合型：兼有以上两型表现，最为凶险，病死率高。

2. 慢性菌痢 急性菌痢病程超过 2 个月不愈者即为慢性菌痢，多与急性期治疗不及时或不彻底、细菌耐药或机体抵抗力下降有关，包括急性发作型、慢性迁延型、慢性隐匿型 3 个类型。

（三）心理、社会状况

询问患者对细菌性痢疾知识的了解程度，有无因腹痛、腹泻引起紧张、焦虑、恐惧等心理反应；患病后是否对学习、工作、家庭造成影响；患者的应对能力等。

（四）辅助检查

1. 血常规检查 急性期白细胞计数可轻中度升高，多为（10~20）×10⁹/L，以中性粒细胞为主。慢性期可有贫血。

2. 粪便检查

（1）大便常规 外观为黏液脓血便。镜检可见大量脓细胞及少量红细胞，如有巨噬细胞可有助于诊断。

（2）大便培养 为确诊依据。在使用抗生素之前，取新鲜粪便的脓血部分送检，可提高阳性率。同时可做药物敏感试验以指导临床合理选用抗菌药物。

（3）志贺菌核酸检测 用基因探针或 PCR 法检测，不仅能够缩短检测时间，而且能检出已用抗菌药物治疗患者标本中死亡的志贺菌 DNA，故尤其适用于细菌培养阴性患者的标本检测，可使志贺菌的检测率提高 45%。

3. 乙状结肠镜或纤维结肠镜检查 适用于慢性菌痢患者，以助于诊断。肠镜检查可见结肠黏膜轻度充血、水肿，有溃疡、息肉及增生性改变。

【护理问题】

1. 体温过高 与痢疾杆菌感染有关。

2. 有体液不足的危险 与高热、腹泻、摄入减少有关。

3. 组织灌注量改变 与微循环障碍有关。

4. 焦虑 与缺乏疾病相关知识、担心疾病预后等有关。

5. 潜在并发症 脑水肿、呼吸衰竭等。

【护理措施】

（一）一般护理

1. 消毒与隔离 执行消化道隔离，经治疗临床症状消失，连续 2 次大便培养（间隔 24 小时）为阴性即可解除隔离。接触者医学观察 7 天。

2. 休息与活动 急性期应卧床休息，保证充足睡眠，减少体力消耗。中毒型菌痢应绝对卧床休息，专人监护，安置平卧位或休克位，注意保暖。惊厥者应做好安全护理，拉起床栏，防止坠床。

3. 饮食 给予清淡易消化、高蛋白、高维生素流质或半流质饮食，避免生冷、多渣、油腻及刺激性食物。严重腹泻、呕吐者暂禁食，静脉补充所需营养。恢复期可逐渐过渡至正常饮食。

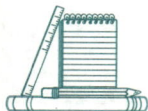

（二）病情观察

严密监测生命体征、意识、有无脱水及休克表现；观察大便次数、量、性状及伴随症状；观察瞳孔大小、形状、对光反射，头痛情况，有无并发症的发生；准确记录24小时出入液量。

（三）治疗护理

1.病原治疗 首选喹诺酮类药物，常用环丙沙星、诺氟沙星等，孕妇、儿童及哺乳期妇女可选用三代头孢菌素，如头孢曲松、头孢噻肟。中毒型菌痢除以上药物外，还可选用头孢类抗生素，同时配合降温、防治循环衰竭等综合治疗措施。慢性菌痢切忌滥用抗菌药物，应根据细菌药敏试验选用两种不同类型的抗菌药物。对于肠道黏膜病变经久不愈者，采用保留灌肠疗法。

2.对症治疗 肠功能紊乱者可用镇静、解痉药物。肠道菌群失调者，可应用乳酸杆菌或双歧杆菌制剂进行纠正。

（四）对症护理

1.高热 注意休息，监测体温变化，可综合使用物理降温和药物降温，必要时给予亚冬眠疗法，防止高热惊厥导致脑缺氧、脑水肿。

2.腹泻 密切观察大便次数、量及伴随症状。注意维持体液平衡，补充所需营养。每次排便后用软卫生纸轻轻擦拭再用温水清洗，并涂以润滑剂，预防肛周皮肤破裂，每天可用温水或1：5000的高锰酸钾溶液坐浴，预防感染。

3.休克 应绝对卧床休息，专人守护，将患者置于休克体位；给予鼻导管吸氧；迅速建立静脉通路，遵医嘱抗休克、抗感染治疗；密切监测生命体征、神志、尿量等；注意保暖，尽量减少暴露部位，忌局部加热。

4.脑水肿 密切观察颅内压升高的表现，有无头痛、呕吐，瞳孔的大小、形状等。颅内压升高可快速静脉滴注甘露醇，或与利尿剂交替使用。

（五）心理护理

医护人员要多与患者交流沟通，分析了解患者出现焦虑、恐惧心理的原因，换位思维，充分理解患者，并注意语言艺术和沟通技巧，满足患者不同层次的心理需要，为患者提供切实的帮助，消除其消极的心理反应，树立战胜疾病的信心。

【健康指导】

1.预防指导 本病采取以切断传播途径为主的综合预防措施。

（1）控制传染源 执行消化道隔离至临床症状消失、粪便培养2次阴性。接触者医学观察7天。

（2）切断传播途径 做好"三管一灭"工作，患者的食具、用物应煮沸消毒；粪便用1%漂白粉液浸泡2小时后再倒掉，粪便污染的卫生纸要焚烧，污染的内裤应用含氯消毒剂浸泡15分钟后再洗涤；改善环境和个人卫生，饭前便后应清洗双手。

（3）保护易感人群 口服痢疾活菌苗，可刺激肠黏膜产生局部保护性抗体——分泌型IgA，免疫力可维持6~12个月。

2.生活指导 患者出院后仍应避免过度劳累、受凉、暴饮暴食，以防菌痢再次发作；指导患者注意饮食卫生，不吃变质、腐烂、过夜的食物，存放在冰箱的熟食和生食不能过久，熟食应再次加热；不吃生冷蔬菜，不吃不干净的瓜果；不喝生水。

3.用药指导 嘱患者按时、按量、按疗程坚持服药，不要刚停止腹泻就停止服药，防止转变为慢性菌痢。

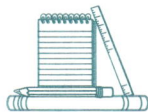

项目四　霍乱患者的护理

案例导入

患者，男，30岁，因"腹泻1天入院"。患者1天前突然出现无痛性腹泻，大便20余次，起初为稀水样便，之后为米泔水样便，无里急后重感。查体：T 36.8℃，P 110次/分，R 22次/分，BP 95/60mmHg，面色苍白，皮肤弹性减弱、干燥，全身乏力。血常规检查：白细胞计数 $20×10^9$/L。

请问：1. 患者最可能的医疗诊断是什么？
　　　2. 患者存在哪些护理问题？

霍乱（cholera）是由霍乱弧菌引起的烈性肠道传染病，属甲类传染病。临床上以起病急骤、剧烈腹泻、呕吐，排泄大量米泔水样肠内容物，水、电解质、酸碱平衡紊乱及周围循环衰竭为特征，严重者可因休克、尿毒症或酸中毒而死亡。

【病原学及发病机制】

1. 病原学　霍乱弧菌为革兰阴性菌，菌体弯曲呈弧状或逗点状，菌体一端有单根鞭毛和菌毛，无荚膜与芽孢，细菌运动极为活泼，呈流星穿梭运动。霍乱弧菌对热、干燥、日光、化学消毒剂和酸均很敏感，耐低温、耐碱。加热55℃ 10分钟，100℃ 1~2分钟，水中加0.5ppm氯15分钟可将其杀死。0.1%高锰酸钾浸泡蔬菜、水果可达到消毒目的。该菌在正常胃酸中仅生存4分钟。

2. 发病机制　人是霍乱弧菌的唯一易感者，主要通过污染的水源或饮食经口传染。在一定条件下，霍乱弧菌进入小肠后，依靠鞭毛的运动、菌毛的黏附作用，在肠黏膜表面迅速繁殖，经过短暂的潜伏期后急骤发病。该菌不侵入肠上皮细胞和肠腺，也不侵入血流，仅在局部繁殖和产生霍乱肠毒素。此毒素作用于肠黏膜上皮细胞与肠腺，使肠液过度分泌，从而使患者出现上吐下泻，泻出物呈"米泔水样"并含大量弧菌，此为本病的典型特征。由于剧烈泻吐，使电解质丢失、缺钾缺钠、肌肉痉挛、酸中毒等，甚至发生休克及急性肾衰竭。

【流行病学】

1. 传染源　患者和带菌者。

2. 传播途径　通过污染的水、食物等经消化道传播是主要的传播途径，也可经苍蝇及日常生活接触而传播。其中经水传播最为重要，易造成暴发或流行。

3. 易感人群　人群普遍易感，病后产生一定免疫力，但持续时间不长，有可能再次感染。

4. 流行特征　霍乱具有很强的流行性、地方性和外来性。近年来，随着交通的发达、经济贸易的交流、人口的大量流动，在内陆及开放地区也时有霍乱的发生、暴发和流行。我国绝大多数地区的发病季节一般在夏、秋季。

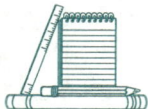

【护理评估】

（一）健康史

询问患者有无与霍乱患者接触史，有无去过霍乱流行区域，有无进食不洁食物或饮用被污染的水；询问患者的起病情况，呕吐、腹泻的时间、次数、量等。

（二）身体状况

本病潜伏期一般为 1~3 天，短者数小时。典型霍乱临床表现可分为 3 期。

1. 泻吐期　多以突然腹泻开始，继而呕吐，无明显腹痛，无里急后重感，多数患者伴有肌肉痉挛。大便次数可从每日数次到数十次，量大，每天 2000~4000mL，严重者在 8000mL 以上，甚至排便失禁。起初大便为含粪质水样，迅速转为米泔水样，无粪臭味。呕吐一般发生在腹泻后，常为喷射性和连续性，多不伴恶心，初为胃内容物，后呈米泔水样。一般无发热。此期可持续数小时或 1~2 天。

2. 脱水期　严重吐泻可引起脱水、电解质紊乱和代谢性酸中毒，甚至出现周围循环衰竭。此期可持续数小时或 2~3 天。

（1）脱水　表现为烦躁不安、口渴、眼窝深陷、皮肤干燥皱缩等。

（2）电解质紊乱及酸中毒　严重泻吐引起体液与电解质大量丢失，患者出现电解质紊乱，缺钠可引起肌肉痉挛，特别以腓肠肌和腹直肌最为常见；缺钾可引起低钾血症，如全身肌肉张力减退、肌腱反射消失、鼓肠、心动过速、心律不齐等。严重腹泻可导致代谢性酸中毒，神志不清，血压下降。酸中毒时可出现呼吸深长，严重者神志不清，血压下降。

（3）循环衰竭　严重泻吐引起体液与电解质大量丢失，血容量显著下降及血液极度浓缩，导致循环衰竭，患者表现为面色苍白、四肢湿冷、血压下降、脉搏细速、尿量减少或无尿、意识障碍等。血液检查可有红细胞、血红蛋白、血浆蛋白及血浆比重等升高，血液黏稠度增加。

3. 恢复期　脱水纠正后，多数患者症状消失，皮肤湿润，尿量增加。少数患者（以儿童多见）此时可出现发热性反应，体温升高至 38~39℃，一般持续 1~3 天自行消退，故此期又称为反应期。病程为 3~7 天。

（三）临床分型

目前霍乱按脱水程度、血压、脉搏及尿量多少分为 4 型。

1. 轻型　仅有短期腹泻，无典型米泔水样便，无明显脱水表现，血压、脉搏正常，尿量略少。

2. 中型　有典型症状及典型大便性状，脱水明显，脉搏细速，血压下降，少尿，尿量在每天 500mL 以下。

3. 重型　患者极度虚弱或神志不清，严重脱水及休克，脉搏细速或不能触及，血压下降或测不出，尿极少或无尿，可于发生典型症状后数小时死亡。

4. 暴发型　又称中毒型或干性霍乱，罕见。起病急骤，迅速进入休克状态，起病后无泻吐或泻吐较轻，无脱水或仅轻度脱水，但有严重中毒性循环衰竭，可不待患者泻吐出现即死于循环衰竭。

（四）心理、社会状况

霍乱为甲类传染病，传染性极强，易引起流行和暴发流行，病死率较高，一旦发现应严密隔离。本病易给患者造成紧张、恐慌心理，应注意评估患者的心理状态。

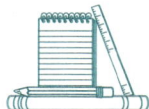

（五）辅助检查

1. 血液检查　红细胞和血红蛋白增多，白细胞计数升高，中性粒细胞及大单核细胞增多。血清钾、钠、氯化物和碳酸盐降低，血 pH 值下降，尿素氮增多。

2. 尿液检查　少数患者尿中可有蛋白、红白细胞及管型。

3. 病原学检查

（1）涂片染色　取粪便或早期培养物涂片做革兰染色镜检，可见革兰阴性稍弯曲的弧菌，典型霍乱弧菌互相连接平行排列，犹如"鱼群"。

（2）悬滴检查　将新鲜粪便做悬滴或暗视野显微镜检，可见运动活泼呈穿梭状的霍乱弧菌。

（3）培养和分离　用 1% 碱性蛋白胨水增菌培养 6~8 小时，在培养液的表面形成菌膜，取菌膜做涂片染色或悬滴标本检查，有助于快速诊断。

4. 血清凝集抗体测定　在发病第 1~3 天及第 10~15 天各取 1 份血清，若第 2 份血清的抗体效价是第 1 份的 4 倍或 4 倍以上，有诊断参考价值。

【常见护理诊断 / 问题】

1. 腹泻　与霍乱肠毒素导致肠细胞分泌功能增强有关。

2. 体液不足 / 组织灌注不足　与剧烈腹泻、呕吐有关。

3. 焦虑 / 恐惧　与隔离、病死率高有关。

4. 潜在并发症　电解质紊乱、休克、急性肾衰竭等。

【护理措施】

（一）一般护理

1. 消毒与隔离　按甲类传染病进行严密的消化道隔离（确诊与疑似病例分开隔离），并立即上报卫生防疫部位。隔离至症状消失 6 天后，且粪便霍乱弧菌连续 3 次阴性为止。

2. 休息与活动　患者住单间，卧床休息，限制探视，避免精神紧张，必要时遵医嘱应用镇静剂，有利于减轻腹泻症状。腹部注意保暖，保持床单位清洁、干燥。

3. 饮食　吐泻剧烈者应禁食，轻者给予少渣、低脂、高蛋白、高热量、容易消化的流食，应少量多餐。病情好转，可逐渐增加食量，切忌过早给予刺激性、多渣、多纤维的食物。大便正常后逐渐恢复正常饮食。

（二）病情观察

注意观察生命体征；监测有无脱水、电解质紊乱及酸碱失衡情况；观察输液效果，并注意有无输液反应，如心衰、肺水肿等；密切观察大便次数、性状及量，并详细记录，腹泻严重者注意肛门周围皮肤有无破损。

（三）对症护理

1. 腹泻　由于大便次数增多，皮肤容易溃破，因此每次便后要用软卫生纸轻轻按擦后用温水清洗，涂上凡士林油膏或抗生素类油膏。

2. 低钠血症、低钙血症　及时纠正低钠血症与低钙血症，局部热敷，适当按摩疼痛部位，以降低肌张力。

3. 体液不足　①评估患者体液不足的程度及脱水体征。②密切监测血压、脉搏、呼吸，记录 24 小时出入液量。③采取休克体位，绝对卧床休息。④建立静脉通路，必要时采取两路输液，

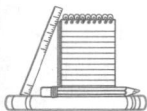

观察输液效果，并注意有无输液反应。补液后血压仍不升者，遵医嘱给予血管活性药物。

（四）治疗护理

1. 治疗要点 本病的治疗原则是严密隔离，补液为主，抗菌为辅。

（1）一般治疗 按甲类消化道传染病严密隔离。重型患者绝对卧床休息至症状好转；剧烈泻吐者暂停饮食，缓解后可给流质饮食。

（2）补液治疗 及时补充液体和电解质是治疗本病的关键。

1）口服补液 口服补液盐配方：氯化钠 3.5g，碳酸氢钠 2.5g，氯化钾 1.5g，无水葡萄糖 20g，加水 1000mL。轻度脱水 30~50mL/（kg·d），中、重度脱水 80~110mL/（kg·d），于 4~6 小时服完。腹泻停止应立即停服，防止出现高钠血症。

2）静脉补液 适用于中、重度脱水及口服补液困难的患者，原则为早期、快速、足量。常用补液种类有 541 溶液、腹泻治疗液、2∶1 液及林格乳酸钠溶液等。①输液量：根据脱水程度补液，一般入院后最初 2 小时应快速输液以纠正低血容量休克及酸中毒。轻度脱水者补液 3000~4000mL，小儿补液 100~500mL/kg；中度脱水者补液 4000~8000mL，小儿补液 150~200mL/kg；重度脱水者补液 8000~12000mL，小儿补液 200~250mL/kg。②输液速度：所有低血容量休克患者入院 30 分钟应输入含钠液 1000~2000mL，或 30~60mL/min，直至休克纠正后，减慢输液速度。补液的同时注意纠正酸中毒及补充钾盐和钙剂。

（3）对症治疗 频繁呕吐者可给阿托品；剧烈腹泻者可酌情使用肾上腺皮质激素；肌肉痉挛者可静脉缓注 10% 葡萄糖酸钙及热敷、按摩；周围循环衰竭在大量补液纠正酸中毒后，血压仍不回升者，可用间羟胺或多巴胺药物；尿毒症患者应严格控制蛋白入量。

（4）抗菌治疗 为辅助治疗。常用药物有诺氟沙星、环丙沙星、庆大霉素、四环素、黄连素等，一般连用 3 天，药物疗效以口服为佳。

2. 用药护理 根据每天吐泻情况，遵医嘱补液及使用抗生素。氟喹诺酮类药物可影响软骨发育，儿童、孕妇、哺乳期妇女应慎用。

（五）心理护理

关心体贴患者，让其说出自己的感受，及时沟通，向患者讲解疾病的有关知识，使其和医护人员主动配合，解除焦虑、紧张情绪。

【健康指导】

1. 预防指导

（1）控制传染源 按甲类传染病进行严密的消化道隔离，并立即上报卫生防疫部门。将患者置于单人间，限制探视，严密隔离至症状消失后 6 天，并隔日做粪便培养 1 次，连续 3 次均呈阴性可解除隔离。对接触者需留观 5 天。

（2）切断传播途径 接触污物或患者后必须严格洗手或消毒双手；吐泻物经消毒后方可倒掉，患者生活用具和医疗用具专用，未经消毒处理，不得带出病房；被粪便污染的衣物应消毒处理后再进行洗涤。

（3）保护易感人群 积极锻炼身体，提高抗病能力，可进行霍乱疫苗预防接种。

2. 疾病知识指导 宣教霍乱的相关知识，对患者和家属解释腹泻、呕吐可引起脱水，并指导患者如何观察脱水情况，指导患者家属配制简易口服补液盐。

3. 生活指导 加强卫生宣传，管理好水源、饮食，处理好粪便，消灭苍蝇，养成良好的卫生习惯。

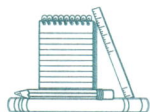

思政主题：严谨治学、开拓创新、无私奉献

敬佑生命，荣耀医者——高守一院士的荣耀和荣光

高守一（1927 年 4 月—2011 年 5 月），辽宁新民人，1950 年毕业于中国医科大学，中国工程院院士，"中国霍乱防治第一人"。1960 年，他在印度进修期间发现第Ⅳ组霍乱噬菌体能鉴别霍乱弧菌的古典型和埃尔托型，首次证实 1961 年在广东发生的霍乱为埃尔托型霍乱，不是新中国成立前流行的古典型霍乱。他在 20 世纪 60 年代建立了我国的霍乱弧菌噬菌体分型方案，70 年代提出霍乱弧菌存在两类菌株（流行株与非流行株）的论点及其区分技术，在霍乱防病中具有重要的实用价值，取得了显著的经济和社会效益。1978 年，高守一获全国科学大会奖，并获大会颁发的全国先进工作者奖；1991 年获得国家科学技术进步奖一等奖。他有一双妙手，一颗仁心，一生始终秉持严谨、认真的治学态度，潜心研究、开拓创新、无私奉献，在中国霍乱和流行病防治的研究方面取得了许多重要突破，并为学科建设和人才培养作出了巨大贡献。

项目五　细菌性食物中毒患者的护理

案例导入

患者，女，10 岁，因"恶心、呕吐、腹痛、腹泻 1 小时"入院。1 小时前曾在学校外就餐。查体：T 36.8℃，R 20 次 / 分，P 80 次 / 分，BP 110/ 70mmHg，心（−），腹部轻压痛。

请问：患者可能的医疗诊断是什么？还需要收集哪些健康资料？

细菌性食物中毒（bacterial food poisoning）是指由于进食被细菌或细菌毒素所污染的食物而引起的急性感染中毒性疾病。根据临床表现不同，本病分为胃肠型和神经型，以胃肠型多见。

【病原学及发病机制】

（一）胃肠型食物中毒病原学及发病机制

1. 病原学

（1）沙门菌属　革兰染色阴性菌，是胃肠型食物中毒最常见的致病菌。细菌广泛存在于猪、牛等家禽、家畜的内脏、肠道及肌肉中，细菌由粪便排出，污染饮水、食物、餐具等，人进食后造成感染。此类菌在自然界中抵抗力强，在水和土壤中能存活数月，粪便中能活 1~2 个月。但不耐热，加热 60℃ 10~20 分钟可将其灭活，煮沸立即死亡，对一般消毒剂敏感。

（2）副溶血性弧菌　又称嗜盐杆菌，革兰染色阴性，嗜盐生长，存在于海水、海产品（带鱼、黄鱼、乌贼、梭子蟹）及腌腊制品（咸菜、咸肉、咸蛋）中。该菌抵抗力强，在抹布和砧板上能生存 1 个月以上；对酸敏感，食醋中 3 分钟即可死亡；不耐热，加热 56℃ 5 分钟即可灭活。

（3）大肠埃希菌　又称大肠杆菌，革兰染色阴性菌，为肠道正常菌群，一般不致病，其中某些菌株如产肠毒素大肠杆菌、致病性大肠杆菌、侵袭性大肠杆菌和肠出血性大肠杆菌可引起腹泻。该菌抵抗力较强，在水和土壤中能存活数月，但在含余氯水中不能生存，对热敏感。

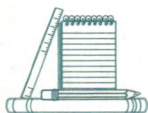

（4）金黄色葡萄球菌　革兰染色阳性菌。广泛存在于外界环境及人体皮肤、鼻咽部和各种皮肤化脓感染灶等处；在乳类、肉类、蛋类食物中极易繁殖；细菌在30℃经1小时后即可产生耐热性很强的外毒素，是致病的主要原因。

（5）其他　变形杆菌、蜡样芽孢杆菌等也可导致胃肠型食物中毒。

2. 发病机制　上述病原菌在污染的食物中大量繁殖，并产生肠毒素类物质或菌体裂解释放内毒素。进入体内的细菌和毒素，可引起人体剧烈的胃肠道反应。

（二）神经型食物中毒病原学及发病机制

1. 病原学　肉毒杆菌为严格厌氧芽孢杆菌，按抗原不同可分为A、B、C、D、E、F、G 7种血清型，对人致病主要是A型、B型、E型外毒素。细菌主要存在于土壤及家畜粪便中。

2. 发病机制　食物被污染后，细菌在缺氧环境中大量繁殖，产生嗜神经外毒素，毒力极强。肉毒杆菌芽孢对热及一般消毒剂抵抗力极强，沸水中可存活5~22小时，但高压蒸汽可将其灭活。

【流行病学】

1. 传染源　带菌的动物如家畜、家禽及其蛋品、鱼类、野生动物为本病主要传染源。患者带菌时间较短，作为传染源意义不大。

2. 传播途径　被细菌及其毒素污染的食物经口进入消化道而致病。食品本身带菌，或在加工、贮存过程中被污染。苍蝇、蟑螂亦可作为沙门菌、大肠杆菌污染食物的媒介。

3. 易感人群　人群普遍易感，病后无明显免疫力。

4. 流行特征　本病在5~10月较多，7~9月尤易发生，此与夏季气温高、细菌易于大量繁殖密切相关。常因食物采购疏忽（食物不新鲜或病死牲畜肉）、存放不当（各类食品混放或存贮条件差）、烹调不当（肉块过大、加热不够或凉拌菜）、生熟菜板不分或剩余物处理不当而引起。节日会餐时、饮食卫生监督不严，尤易发生食物中毒。

【护理评估】

（一）健康史

询问患者有无不洁饮食史；询问患者起病后有无恶心、呕吐、腹痛、腹泻等症状；询问与患者共同饮食者有无类似发病史。

（二）身体状况

本病的主要特征：在集体用膳单位常呈暴发起病，发病者与食入同一污染食物有明显关系；潜伏期短，突然发病，临床表现以急性胃肠炎为主。

1. 胃肠型食物中毒　潜伏期短，沙门菌属潜伏期一般为4~24小时；副溶血性弧菌潜伏期为1~26小时，金黄色葡萄球菌潜伏期为1~6小时；大肠杆菌潜伏期为2~20小时。起病急，主要症状为恶心、呕吐、腹痛、腹泻，呕吐物多为所进食物、胃液及胆汁，金黄色葡萄球菌所致呕吐最为剧烈。腹痛以上腹部及脐周多见，呈持续性或阵发性绞痛，腹泻每日数次至数十次，为黄色稀便、水样或黏液便，便后腹痛常缓解。剧烈吐泻可致脱水、酸中毒、休克。部分患者可出现畏寒、发热等全身中毒症状。经治疗多在1~3天恢复。

2. 神经型食物中毒（肉毒中毒）　潜伏期为12~36小时，潜伏期越短，病情越重。以神经系统症状为主要表现，先有乏力、头痛、头晕或眩晕，继而出现视物模糊、复视、瞳孔散大、眼

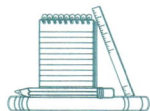

睑下垂等眼肌瘫痪表现。重症者可出现咽肌瘫痪，表现为吞咽、咀嚼、发音等困难，甚至出现呼吸困难。胃肠道症状较轻，可有恶心、便秘及腹胀，但腹痛、腹泻少见。病程长短不一，轻者可于 4~10 天逐渐恢复，但乏力、眼肌瘫痪可持续数月。病情严重者，可在 2~3 天因呼吸麻痹而危及生命。

（三）心理、社会状况

了解患者及家属有无因食物中毒产生紧张、焦虑等情绪，有无抱怨、愤怒等不良情绪。

（四）辅助检查

1. 一般检查　血常规检查，沙门菌感染白细胞计数多在正常范围，副溶血性弧菌及金黄色葡萄球菌感染者，白细胞计数可升高。粪便检查可见少量白细胞、红细胞。

2. 细菌培养　对可疑食物，患者呕吐物、排泄物做细菌培养，分离鉴定菌型，找到相应细菌可确诊。

3. 血清凝集试验　留取早期及病后 2 周的双份血清与培养分离所得可疑细菌进行血清凝集试验，双份血清凝集效价递增者有诊断价值。

4. 分子生物学检查　采用特异性核酸探针进行核酸杂交和特异性引物进行 PCR 以检查病原菌，同时可做分型。

【常见护理诊断/问题】

1. 疼痛　与胃肠道炎症及痉挛有关。

2. 有体液不足的危险　与呕吐、腹泻引起大量体液丢失有关。

3. 有受伤的危险　与眼肌麻痹引起视力障碍有关。

4. 潜在并发症　休克、呼吸衰竭。

【护理措施】

（一）一般护理

1. 消毒与隔离　执行消化道隔离，呕吐物与排泄物消毒处理。

2. 休息与活动　急性期嘱患者卧床休息，大便频繁者应用便盆等，以保存体力。避免劳累，腹部注意保暖，防止着凉感冒。

3. 饮食　急性期以低脂、容易消化的流质饮食为主，如米汤、藕粉、脱脂奶等，应少量多餐。病情好转，可逐渐增加稀饭、面条等，切忌过早给予刺激性、多渣、多纤维的食物。大便正常后逐渐恢复正常饮食。注意保证充足的水分，脱水轻且不呕吐者可口服补液，吐泻严重引起脱水、酸中毒及电解质紊乱者则需静脉补液。

（二）病情观察

注意观察生命体征，监测体温；准确记录出入液量；观察呕吐、排便情况，有无脱水及电解质紊乱；腹泻严重者注意肛门周围皮肤有无破损。

（三）对症护理

1. 呕吐、腹泻　腹泻有助于清除胃肠道内残留的毒素，故一般不予止吐、止泻。观察呕吐和腹泻的次数、量及性状的变化，记录 24 小时液体出入量；帮助患者及时清理呕吐物，用清水漱口，保持口腔清洁，以及衣物、床单位干燥整洁。

2. 腹痛　腹部放置热水袋，能有效缓解肠痉挛；必要时遵医嘱应用阿托品、颠茄或适量的镇

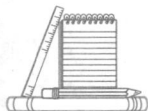

静止痛剂。

（四）治疗护理

1. 治疗要点 本病病程较短，以对症治疗为主。

（1）一般治疗 卧床休息，早期饮食应为易消化的流质或半流质饮食，病情好转后可恢复正常饮食。沙门菌食物中毒应床边隔离。

（2）对症治疗 注意休息、饮食，密切观察病情变化。对有高热、中毒症状重、吐泻不止、脱水、休克等重症患者应进行抢救：①静脉补液，及时纠正水与电解质紊乱及酸中毒。②高热者可物理降温，烦躁不安者可给水合氯醛或苯巴比妥镇静。③吐泻、腹痛剧烈者暂禁食，给复方颠茄片口服或注射654-2，腹部热敷等。

（3）抗菌治疗 一般可不用抗菌药物。伴有高热的严重患者，可按不同的病原菌选用抗菌药物。如沙门菌、副溶血性弧菌可选用喹诺酮类抗生素。大肠杆菌可选用阿米卡星等。

2. 用药护理 遵医嘱用药并观察药物不良反应。氟喹诺酮类药物可影响软骨发育，儿童、孕妇、哺乳期妇女应慎用；应用头孢类药物应注意有无过敏反应。

（五）心理护理

了解患者的心理状态，及时对患者进行心理疏导，减轻患者心理压力，树立战胜疾病的信心。

【健康指导】

一旦发生可疑食物中毒，应立即报告当地卫生防疫部门，及时进行调查、分析，制定防疫措施，及早控制疫情。对广大群众进行卫生宣传教育，不吃不洁、腐败、变质食物或未煮熟的肉类食物。为了避免熟食受到生食交叉污染，生食与熟食应该分开处理。

项目六 猩红热患者的护理

案例导入

患儿，男，8岁，因"发热伴咽痛1天"入院。1天前患儿出现头痛、发热、咽喉肿痛，伴有恶心、呕吐等症状。入院后1天，患儿全身皮肤出现针尖大小的皮疹，疹间无正常皮肤，压之褪色，有明显痒感。查体：T 39.5℃，P 120次/分，咽部明显充血，草莓舌，颌下及颈部淋巴结肿大、有压痛。

请问：1. 患儿最可能的医疗诊断是什么？

2. 该患儿如何进行皮肤护理？

猩红热（scarlet fever）是由A组乙型溶血性链球菌引起的急性出疹性呼吸道传染病。临床以发热、咽峡炎、全身弥漫性猩红色皮疹和疹退后皮肤脱屑为特征。少数人可出现变态反应性心、肾并发症。本病一年四季都有发生，尤以冬、春季节发病较多。

【病原学及发病机制】

1. 病原学 A组乙型溶血性链球菌为革兰阳性菌，呈球形或卵圆形，有80多种血清型。构

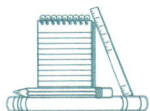

成菌体成分的 M 蛋白是链球菌有致病能力的重要因素，可抵抗机体白细胞对它的吞噬作用。该菌体外抵抗力强，加热 60℃ 30 分钟即被杀死，在 0.5% 石炭酸溶液中 15 分钟即死亡。

2. 发病机制　A 组链球菌大多数可产生毒素和酶类，红疹毒素可产生猩红热皮疹和发热症状。溶血素 O 和 S 能破坏红细胞、白细胞、血小板，并能引起组织坏死。透明质酸酶、链激酶（溶纤维蛋白酶）可溶解组织间质的透明质酸，使细菌易于在组织中扩散。

本病的主要病理变化是皮肤真皮层毛细血管充血、水肿，表皮有炎性渗出，毛囊周围皮肤水肿、上皮细胞增生及炎症细胞浸润，表现为丘疹样鸡皮疹，恢复期表皮角化、坏死，大片脱落。少数可见中毒性心肌炎，肝、脾、淋巴结充血等变化。

【流行病学】

1. 传染源　患者和带菌者是主要传染源。正常人鼻咽部、皮肤可带菌。猩红热患者自发病前 24 小时至疾病高峰时期的传染性最强，脱皮时期的皮屑无传染性。

2. 传播途径　主要通过空气、飞沫传播，偶可通过污染的牛奶或其他食物传播。个别情况下，病菌可由皮肤伤口或产道侵入，引起"外科猩红热"或"产科猩红热"。

3. 易感人群　人群普遍易感，感染后可产生两种免疫力。①抗菌免疫：感染后产生抗 M 蛋白的抗体。②抗毒免疫：感染后可产生抗红疹毒素的抗体，但不同抗原性的红疹毒素间无交叉免疫。

4. 流行特征　可发生在任何季节，但以冬、春季多见；多见于儿童，尤以 5~15 岁者居多。

【护理评估】

（一）健康史

询问有无与猩红热患者密切接触史，当地有无本病流行；询问患者起病的经过，有无发热、咽痛、恶心、呕吐等症状，有无皮疹，皮疹出现的时间、部位、消退等情况。

（二）身体状况

本病潜伏期为 1~7 天，一般为 2~5 天。根据病情轻重不同，本病可分为 5 种临床类型，以典型猩红热多见。

1. 典型猩红热（普通型猩红热）　发热、咽峡炎、皮疹构成猩红热三大特征性表现。

（1）**前驱期**　大多骤起畏寒、发热，重者体温可升至 39~40℃，伴头痛、咽痛、食欲减退、全身不适、恶心呕吐。婴儿可有谵妄和惊厥。咽部红肿，扁桃体可见点状或片状分泌物，软腭充血、水肿，并有米粒大的红色斑疹或出血点，即黏膜内疹，一般先于皮疹出现。

（2）**出疹期**

1）**皮疹**　皮疹为猩红热主要症状。一般于病程第 1~2 天出现，此时体温最高，全身中毒症状明显。少数患者可在病程第 5 天出疹。皮疹始于耳后、颈部及上胸部，24 小时内迅速蔓延全身。典型皮疹为在全身皮肤充血发红的基础上散布针尖大小、密集而均匀的点状充血性丘疹，疹间无正常皮肤，压之褪色，常感瘙痒。皮疹于 48 小时达高峰，然后按出疹顺序消退，2~3 天退尽。退疹后皮肤脱屑，手掌、足底皮厚处可见大片脱皮，呈手套、袜套状，无色素沉着。

2）**其他特征性表现**　①帕氏线：皮肤皱褶处如肘窝、腘窝及腹股沟等处皮疹密集，常因压迫、摩擦引起皮下出血，形成紫红色的"线状疹"。②"口周苍白圈"：面颊潮红无皮疹，口鼻周围皮肤相对苍白。③"草莓舌"：病初舌覆白苔，舌乳头红肿，突出于白苔之上，以舌尖及边

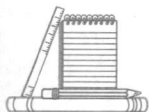

缘处显著。④"杨梅舌"：2～3日后白苔脱落，舌面光滑呈肉红色，舌乳头仍突起。

（3）恢复期 此期体温逐渐降低，中毒症状消失，皮疹隐退。退疹后1周内开始脱皮，脱皮部位的先后顺序与出疹的顺序一致。躯干多为糠状脱皮，手掌、足底皮厚处多见大片膜状脱皮，甲端鞍裂样脱皮是典型表现。脱皮持续2～4周，严重者可有暂时性脱发。

2. 非典型猩红热

（1）轻型 近年来，由于患者较早使用抗生素，干扰了疾病的自然发展，症状轻者多见，常仅有低热或无发热，全身中毒症状、咽峡炎症状轻微，皮疹少，消退快，脱屑轻或无脱屑。但仍可引起变态反应性并发症，损害心、肾及关节。

（2）中毒型 起病急，高热、呕吐、意识障碍等毒血症症状严重，咽峡炎症状不重，但有广泛出血性皮疹，可迅速出现中毒性心肌炎及感染性休克。此型病死率高，目前很少见。

（3）脓毒型 见于营养及卫生条件极差的小儿。主要表现为严重的化脓性咽峡炎，并向周围组织扩散，引起邻近器官化脓性炎症（如化脓性中耳炎、乳突炎等）、迁徙性化脓性病灶及败血症。皮疹可呈带小脓头的"粟粒疹"，体温可呈弛张热。此型病情重，病死率亦高，目前已少见。

（4）外科或产科型猩红热 皮疹多在伤口周围，继之波及全身，常无明显咽峡炎，全身症状轻，预后较好。

3. 并发症 初期可出现如化脓性淋巴结炎、化脓性中耳炎、中毒性心肌炎、中毒性肝炎等。病程第2～3周可出现变态反应性并发症，如急性肾小球肾炎、风湿热等。

（1）化脓性并发症 为细菌直接感染侵袭附近组织、器官所引起，如化脓性中耳炎、鼻窦炎、乳突炎及颈部淋巴结炎和蜂窝织炎等。多见于儿童。

（2）变态反应性并发症 为主要的并发症，如风湿热、关节炎及急性肾小球肾炎。多见于病程第2～3周，病情较轻多能自愈，很少转为慢性。

（3）中毒性并发症 多发生于病程第1周，如中毒性心肌炎、中毒性肝炎等，为一过性，预后良好。

（三）心理、社会状况

注意了解患者及家属对疾病的认识程度；有无紧张、焦虑等情绪；患病后是否对学习、家庭造成影响；家庭对患者的关心、支持程度等。

（四）辅助检查

1. 血常规检查 白细胞计数升高，达（10～20）×10⁹/L，中性粒细胞百分比在80%以上。红疹毒素试验早期为阳性。

2. 咽拭子或脓液培养 可分离出A组乙型溶血性链球菌。

【常见护理诊断/问题】

1. 体温过高 与A组乙型溶血性链球菌有关。

2. 有感染的危险 与患者呼吸道排菌有关。

3. 皮肤完整性受损 与细菌产生红疹毒素引起皮肤损害有关。

4. 潜在并发症 急性肾小球肾炎等。

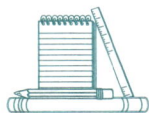

【护理措施】

（一）一般护理

1. 消毒与隔离 按呼吸道隔离。房间应通风换气，充分利用日光照射，患者的鼻咽分泌物、痰液要吐在纸内焚烧，患者接触过的物品应用 0.5% 石炭酸消毒。

2. 休息与活动 室内保持通风良好，室温维持在 18~20℃。发热期间应卧床休息。

3. 饮食 发热期间给予高热量、高蛋白、高维生素及易消化的流质或半流质饮食，并保证足够的液体摄入量。

（二）病情观察

注意观察体温、咽痛症状、咽部分泌物及皮疹变化；警惕并发症的发生，观察有无其他部位化脓性病灶；注意定期检查尿常规，及时发现肾脏损害。

（三）对症护理

1. 高热 高热患者应在严密观察下以物理降温为宜，禁用乙醇擦浴，避免对皮肤产生刺激。对持续高热物理降温效果不明显者，可遵医嘱予以药物降温。

2. 皮疹 保持皮肤清洁，可用温水清洁皮肤，忌用肥皂水，以减少对皮肤的刺激。出疹期间如有皮肤瘙痒者，可局部涂炉甘石洗剂，忌穿化纤类内衣，应选纯棉、透气性良好的衣物。退疹期皮肤脱屑时，应让其自然脱落，嘱患者忌用手剥脱，局部可涂凡士林或液体石蜡。

3. 咽痛 注意口腔卫生，常规口腔护理，咽痛明显者可用氯己定或朵贝液漱口。

（四）治疗护理

1. 治疗要点

（1）病原治疗 是根除病原菌、防止各种并发症的发生及传播的主要治疗方法。首选青霉素，肌内注射或静脉给药，疗程至少 10 天。对青霉素过敏者可选用红霉素、阿奇霉素等。有条件者最好先做药物敏感试验，根据结果选择敏感药物。

（2）对症治疗 如有中毒性休克，应积极扩充血容量，纠正酸中毒及选用血管活性药物等；对已化脓病灶，应切开引流或手术治疗；重症或体弱者可考虑输血浆或新鲜全血。如出现风湿热、肾小球肾炎等并发症，除了进行病原治疗外，尚应给予相应的内科治疗。

2. 用药护理 遵医嘱用药并观察药物不良反应。应用青霉素及其他抗生素治疗时，注意观察有无过敏反应或胃肠道反应。

（五）心理护理

了解患者的心理状态，及时与患者及家属沟通，耐心听取患者的叙述，鼓励患者说出自身感受；向患者及家属讲解疾病相关知识，关心支持患者，帮助缓解焦虑、恐惧等不良情绪，树立战胜疾病的信心。

【健康指导】

1. 预防指导

（1）控制传染源 执行呼吸道隔离期应至临床症状消失后 1 周，咽拭子培养连续 3 次阴性且无并发症，方可解除隔离。对猩红热密切接触者应医学观察 7~12 天。儿童机构工作人员的带菌者，暂时调离工作，并给予治疗，至 3 次培养阴性方可恢复工作。

（2）切断传播途径 为预防本病的关键性措施。室内保持通风良好，充分利用日光照射，患者的鼻咽分泌物、痰液要吐在纸内焚烧，患者接触过的物品应用 0.5% 石炭酸消毒。

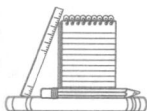

（3）保护易感人群　对密切接触者，可酌情采用药物治疗。

2. 疾病知识指导　对患者及家属讲述疾病过程、常用药物及药物的不良反应，强调并发症的观察和合理饮食的重要性。居室要注意经常通风换气，保持空气新鲜。病程第 2~3 周易出现并发症，其中以急性肾小球肾炎多见，指导患者每周查 1 次尿常规，以便早发现、早治疗。

项目七　流行性脑脊髓膜炎患者的护理

案例导入

患儿，女，8 岁，因"发热、头痛 4 天，神志不清、呕吐 1 小时"入院。查体：T 39.5℃，P 90 次 / 分，R 20 次 / 分，BP 90/60mmHg，神志不清，呈昏睡状态，皮肤见出血点及瘀斑，颈硬，克氏征（+）。脑脊液检查：白细胞计数 2000×10⁶/L，多核细胞百分比 54%，单核细胞百分比 46%。外周血常规检查：白细胞计数 15×10⁹/L，中性粒细胞百分比 86%。细菌培养：脑膜炎双球菌（+）。

请问：1. 患儿可能的医疗诊断是什么？

2. 患儿目前主要的护理问题有哪些？

流行性脑脊髓膜炎（epidemic cerebrospinal meningitis）简称流脑，是由脑膜炎双球菌引起的化脓性脑膜炎。致病菌由鼻咽部侵入血循环，形成败血症，最后局限于脑膜及脊髓膜，形成化脓性脑脊髓膜病变。其主要临床表现有发热，剧烈头痛，频繁呕吐，皮肤瘀点、瘀斑，脑膜刺激征等。脑脊液呈化脓性改变。本病多见于冬、春季，儿童发病率高。

【病原学及发病机制】

1. 病原学　脑膜炎双球菌属奈瑟菌属，根据荚膜多糖抗原的不同，分为 A、B、C 等 13 个亚群。我国流行菌群以 A 群为主。

2. 发病机制　脑膜炎双球菌自鼻咽部侵入人体后，如果人体健康且免疫力正常，则可迅速将病菌消灭或成为带菌者；如果机体缺乏特异性杀菌抗体，侵入的细菌量多或毒力强，病菌则从鼻咽部侵入血流，再侵入脑脊髓膜形成化脓性脑脊髓膜炎。其主要病变为血管内皮损害，血管壁炎症、坏死和血栓形成，同时有血管周围出血，皮肤、皮下组织、黏膜和浆膜等局灶性出血等。

【流行病学】

1. 传染源　带菌者和患者是本病的传染源。患者从潜伏期末开始至发病 10 天内具有传染性。病原菌存在于患者或带菌者的鼻咽分泌物中。流行期间人群带菌率高达 50%，感染后细菌寄生于正常人鼻咽部，不引起症状则不易被发现，因此带菌者是重要传染源。

2. 传播途径　病原菌借咳嗽、喷嚏、说话等由飞沫直接从空气传播。密切接触，如同睡、怀抱、喂乳、亲吻等对 2 岁以下婴儿的发病有重要意义。

3. 易感人群　任何年龄均可发病，新生儿 2~3 个月即可发病，6 个月至 2 岁发病率最高，以后随年龄增长发病率逐渐下降。

4. 流行特征　发病从前一年 11 月开始，次年 3 月、4 月达高峰，5 月开始下降。其他季节有

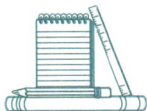

少数散发病例发生。

【护理评估】

（一）健康史

询问有无与流脑患者密切接触史，近期是否接种过流脑疫苗，既往是否患过流脑；注意患者的发病季节和发病年龄。

（二）身体状况

本病潜伏期为1~7天，一般为2~3天。其病情复杂多变，轻重不一，一般可表现为3个临床类型，即普通型、暴发型和慢性败血症型。

1. 普通型　约占90%。病程可分为上呼吸道感染期、败血症期、脑膜炎期和恢复期。

（1）前驱期（上呼吸道感染期）　大多数患者不出现任何症状，部分患者可出现上呼吸道感染症状如低热、咽痛、咳嗽、鼻塞等。此期持续1~2天。

（2）败血症期　起病急，突发寒战、高热、头痛、全身乏力、肌肉酸痛和神志淡漠等毒血症症状。幼儿则有哭啼吵闹、烦躁不安、皮肤感觉过敏及惊厥等。70%左右的患者可出现皮肤黏膜瘀点、瘀斑，是本期特征性表现，病情严重者瘀点、瘀斑可迅速扩大，且因血栓形成发生大片坏死。

（3）脑膜炎期　大多数败血症期患者于24小时左右出现脑膜刺激征，此期持续高热，头痛剧烈，呕吐频繁，皮肤感觉过敏，怕光，狂躁及惊厥、昏迷。血压可升高而脉搏减慢。脑膜的炎症刺激，表现为颈后疼痛，颈项强直，角弓反张，克氏征、布氏征阳性。

（4）恢复期　体温逐渐降至正常，皮肤瘀点、瘀斑消失，症状逐渐好转，神经系统检查正常，患者在1~3周痊愈。

2. 暴发型　少数患者起病急骤，病情凶险，如不及时抢救，短时间内危及生命。本型临床又可分3型。

（1）休克型（败血症型）　多见于儿童。突起高热，头痛，呕吐，精神极度萎靡，短期内全身出现广泛瘀点、瘀斑，且迅速融合成大片，皮下出血，或继以大片坏死。循环衰竭是本型的重要特征，表现为面色苍白、唇周及指端发绀、四肢厥冷、皮肤出现花斑、脉搏细速、血压下降甚至不可测出。大多数患者脑膜刺激征缺如。脑脊液大多清亮，细胞数正常或轻度增加，血培养常为阳性。本型易并发DIC。

（2）脑膜脑炎型　亦多见于儿童，以脑实质损害的临床表现为主。除具有严重的中毒症状外，患者可见剧烈头痛、频繁呕吐、反复惊厥，迅速陷入昏迷，有锥体束征阳性及两侧反射不等，血压持续升高，部分患者出现脑疝，昏迷加深，瞳孔明显缩小或散大，或忽大忽小，瞳孔边缘也不整齐，对光反射迟钝。双侧肌张力升高或肌强直，上肢多内旋，下肢呈伸展性强直。呼吸不规则，或快慢、深浅不匀，或暂停，或为抽泣样呼吸，或为点头样呼吸，或为潮式呼吸，进而出现呼吸衰竭。

（3）混合型　是本病最严重的一型，病死率高达80%，兼有两种暴发型的临床表现，常同时或先后出现。

3. 慢性败血症型　本型不多见，多发生于成人，病程迁延数周或数月。反复出现寒战、高热，皮肤瘀点、瘀斑。关节疼痛亦多见，发热时关节疼痛加重呈游走性。

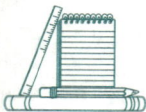

（三）心理、社会状况

本病起病急，病情重，短期内变化迅速，常使患者或家属感到恐惧、焦虑；败血症和休克使患者迅速出现精神萎靡。评估时注意了解患者及家属对疾病的发生、发展、流行及预防等方面的认识情况。

（四）辅助检查

1. 血常规检查　白细胞计数明显升高，一般在（10～30）×10^9/L，甚至更高。中性粒细胞百分比为80%～90%。有DIC者，血小板计数可降低。

2. 脑脊液检查　是确诊的重要方法。病程初期脑脊液即压力升高，外观仍清亮，稍后则混浊似米汤样。白细胞计数常达1000×10^6/L，以中性粒细胞为主。蛋白显著增多，糖含量常低于400mg/L，有时甚或为零。

3. 细菌学检查

（1）涂片检查　包括皮肤瘀点和脑脊液沉淀涂片检查。皮肤瘀点检查时，用针尖刺破瘀点上的皮肤，挤出少量血液和组织液涂于载玻片上染色后镜检，阳性率可达80%左右。脑脊液沉淀涂片阳性率为60%～70%。

（2）细菌培养　①血培养脑膜炎双球菌的阳性率较低，但对慢性脑膜炎双球菌败血症的诊断非常重要。②脑脊液培养：将脑脊液置于无菌试管离心后，取沉淀立即接种于巧克力琼脂培养基，同时注入葡萄糖肉汤，在5%～10% CO$_2$浓度下培养。

4. 血清学检查　如荚膜多糖抗原的免疫学试验、抗体的免疫学试验，是近年来开展的流脑快速诊断方法。

【常见护理诊断 / 问题】

1. 体温过高　与脑膜炎双球菌感染有关。

2. 有组织灌流量不足的危险　与内毒素导致微循环障碍有关。

3. 有皮肤完整性受损的危险　与皮肤黏膜瘀点、瘀斑有关。

4. 焦虑、恐惧　与隔离、遗留后遗症、病死率高有关。

5. 潜在并发症　休克、脑疝、呼吸衰竭。

【护理措施】

（一）一般护理

1. 消毒与隔离　按呼吸道隔离至体温正常、症状消失后3天或不少于发病后7天。患者接触过的物品应严格消毒，痰液要吐在纸内并焚烧。

2. 休息与活动　病室安静、清洁，空气新鲜流通，定期紫外线消毒。嘱患者卧床休息，避免精神紧张，注意保暖，保持床单位清洁、干燥。

3. 饮食　给予营养丰富、清淡可口、易消化的食物，鼓励患者多喝水，昏迷者给予鼻饲。

（二）病情观察

严密监测生命体征，及早发现循环、呼吸衰竭；观察有无皮肤、黏膜颜色和弹性变化，尿量减少等休克征象；密切观察意识状态，瘀点、瘀斑的部位、大小及消长情况；注意有无惊厥先兆等。

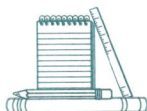

（三）对症护理

1. 高热　在严密观察下以物理降温为宜，如冷敷头部及大动脉、温水擦浴等；高热反复惊厥者遵医嘱给予亚冬眠疗法。

2. 瘀点、瘀斑　①评估患者瘀点、瘀斑的部位、大小及消长情况。②加强皮肤护理，如保持床单清洁、平整，皮肤清洁、干燥；保护瘀点、瘀斑部位免受压迫、摩擦。③瘀斑破溃后，以生理盐水洗净局部，并涂抗生素软膏，防止继发感染。

（四）治疗护理

1. 治疗要点

（1）普通型　①一般治疗：卧床休息，保持病室安静、空气流通。给予流质饮食，昏迷者宜鼻饲。②对症治疗：高热时可用乙醇擦浴；头痛剧烈者可予镇痛或高渗葡萄糖；用脱水剂脱水；惊厥时可用 10% 水合氯醛灌肠，或用氯丙嗪、安定等镇静剂。③病原治疗：尽早足量应用细菌敏感并能透过血脑屏障的抗菌药物，青霉素 G 为首选药，疗程 5~7 天；其他抗生素可选择第 3 代头孢菌素如头孢曲松或头孢噻肟；氯霉素对脑膜炎球菌有良好的抗菌效果，较易通过血脑屏障，但须注意其对骨髓造血功能的抑制。

（2）暴发型休克型　①抗菌治疗：大剂量青霉素钠盐静脉滴注，以迅速控制败血症。②抗休克治疗：扩充血容量、纠正酸中毒等措施。③抗凝治疗：本病的休克及出血与血栓形成有关，凡疑有 DIC 皆可用肝素治疗，用肝素后可输新鲜血液以补充被消耗的凝血因子。

（3）暴发型脑膜脑炎型　抗生素的应用同暴发型休克型的治疗。此外，应以减轻脑水肿、防止脑疝和呼吸衰竭，以及改善高热、惊厥等对症治疗为重点。

（4）慢性败血症型　抗生素的应用同普通型。

2. 用药护理　遵医嘱补液及使用抗生素，注意观察疗效及不良反应。如使用青霉素治疗，应注意给药次数、剂量、间隔时间及有无过敏史。如用磺胺类药，注意防止过敏，鼓励患者多喝水，遵医嘱使用碱性药物以碱化尿液，避免出现肾损害。若用氯霉素治疗，注意胃肠道反应、骨髓抑制现象。

（五）心理护理

关心体贴患者，让其说出自己的感受，及时沟通，向患者讲解疾病的有关知识，使其和医护人员主动配合，解除焦虑紧张情绪；指导患者和家属了解本病的基本知识、治疗和预后，进行心理调整，树立战胜疾病的信心。

【健康指导】

1. 预防指导

（1）控制传染源　早期发现患者就地进行呼吸道隔离和治疗，隔离至症状消失后 3 天，但不少于发病后 7 天；接触者医学观察 7 天。

（2）切断传播途径　流行期间做好个人卫生及环境卫生、减少大型集体活动、保持居室通风、外出戴口罩等，均有利于降低发病率。

（3）保护易感人群　①菌苗预防：我国普遍采用 A 群荚膜多糖菌苗预防接种，保护率达 90% 以上。②药物预防：国内仍采用磺胺类药。与患者密切接触者，成人每天 2g，儿童 75~100mg/（kg·d），分 2 次与等量碳酸氢钠同服。

2. 疾病知识指导　流脑流行期间，提醒社区群众在冬、春季节发现小儿感冒症状，尤其是

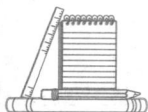

高热、头痛、呕吐、颈项强直、皮肤瘀点等，及时就诊。密切接触者可服用磺胺嘧啶进行预防。少数患者可留有神经系统后遗症，如耳聋、失明或肢体瘫痪等，应指导家属帮助患者进行功能锻炼和按摩等，以促进早日康复。

3. 出院指导　出院后注意加强营养、合理休息，留有后遗症者可进行肢体功能锻炼。

项目八　百日咳患者的护理

百日咳（pertussis whooping cough）是由百日咳杆菌所致的小儿急性呼吸道传染病，其临床特征为阵发性痉挛性咳嗽，咳嗽末伴有"鸡鸣样"吸气吼声。本病病程较长，可达数周甚至 3 个月左右，故有"百日咳"之称。本病好发于儿童。

【病原学及发病机制】

1. 病原学　百日咳杆菌为革兰阴性杆菌，有荚膜，需氧。该菌对外界理化因素抵抗力弱，56℃经 30 分钟即被破坏，干燥数小时即可杀灭，对一般消毒剂敏感，对紫外线抵抗力弱，但在 0～10℃可存活较长时间。

2. 发病机制　百日咳杆菌侵入易感者呼吸道后，先附着在喉、气管、支气管黏膜上皮细胞的纤毛上，繁殖并释放内毒素，导致柱状纤毛上皮细胞变性，增殖的细菌及产生的毒素使上皮细胞纤毛麻痹，呼吸道炎症所产生的黏稠分泌物排除障碍，滞留的分泌物不断刺激呼吸道末梢神经，通过咳嗽中枢引起痉挛性咳嗽，直至分泌物排出为止。由于长期咳嗽刺激咳嗽中枢形成持久的兴奋灶，其他刺激（如检查咽部、饮水及进食）亦可反射性引起咳嗽痉挛性发作，分泌物排出不净可导致不同程度的呼吸道阻塞，引起肺不张、肺气肿、支气管扩张及感染；长期剧烈咳嗽还可使肺泡破裂形成纵隔气肿和皮下气肿；痉咳（痉挛性咳嗽）引起面部浮肿、眼结膜充血等。

【流行病学】

1. 传染源　患者是唯一的传染源。从潜伏期末 1～2 天，至发病后 6 周内都有传染性，以病初 1～3 周最强。

2. 传播途径　咳嗽时病原菌随飞沫传播，易感者吸入带菌的飞沫而被感染。

3. 易感人群　人群普遍易感。

4. 流行特征　本病分布遍及全世界，多见于寒带及温带地区。全年均可发病，但以冬、春两季高发。平常为散发，在幼儿园等集体机构、居住条件差的地区可发生局部流行。接种菌苗后一般可获数年免疫力。据统计，接种菌苗超过 12 年者，百日咳发病率可达 50%，因此百日咳的发病正向大龄儿童及成年人转移。

【护理评估】

（一）健康史

询问有无百日咳患者接触史；近期是否接种过百白破疫苗，既往是否患过百日咳；注意患者的发病季节和发病年龄，患者的出生史、生长发育史。

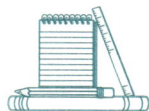

（二）身体状况

本病潜伏期为 2~20 天，一般为 7~10 天。其典型经过分为 3 期。

1. 卡他期（前驱期） 自起病至痉咳出现 7~10 天，出现类似一般上呼吸道感染症状，包括低热、咳嗽、流涕、喷嚏等。3~4 天后其他症状好转而咳嗽加重。此期传染性最强，治疗效果也最好。

2. 痉咳期 咳嗽由单声咳变为阵咳，连续十余声至数十声短促的咳嗽，继而一次深长的吸气，因声门仍处于收缩状态，故发出"鸡鸣样"吼声，之后又是一连串阵咳，如此反复，直至咳出黏稠痰液或吐出胃内容物为止。每次阵咳发作可持续数分钟，每天可达十数次至数十次，日轻夜重。阵咳时患者往往面红耳赤、涕泪交流、面唇发绀、大小便失禁。少数患者痉咳频繁，可出现眼睑浮肿、眼结膜及鼻黏膜出血。婴儿由于声门狭小，痉咳时可发生呼吸暂停，并可因脑缺氧而抽搐，甚至死亡。此期短则 1~2 周，长则可达 2 个月。

3. 恢复期 阵发性痉咳逐渐减少至停止，"鸡鸣样"吼声消失。此期一般为 2~3 周。若有并发症可长达数月。

（三）心理、社会状况

询问患者此次患病及治疗的经历，家庭经济情况，是否有哭闹、易激惹等表现，家长有无因患者病情出现焦虑、恐惧等情绪。

（四）辅助检查

1. 血常规检查 白细胞计数及淋巴细胞分类自发病第 1 周末开始升高，痉咳期升高最为明显，白细胞计数可达（20~40）×10^9/L 或更高。

2. 细菌学检查 采用鼻咽拭子培养法，在阵咳后，用金属拭子从鼻咽后壁取黏液培养，培养越早，阳性率越高。痉咳前期培养阳性率可达 90%。

3. 血清学检查 ELISA 检测特异性抗体 IgM，可做早期诊断。

4. 其他检查 胸部 X 线检查及双肺 CT 检查对百日咳肺部损伤的判断具有重要价值。

【常见护理诊断 / 问题】

1. 体温升高 与百日咳杆菌感染有关。

2. 有窒息的危险 与痉挛性咳嗽有关。

3. 有传播感染的危险 与呼吸道排菌有关。

4. 焦虑、恐惧 与长时间未见痊愈有关。

5. 潜在并发症 支气管肺炎、肺不张、肺气肿、百日咳脑病。

【护理措施】

（一）一般护理

1. 消毒与隔离 执行呼吸道隔离。轻症患者可在家隔离治疗，重症患者则宜住监护病房隔离治疗。

2. 休息与活动 病室安静清洁，空气新鲜流通，定期紫外线消毒。咳嗽频繁、体质虚弱及有并发症者应卧床休息，避免各种刺激、哭泣，治疗护理操作应尽量集中进行，以免诱发痉咳。

3. 饮食 给予营养丰富、清淡可口、易消化的食物，如稠米粥、面条、菜泥、蒸鸡蛋等，上述食物不需长时间咀嚼、不久留于胃内。食物温度要适宜，少量多餐，进食不可过急或强迫，

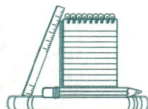

以免引起呛咳、呕吐。

（二）病情观察

注意密切观察痉挛性咳嗽，如次数、发作表现、严重程度及有无发作诱因；观察非痉情况；观察呕吐次数、量和性状；注意有无呼吸暂停、并发症表现，一旦发现异常，及时报告医生并配合处理。

（三）对症护理

婴幼儿痉咳时可采取头低位，轻拍背。咳嗽较重者睡前可用氯丙嗪或异丙嗪顿服，有利睡眠，减少阵咳；也可用盐酸普鲁卡因每次 3~5mg/kg，加入 5% 葡萄糖 30~50mL 中静脉滴注，每天 1~2 次，连用 3~5 天，有解痉作用。患儿发生窒息时应及时做人工呼吸、吸痰和给氧。重者可适当加用镇静剂，如苯巴比妥或安定等。痰稠者可给予祛痰剂或雾化吸入，痰液不易咳出者立即配合医生行气管插管，以预防窒息的发生。重症婴儿可给予肾上腺皮质激素以减轻炎症。

（四）治疗护理

1. 治疗要点

（1）一般和对症治疗　执行呼吸道隔离，保持空气清新。咳嗽、痰稠者采取上述对症护理措施。

（2）病原治疗　卡他期 4 天内应用抗生素可缩短咳嗽时间或阻断痉咳的发生；4 天后或痉咳期应用抗生素可缩短排菌期，预防继发感染，但不能缩短病程。首选红霉素，也可用磺胺甲噁唑、氨苄西林等。

2. 用药护理

遵医嘱用药，常用抗生素、肾上腺皮质激素，注意观察疗效及不良反应。红霉素注意观察胃肠道反应；磺胺甲噁唑应注意观察有无过敏反应，鼓励患者多喝水，遵医嘱使用碱性药物以碱化尿液，避免出现肾损害。

（五）心理护理

关心体贴患者，鼓励其说出自己的感受，及时沟通，向患者讲解疾病的有关知识，使其和医护人员主动配合，解除焦虑紧张情绪；指导患者和家属了解本病的基本知识、治疗和预后，进行心理调整，树立战胜疾病的信心。

【健康指导】

1. 预防指导

（1）控制传染源　发现患者应立即进行疫情报告，并立即对患者进行隔离和治疗，这是防止本病传播的关键，隔离自发病之日起 40 天或痉咳出现后 30 天。有本病接触史的易感儿童应予以隔离检疫 21 天，然后予以预防接种。

（2）切断传播途径　流行期间不去公共场所，保持室内通风，对患者的痰及口鼻分泌物进行消毒处理。

（3）保护易感人群　预防百日咳的重要手段是接种百日咳疫苗。①主动免疫：目前预防接种百日咳菌苗，常用的疫苗是白喉类毒素、百日咳菌苗、破伤风类毒素（DPT）三联制剂，一般于出生后 3 个月初种，每月 1 次，共 3 次，注射量分别为 0.5mL、1mL、1mL，次年再加强注射 1 次。若遇到百日咳流行时可提前至出生后 1 个月接种。②被动免疫：未接受过预防注射的体弱婴儿接触百日咳病例后，可注射含抗毒素的免疫球蛋白预防。③药物预防：对没有免疫力而有百日咳接触史的婴幼儿主张进行药物预防，可服用红霉素或磺胺甲噁唑 7~10 天。

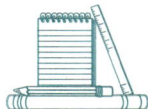

2.疾病知识指导   向患者及其家属介绍百日咳的疾病知识,如痉咳发作表现、诱因,以及本病对患儿的危害、治疗及护理措施等。告诉患者及家属可能出现的并发症及表现,一旦发现要告知医务人员。嘱患者出院后也应注意休息,避免疲劳、受惊等,以防范呼吸道感染及百日咳疾病的复发。

项目九   布氏杆菌病患者的护理

布氏杆菌病(brucellosis)简称布氏病,又名波状热,是由布氏杆菌引起的动物源性传染病。其临床表现以长期发热、多汗、关节痛、睾丸炎、淋巴结及肝脾肿大为特征。本病病程迁延,易复发,并易转为慢性。

【病原学及发病机制】

1.病原学   布氏杆菌是一组革兰染色阴性的短小球杆菌。该菌属分为6个种,即羊布氏、牛布氏、猪布氏、犬布氏、绵羊附睾布氏和森林鼠布氏杆菌,其中羊、牛、猪和犬布氏杆菌对人类致病,以羊种菌致病力最强。布氏杆菌在外界环境中生存力较强,在干燥土壤中可存活数月,在皮毛中可存活45~150天,在乳制品中可生存数周至数月。该菌对热、光及常用消毒剂较为敏感,湿热100℃ 3~5分钟、日光照射10~20分钟、3%含氯石灰澄清液可将其杀灭。

2.发病机制   布氏杆菌自皮肤黏膜进入人体后,即为吞噬细胞吞噬,带到附近淋巴结。若人体抗菌能力强,病菌即被消灭,反之,病菌在淋巴结中繁殖而形成感染灶。当病菌增殖到一定程度时,则侵入血循环,形成菌血症。本菌易在肝、脾、骨髓、淋巴结等中形成多发感染灶。病菌主要寄生于巨噬细胞内,抗菌药物及抗体不易进入发挥作用,细菌不易被消灭,病程易转为慢性。病灶中的细菌多次进入血流,引起症状反复发作,发热为波状型(又称波状热)。本病的发病机理以Ⅳ型迟发变态反应为主,变态反应发生在骨、关节和神经系统,表现为关节炎、骨髓炎和神经炎等,尚可有睾丸炎。

【流行病学】

1.传染源   羊、牛、猪等病畜为传染源,其中羊是主要传染源。病原菌存在于病畜的皮毛、羊水、胎盘、阴道分泌物、尿液和乳汁中。人传人少见。

2.传播途径

(1)接触传播   在进行剪毛、挤奶、剥皮、屠宰、加工畜产品等工作时未采取防护措施,细菌通过皮肤、黏膜感染。

(2)消化道传播   进食被病菌污染的食物或未煮熟的畜肉、饮水、生奶等感染。

(3)呼吸道传播   通过吸入含有病菌的气溶胶传播。

(4)其他   布氏杆菌还可通过苍蝇机械传播及蜱虫叮咬传播。

3.易感人群   人群普遍易感,感染后可获较强的免疫力,各菌型间有交叉免疫。

4.流行特征   本病遍布全球,欧洲疫情最重,我国以内蒙古等牧区较为严重。全年均可发病,人的布氏杆菌病发病高峰常在4~8月,牛布氏杆菌病在夏季较多,猪布氏杆菌病无明显季节性。发病者以与牲畜或畜产品接触较多的人员为多见。我国2015年上报布氏杆菌病数量为

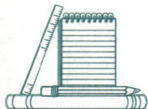

56989 例，2016 年上报数量为 47139 例。

【护理评估】

（一）健康史

注意询问患者有无与羊、猪、牛的接触史，有无饮用未经消毒的羊乳、牛乳史，患者的职业；询问患者起病后有无发热、多汗、乏力、关节痛、神经痛、淋巴结肿大、睾丸肿痛等。

（二）身体状况

本病潜伏期为 3 天至数月，长者可达 1 年及以上，平均 2~3 周。

1. 急性期 多数患者缓慢起病，急性起病者占 10%~30%，主要表现为发热、多汗、关节炎。

（1）发热 常见热型有弛张热、波状热、不规则间歇热和长期低热。其中波状热最具特征性，每次发热持续 1 周至数周，间歇 3~5 天或数周，之后热度再起，如此反复多次而呈波状。

（2）多汗 多汗也是本病的主要特征之一。多汗常与发热无关，患者大汗淋漓，衣被尽湿，大汗后软弱无力，甚至虚脱。

（3）关节炎 70% 以上的患者伴有肩、肘、膝、腰、髋等大关节疼痛，常于发病初期出现，也有发病 1 个月后出现者。疼痛初为游走性、针刺性，以后疼痛固定于某些关节。有时发生滑膜炎、腱鞘炎和下肢肌肉痉挛性疼痛。

（4）神经系统症状 由神经干病变导致，主要表现为神经痛，以坐骨神经、腰神经、肋间神经、三叉神经受累较多。

（5）泌尿生殖系统症状 男性患者可因睾丸炎或附睾炎导致睾丸肿痛，多为单侧。女性患者可发生卵巢炎、输卵管炎、子宫内膜炎，偶可导致流产。

（6）肝、脾及淋巴结肿大 半数以上的患者可发生肝、脾肿大。淋巴结肿大常见于颈、颌下、腋窝和腹股沟等处，肿大的淋巴结一般无明显疼痛，可自行消散，也可发生化脓、溃破。

2. 慢性期 病程持续 1 年以上称为慢性布氏病，可由急性期发展而来，也可无明显急性病史，发现时已为慢性。慢性期症状多不典型，主要为低热、乏力、多汗、头痛、关节和肌肉疼痛，以及抑郁、失眠、烦躁、注意力不集中等症状。骨关节损害是慢性布氏病的最主要临床表现，如滑膜炎、关节炎、关节周围炎等，重症者关节屈曲畸形、强直，肌肉萎缩。慢性布氏病易导致心脏血管受累，以血管损害最为常见。

（三）心理、社会状况

注意询问患者对布氏病知识的了解程度；患病后对住院隔离和疾病预后的认识，有无恐惧、焦虑、抑郁等心理反应；家庭经济情况；患者的应对能力；社会支持系统对布氏病的认识及对患者的关心程度。

（四）辅助检查

1. 血常规检查 白细胞计数正常或偏低，淋巴细胞相对增多，部分患者血小板减少。

2. 病原菌检查 急性期患者在未用抗生素前可进行血培养，阳性率可达 80%。慢性期血培养阳性率较低。低热或无热的患者可取骨髓培养，阳性率较血培养高，但培养时至少应观察 2~4 周。

3. 血清学检查 采用凝集试验检测布氏杆菌抗体，效价在病程中呈现为原来的 4 倍或 4 倍以上，或抗体效价 ≥ 1∶160，则有诊断价值。此外，亦可采用酶联免疫吸附法、固相放射免疫试

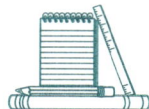

验、补体结合试验等。

【常见护理诊断/问题】

1. 体温过高　与布氏杆菌感染有关。

2. 疼痛　与病变累及肌肉、神经和关节有关。

3. 焦虑　与知识缺乏、担心疾病预后有关。

4. 有体液不足的危险　与高热、出汗过多有关。

【护理措施】

(一)一般护理

1. 消毒与隔离　急性期患者执行消化道、皮肤黏膜、呼吸道隔离，隔离至症状消失，血、尿细菌培养每 5~10 天进行 1 次，连续 2 次阴性方可解除隔离。

2. 休息与活动　急性期患者卧床休息，减少活动，注意保暖。

3. 饮食　给予营养丰富、含维生素丰富、易消化的饮食。患者出汗较多时，多饮温开水或糖盐水，成人每天入量 3000mL。出汗多或饮水不足时，可静脉补充水分和电解质。

(二)病情观察

观察生命体征，尤其是体温的变化；有无多汗，有无脱水的表现；关节有无红肿、疼痛；淋巴结有无肿大；肝、脾有无肿大；男性患者有无睾丸肿大及疼痛；治疗效果等。

(三)对症护理

1. 发热　定时测量体温，记录体温曲线，观察热型。体温超过 38.5℃时应物理降温，一般不采用退热药，避免增加出汗量导致虚脱。及时更换衣被，保持皮肤清洁、干燥，避免受凉。

2. 疼痛　协助患者取舒适体位，保持关节功能位，必要时采用石膏托、小夹板固定。关节疼痛者可服用解热镇痛药，或采用 5%~10% 硫酸镁局部湿热敷，每日 2~3 次。神经痛严重者，遵医嘱给予消炎止痛药，或普鲁卡因局部封闭。睾丸肿痛者，可用"十"字吊带托扶，同时指导患者学会深呼吸等放松术以减轻疼痛。

(四)治疗护理

1. 治疗要点

(1)一般及对症治疗　患者应卧床休息，注意营养，注意补充水分和电解质。高热者物理降温，疼痛者给予镇痛药，中毒症状严重者可用肾上腺皮质激素。

(2)病原治疗　急性期感染应以抗感染治疗为主，可选用利福平、多西环素、链霉素、复方磺胺甲噁唑等。通常选用利福平与多西环素或利福平与链霉素等联合治疗方案，WHO 推荐把利福平和多西环素联用为首选方案。

(3)脱敏疗法　采用布氏杆菌菌体菌苗疗法、水解素和溶菌素疗法，适用于慢性患者，有脱敏和增强机体抵抗力的作用。脱敏疗法宜与抗菌药物合用。

(4)其他　针灸疗法可以缓解患者局部疼痛。慢性期患者可选用热疗、水浴疗法等。

2. 用药护理　指导患者按医嘱用药，向患者说明药物的名称、剂量、给药时间和方法，教会患者观察疗效和不良反应。利福平可引起肝脏损害，应定期检查肝功能，该药还可使患者分泌物、排泄物呈橘黄色，护士应提前告知，避免引起恐惧。四环素可引起恶心、呕吐、腹部不适、腹痛等胃肠道反应，也可引起皮疹；链霉素可引起神经损害，出现指端麻木感、耳鸣、听力减

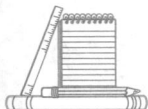

退等症状。脱敏疗法时应注意给药方法正确、剂量准确，指导患者卧床休息，以减轻用药过程中的不适。

（五）心理护理

急性期患者因发热、多汗、肌肉关节疼痛、睾丸肿痛等症状，常感重病缠身，易出现恐惧、焦虑心理，尤其在不能确诊时，上述心理障碍更为严重。慢性期患者由于病程迁延，疾病反复发作，常有抑郁心理，缺乏治愈疾病的信心。护理人员应根据患者的不同心理表现给予相应的心理护理，进行心理疏导。鼓励患者配合有关的检查与治疗，消除顾虑，促进患者早日恢复健康。

【健康指导】

1. 预防指导

（1）控制传染源　急性期患者执行消化道、皮肤黏膜、呼吸道隔离，隔离至症状消失，血、尿细菌培养每 5~10 天进行 1 次，连续 2 次阴性方可解除隔离。

（2）切断传播途径　对患者的排泄物及污染物须随时消毒。粪便加 10%~20% 的漂白粉乳剂搅匀后加盖放置 2 小时后倾倒。患者的食具、药杯可煮沸消毒，便具用 3% 漂白粉澄清液浸泡，地面及家具用 84 消毒液擦拭消毒。

（3）保护易感人群　对疫区内高危人群（包括职业人群及非职业人群）予以 104M 苗免疫；对健康畜或畜群进行预防接种：牛应以 S19 苗免疫，羊应以 S2 苗免疫，因对猪无合适疫苗应注意观察。

2. 生活指导

凡从事饲养、管理、屠宰家畜的人员、兽医，以及从事畜产品收购、保管、运输、加工等人员，应做好个人防护工作，包括穿工作服、戴手套、口罩等，养成良好的卫生习惯，工作时不吸烟、不进食，工作结束后应更衣、洗手，并对用具及环境消毒。

3. 疾病知识指导

（1）指导患者急性期、慢性期卧床休息，加强营养，注意维生素及水分的摄入，尤其在出汗较多时更应注意水分的摄入，避免发生虚脱。

（2）教会患者采取舒适体位以保持关节于功能位，防止关节强直、肌肉痉挛、关节活动障碍。

（3）指导患者出院后仍应避免过劳及注意营养，出院 1 年内应定期复查。

复习思考

一、选择题

1. 切断肺结核传播途径最关键的措施是（　　　）

　A. 每年进行胸部 X 线普查

　B. 加强卫生宣教

　C. 对结核菌素试验阳性且与患者密切接触的家属给予药物预防

　D. 早期发现、彻底治疗肺结核患者

　E. 接种卡介苗

2. 结核病最主要的传播途径是（　　　）

　A. 飞沫　　　　　　　　　B. 尘埃　　　　　　　　　C. 食物和水

　D. 皮肤接触　　　　　　　E. 毛巾或餐具

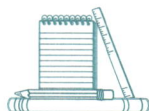

3. 伤寒最严重的并发症是（　　　）

    A. 肠出血　　　　　　　　　　B. 肠穿孔　　　　　　　　C. 中毒性心肌炎

    D. 中毒性肝炎　　　　　　　　E. 溶血尿毒综合征

4. 霍乱对症治疗时应重点注意（　　　）

    A. 止泻　　　　　　　　　　　B. 镇静　　　　　　　　　　C. 解痉止痛

    D. 降温　　　　　　　　　　　E. 补充有效血容量

5. 霍乱临床表现下列哪项不正确（　　　）

    A. 患者伴有无痛性剧烈腹泻，不伴里急后重

    B. 大便为米泔水样

    C. 严重脱水者可出现烦躁不安、皮肤干燥等

    D. 成人一般无发热

    E. 恢复期所有患者出现反应性发热

6. 细菌性食物中毒最常见的病原菌是（　　　）

    A. 沙门菌属　　　　　　　　　B. 副溶血性弧菌　　　　　C. 大肠杆菌

    D. 金黄色葡萄球菌　　　　　　E. 蜡样芽孢杆菌

7. 细菌性食物中毒的治疗最重要的是（　　　）

    A. 隔离与消毒　　　　　　　　B. 卧床休息　　　　　　　C. 病原治疗

    D. 止吐镇痛　　　　　　　　　E. 对症治疗

8. 猩红热的病原体为（　　　）

    A. 草绿色链球菌　　　　　　　B. 金黄色葡萄球菌　　　　C. 表皮葡萄球菌

    D. A 组乙型溶血性链球菌　　　E. 白色念珠菌

9. 治疗猩红热时抗生素首选（　　　）

    A. 头孢曲松　　　　　　　　　B. 青霉素　　　　　　　　C. 阿米卡星

    D. 万古霉素　　　　　　　　　E. 庆大霉素

10. 布氏杆菌病有多种症状，其中典型症状为（　　　）

    A. 淋巴结肿大　　　　　　　　B. 多汗　　　　　　　　　C. 关节疼痛

    D. 坐骨神经痛　　　　　　　　E. 波状热

11. 伤寒患者下列哪项处理是错误的（　　　）

    A. 选用喹诺酮类抗菌药治疗

    B. 卧床休息

    C. 给予易于消化，少纤维饮食

    D. 高热时可采用物理降温

    E. 腹胀用肛管排气加新斯的明

12. 某患者确诊为细菌性痢疾，为预防传播，该患者的隔离时间应为（　　　）

    A. 临床症状好转　　　　　　　B. 临床症状消失　　　　　C. 3 次大便培养阴性

    D. 2 次大便培养阴性　　　　　E. 1 次大便培养阴性

13. 患儿，男，6 岁，发热两天，体温 39℃，咽痛，咽部有脓性分泌物，周身可见针尖大小
的皮疹，全身皮肤鲜红，考虑该患儿是（　　　）

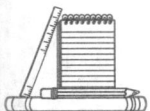

    A. 麻疹　　　　　　　　　　　B. 水痘　　　　　　　　　C. 猩红热

    D. 脓疱疹　　　　　　　　　　E. 腮腺炎

（14～15题共用题干）

患者，女，20岁，近2个月来干咳、低热、盗汗、乏力。听诊左上锁骨下区有固定的湿啰音，怀疑患有肺结核。

14.为进一步确诊，最有价值的检查是（　　　）

    A.胸部X检查　　　　　B.纤维支气管镜检查　　　　　C.支气管碘油造影

    D.痰菌检查　　　　　　E.痰细胞学检查

15.若患者已确诊，下列护理措施中哪项不妥（　　　）

    A.给予高热量、高维生素、高蛋白饮食

    B.室内空气新鲜，阳光充足

    C.向患者做有关疾病知识的宣教

    D.及时做好消毒隔离

    E.鼓励患者加强体育锻炼，增强抗病能力

二、案例分析

1.患者，男，67岁，因"低热、盗汗、乏力伴咳嗽、咳痰1年，痰中带血1周，时有胸闷"入院。查体：T 37.4℃，P 80次/分，R 20次/分，BP 105/70mmHg，消瘦，听诊左锁骨下区有固定的湿啰音。胸部X线检查：锁骨下片状、絮状阴影，边缘模糊。

请问：（1）患者最可能的医疗诊断是什么？

（2）患者目前主要的护理诊断有哪些？

2.患儿，男，8岁，因"突起发热、头痛、呕吐、腹泻3天，烦躁不安1天"入院。查体：T 39.5℃，BP 98/60mmHg，精神萎靡，瞳孔等大，对光反射灵敏，颈有抵抗感，胸腹部可见散在性出血点，克氏征阳性。血常规检查：白细胞计数15.0×10^9/L，中性粒细胞百分比90%。

请问：（1）患者最可能的医疗诊断是什么？

（2）患者目前主要的护理措施有哪些？

3.患者，男，15岁，学生，不规则发热半个月，体温38～40℃，无畏寒及寒战，伴食欲不振、腹胀，近日出现精神恍惚，谵妄，听力下降，在当地不规则用过青霉素、氨苄西林治疗。查体：T 40℃，P 100次/分，BP 98/79mmHg，表情呆滞，心肺无异常，腹软，右下腹轻压痛，肝右肋下0.5cm，脾左肋下1cm，血常规检查：白细胞计数4.0×10^9/L，中性粒细胞百分比65%，淋巴细胞百分比35%。

请问：（1）患者最可能的医疗诊断是什么？

（2）患者可能出现哪些并发症？该如何预防？

扫一扫，查阅
复习思考题
答案

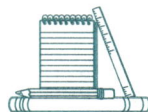

扫一扫，查阅
本模块数字
资源

模块四　性传播疾病患者的护理

【学习目标】

1. 掌握获得性免疫缺陷综合征、淋病、梅毒、尖锐湿疣的流行病学特点、护理评估及护理措施。
2. 熟悉获得性免疫缺陷综合征、淋病、梅毒、尖锐湿疣的辅助检查及常见护理问题。
3. 了解获得性免疫缺陷综合征、淋病、梅毒、尖锐湿疣的病原学、发病机制。
4. 能运用所学的知识深刻理解医者仁心、敬佑生命的精神内涵，体现医者的责任担当。

项目一　获得性免疫缺陷综合征患者的护理

案例导入

患者，女，30岁，因"发热、乏力、咳嗽、胸闷3天"入院，既往有吸毒史。查体：T 38.3℃，P 90次/分，R 22次/分，BP 110/89mmHg，慢性病容，双侧腹股沟浅表淋巴结肿大，巩膜（-），颈软无抵抗，双肺呼吸音清晰，干、湿啰音未闻及，腹（-）。血常规检查：白细胞计数 $7.0×10^9$/L，中性粒细胞80%。抗 HIV 阳性。胸部 X 线检查：双肺浸润灶，如磨玻璃样改变。

请问：1. 患者可能的医疗诊断是什么？
2. 患者的治疗和护理要点有哪些？

获得性免疫缺陷综合征（acquired immune deficiency syndrome，AIDS）又称艾滋病，是由人类免疫缺陷病毒（human immuno deficiency virus，HIV）引起的致命性慢性传染病。AIDS 主要通过性接触、血液和母婴传播。HIV 特异性侵犯并破坏辅助性 T 淋巴细胞（CD4⁺ T 淋巴细胞），使机体细胞免疫功能受损，最后并发各种严重的机会性感染和恶性肿瘤。该病具有传播快、发病缓慢、病死率高的特点。

【病原学及发病机制】

1. 病原学　HIV 为单链 RNA 病毒，属于逆转录病毒科慢病毒亚科，目前已知 HIV 有两个型，即 HIV-1 和 HIV-2，两者均可引起艾滋病，我国以 HIV-1 为主要流行株。成熟的 HIV 为直径 90~120nm 的球形颗粒，由核心和包膜两部分组成。核心呈圆柱状结构，核心中有两条单链 RNA、逆转录酶、整合酶和蛋白酶。HIV 显著特征是高度的变异性，高度变异性有助于 HIV 逃避宿主的免疫监视，同时为 HIV 感染的预防、诊断和治疗设置了巨大障碍。病毒在外界生存力不强，对热敏感，如加热 56℃ 30 分钟即可将其灭活。HIV 对 75% 乙醇、0.2% 次氯酸钠及含

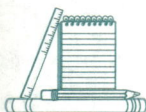

氯石灰等化学消毒剂敏感，但能耐受 0.1% 甲醛、紫外线、γ 射线等。

2. 发病机制　HIV 侵入人体后，仅诱导机体产生少量不具有保护作用的中和抗体。HIV 既有嗜淋巴细胞性，又有嗜神经性，主要感染 T 淋巴细胞、单核 – 巨噬细胞、B 淋巴细胞、小神经胶质细胞和骨髓干细胞等，使多种免疫细胞受损，细胞免疫及体液免疫均受到不同程度的损害而致免疫功能严重缺陷，易发生各种严重的机会性感染和肿瘤。

【流行病学】

1. 传染源　艾滋病患者和 HIV 感染者是本病唯一的传染源。无症状而血清 HIV 抗体阳性的 HIV 感染者是具有重要意义的传染源，血清病毒阳性而 HIV 抗体阴性的窗口期感染者也是重要的传染源，窗口期通常为 2~6 周。

2. 传播途径　目前公认的传播途径主要是性接触、血液和母婴传播。

（1）性接触传播　为本病的主要传播途径，占成人的 3/4。性接触摩擦所致细微破损即可被病毒侵入。HIV 存在于血液、精液和阴道分泌物中，唾液、眼泪和乳汁等体液中也含 HIV。同性恋、异性恋均可传播，与发病有关的因素包括性伴侣数量、性伴侣的感染阶段、性交方式和性保护措施等。

（2）经血液和血制品传播　药瘾者共用针头或输注含病毒的血液及血制品，以及介入性医疗操作等均可感染。

（3）母婴传播　感染 HIV 的孕妇可通过胎盘、分娩过程及产后血性分泌物吸入呼吸道，以及哺乳传给婴儿。目前认为 HIV 阳性孕妇有 11%~60% 会发生母婴传播。

（4）其他途径　接受 HIV 感染者的器官移植或人工授精可传播本病。此外，医护人员被污染的针头刺伤或通过破损皮肤接触有可能意外受感染。

3. 易感人群　人群普遍易感。发病年龄主要是 50 岁以下青壮年，儿童和妇女感染率逐年上升。男性同性恋者、性乱交者、静脉药瘾者和血制品使用者为本病的高危人群。

4. 流行特征　联合国艾滋病规划署（UNAIDS）报告显示，截至 2023 年，全球约有 3990 万 HIV 感染者，有 3070 万的 HIV 感染者正在接受艾滋病毒治疗。截至 2023 年年底，我国报告存活 HIV 感染者和患者 129 万人，2023 年新报告病例数为 11.05 万。感染人群呈多样化，以性传播途径为主，新增病例中男性性行为和青年学生感染率升高迅速。

【护理评估】

（一）健康史

询问患者有无同性恋及性乱交史；有无输血或使用血制品史；有无吸毒史；是否进行过器官移植或接受过人工授精。了解患者发病时间及相关表现，如有无发热、咳嗽、慢性腹泻、淋巴结肿大等，目前采用的治疗方式等。

（二）身体状况

本病潜伏期长，感染 HIV–1 型者经历 2~10 年发展为艾滋病，HIV–2 型历时更长。根据我国有关艾滋病的诊疗标准和指南，将艾滋病分为急性期、无症状期和艾滋病期。

1. 急性期　通常发生在感染 HIV 后 2~4 周，临床主要表现为发热、咽痛、盗汗、恶心、呕吐、腹泻、皮疹、关节痛、淋巴结肿大及神经系统症状。多数患者临床症状轻微，持续 1~3 周后缓解。此期在血液中可检出 HIV–RNA 和 P24 抗原，而 HIV 抗体则在感染后数周才出现。

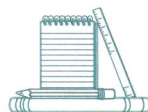

CD4$^+$T 淋巴细胞计数一过性减少，CD4$^+$/CD8$^+$ 比例可倒置。

2. 无症状期 由原发感染或急性感染症状消失后延伸而来，临床上无任何症状。此期持续时间一般为 6~8 年或更长，其时间长短与感染病毒的数量、病毒类型、感染途径、机体免疫状况、营养卫生条件及生活习惯等因素有关。此期 HIV 在感染者体内不断复制，CD4$^+$T 淋巴细胞数量逐渐下降，具有传染性。

3. 艾滋病期 此期为感染 HIV 后的终末阶段，患者 CD4$^+$T 淋巴细胞计数明显下降，免疫功能严重缺陷，HIV 血浆病毒载量明显升高，临床表现复杂，可累及全身各个系统及器官，主要表现 HIV 相关症状、各种机会性感染及肿瘤。

HIV 相关症状主要表现为 1 个月以上的发热、乏力不适、盗汗、体重下降 10% 以上、慢性腹泻、肝脾大等。部分患者表现为神经精神症状，如头痛、记忆力减退、表情淡漠、性格改变，甚至癫痫、进行性痴呆等。另外，患者可出现持续性全身淋巴结肿大，表现为除腹股沟以外有两处或两处以上的淋巴结肿大，淋巴结直径 ≥ 1cm，无压痛，无粘连，持续时间在 3 个月以上。艾滋病期患者各种机会性感染及肿瘤主要表现为以下几方面。

（1）**呼吸系统表现** 肺孢子菌肺炎最为常见，也是本病因机会性感染而死亡的主要原因，其临床表现主要为慢性咳嗽、发热、呼吸急促和发绀等，胸部 X 线显示间质性肺炎。此外，念珠菌、疱疹和巨细胞病毒、结核菌、隐球菌等常引起肺部感染、复发性细菌合并真菌性肺炎。卡波西肉瘤也常侵犯肺部。

（2）**消化系统表现** 念珠菌、疱疹和巨细胞病毒引起口腔及食管炎症或溃疡最为常见，表现为吞咽疼痛和胸骨后烧灼感，诊断依靠食管镜。胃肠黏膜常受到疱疹病毒、隐孢子虫、鸟分枝杆菌和卡波西肉瘤的侵犯，引起腹泻和体重减轻。鸟分枝杆菌、隐孢子虫、巨细胞病毒感染肝脏，可出现肝大及肝功能异常。

（3）**中枢神经系统表现** ①机会性感染：如脑弓形虫病、隐球菌脑膜炎、巨细胞病毒脑炎等。②机会性肿瘤：如原发性脑淋巴瘤和转移性淋巴瘤。③ HIV 直接感染中枢神经系统：引起艾滋病痴呆综合征、无菌性脑炎，临床可表现为头晕、头痛、癫痫、进行性痴呆、脑神经炎等。

（4）**皮肤和口腔表现** 卡波西肉瘤常侵犯下肢皮肤和口腔黏膜，表现为紫红色或深蓝色浸润斑或结节，可融合成大片状，表面出现溃疡并向四周扩散。这是一种恶性组织细胞，能向淋巴结和内脏转移。其他常见的有白色念珠菌或疱疹病毒所致口腔感染等，口腔毛状白斑表现为舌的两侧边缘有粗厚的白色突起。外阴疱疹病毒感染、尖锐湿疣均较常见。

（5）**眼部表现** 巨细胞病毒、弓形虫引起视网膜炎（眼底棉絮状白斑），眼部卡波西肉瘤常侵犯眼睑、睑板腺、泪腺、结膜、虹膜等。

（三）心理、社会状况

艾滋病由于缺乏特效治疗方法，加上疾病本身的折磨，患者可有恐惧、焦虑、抑郁、孤独等心理反应，部分患者可出现报复、自杀等极端行为。

（四）辅助检查

1. 血常规检查 不同程度的贫血，白细胞计数降低，血小板减少，血沉加快。淋巴细胞计数 < 1.0×10^9/L，T 淋巴细胞亚群检查示 T 细胞绝对值下降，CD4$^+$T 淋巴细胞计数下降，CD4$^+$/CD8$^+$ ≤ 1。

2. 免疫学检查 HIV 血清抗体阳性是目前确诊 HIV 感染的最主要依据。HIV RNA 定量检测既有助于诊断，又可判断治疗效果及预后。自身抗体阳性，免疫球蛋白、免疫复合物升高。

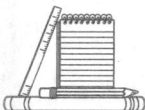

3. 血生化检查　可有血清转氨酶升高及肾功能异常。

4. 病毒学检查　血液、脑脊液、精液中可分离出 HIV。但操作复杂，只用于科研。

【常见护理诊断 / 问题】

1. 营养失调：低于机体需要量　与艾滋病期并发各种机会性感染和肿瘤有关。

2. 体温过高　与艾滋病期并发各种机会性感染有关。

3. 恐惧　与艾滋病预后不良、疾病折磨、担心受到歧视有关。

4. 活动无耐力　与 HIV 感染和并发各种机会性感染有关。

5. 社交孤立　与艾滋病实施强制性管理，采取严格血液和体液隔离，被他人歧视有关。

【护理措施】

（一）一般护理

1. 消毒与隔离　艾滋病期患者应在执行血液、体液隔离的同时实施保护性隔离。医护人员预防 HIV 感染的防护措施应当遵照标准预防原则，尤其要预防污染针头及其他锐器刺破皮肤。

2. 休息与活动　在急性期和艾滋病期应卧床休息，以减轻症状；无症状期可以正常工作，但应避免劳累。

3. 饮食　给予高热量、高蛋白、高维生素、易消化饮食，以保证营养供给，增强机体抗病能力，注意食物的色、香、味，少量多餐。若有呕吐，在饭前 30 分钟给予止吐药。若有腹泻，应鼓励患者多饮水或给肉汁、果汁等。忌食生冷及刺激性食物。不能进食、吞咽困难者予鼻饲。必要时静脉补充所需营养和水分。

4. 皮肤护理　加强口腔护理和皮肤清洁，防止继发感染，减轻口腔、外阴因真菌、病毒等感染引起的不适。长期腹泻的患者要注意肛周皮肤护理。每次排便后用温水清洗局部，再用吸水性良好的软布或纸巾吸干，可涂抹润肤油保护皮肤。

（二）病情观察

观察生命体征；观察患者意识状态及口腔黏膜、皮肤黏膜、肺部、胃肠道、中枢神经系统等有无感染表现，如有无发热、咳嗽、呼吸困难、呕吐、腹泻等症状；观察体重的变化及营养状况等。

（三）对症护理

1. 发热　注意观察体温变化；高热给予物理降温，必要时可给予退热药物；注意水分和营养食物的补充；出汗时及时更换衣被，以防感冒。

2. 呼吸困难　监测呼吸频率、节律、深度，有无发绀；患者卧床休息，取端坐位或半卧位，必要时予氧气吸入；禁用镇静剂和麻醉剂。

3. 咳嗽、咳痰　观察痰液的颜色、性质、量，鼓励并帮助患者咳出痰液，必要时帮助吸痰。可根据医嘱进行雾化吸入，稀释痰液，减轻咳嗽，或者服用止咳祛痰药物。

4. 恶心、呕吐　嘱患者放松，冷敷额头，若恶心感减轻，鼓励患者增加摄食，并保持口腔卫生，避免异味引起不适感。对于呕吐次数较多者，先禁食 2 小时，可于餐前半小时给予止吐药。

5. 腹泻　评估腹泻次数，粪便的颜色、性状、量，腹泻持续时间。嘱患者少量多餐，进食清淡、易消化食物，避免高纤维、生冷及刺激性食物。注意饮食卫生。做好肛周皮肤护理。

（四）治疗护理

1. 治疗要点　艾滋病目前缺乏行之有效的治疗措施，主要包括高效抗逆转录病毒治疗、免疫

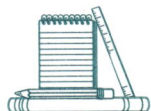

治疗、并发症治疗、对症支持治疗和预防性治疗等。

（1）高效抗逆转录病毒治疗 是治疗的关键。目前国际上抗逆转录病毒药物有 6 类 30 种，包括：①核苷类逆转录酶抑制剂（nucleoside reverse transcriptase inhibitors，NRTIs）：齐多夫定（AZT，首选药物）、拉米夫定（LAM，又名 3TC）、司他夫定（d4T）、双脱氧肌苷（DDI）、替诺福韦（TDF）等。②非核苷类逆转录酶抑制剂（non-nucleoside reverse transcriptase inhibitors，NNRTIs）：常用药有奈韦拉平（NVP）、依非韦伦（EFV）、利匹韦林（RPV），近年新增加的还有艾诺韦林、多拉韦林等。③蛋白酶抑制剂（protease inhibitor，PIs）：利托那韦、达芦那韦等。④整合酶抑制剂（integrase strand transfer inhibitors，INSTIs）：拉替拉韦（RAL）、多替拉韦（DTG）等。⑤ CCR5 抑制剂（maraviroc）。⑥融合抑制剂（FIs）。国内抗 HIV 治疗药物有 NRTIs、NNRTIs、PIs、INSTIs、FIs 5 类。由于仅用一种抗病毒药物易诱发 HIV 变异，从而产生耐药性，因而主张联合用药，通常采用三联或四联，即三类药联合使用或使用两种不同的核苷类逆转录酶抑制剂加上一种（或两种）蛋白酶抑制剂。

（2）免疫治疗 白细胞介素 -2（IL-2）与抗病毒药物同时应用，有助于改善患者的免疫功能。

（3）并发症治疗 肺孢子菌肺炎首选复方磺胺甲噁唑。卡波西肉瘤可用多柔比星、紫杉醇、环磷酰胺、长春新碱等治疗，也可配合放射治疗。隐孢子虫感染和弓形虫病可用螺旋霉素或克林霉素。巨细胞病毒感染可用更昔洛韦或膦甲酸钠。隐球菌性脑膜炎应用氟康唑或两性霉素 B。

（4）对症支持治疗 输血，补充维生素 B_{12} 和叶酸等，加强营养治疗，部分患者可辅以心理治疗。

（5）预防性治疗 结核菌素试验阳性者，可用异烟肼治疗 1 个月、CD4$^+$T 淋巴细胞 < 0.2×10^9/L 者，可用喷他脒或复方磺胺甲噁唑预防肺孢子菌肺炎。针刺或实验室意外感染者应在 2 小时内用 AZT 等药物治疗，疗程 4~6 周。

2. 药物护理 提高患者服药的依从性，按时、按量服药，漏服药应及时补救，嘱患者遵医嘱用药，详细讲解药物的使用方法和作用，提高患者的治疗依从性。观察药物疗效，并注意不良反应的观察。使用 AZT 治疗者，应注意严重的骨髓抑制作用，早期可表现为巨幼细胞贫血，晚期可有中性粒细胞和血小板减少，亦可出现恶心、头痛等症状。当血红蛋白 ≤ 80g/L 或骨髓抑制时可输血，并遵医嘱减 AZT 量。中性粒细胞 < 0.5×10^9/L 时，应报告医生。

（五）心理护理

了解患者有无焦虑、抑郁、恐惧等心理障碍，部分患者可出现报复、自杀等行为。护理人员在严格执行血液和体液隔离的前提下多巡视，了解患者的需要、困难，满足合理要求，解除其孤独感、恐惧感。动员其亲属、朋友予以关怀、同情和支持。鼓励患者珍爱生命，充分利用可及的社会资源及信息，积极地融入社会。

【健康指导】

1. 预防指导

（1）控制传染源 发现患者和病毒携带者应进行疫情报告，并执行血液、体液隔离；加强性道德教育，正确使用质量可靠的避孕套；严禁献血、捐献器官及精液；已感染 HIV 的育龄妇女应避免妊娠，已受孕者应终止妊娠；加强静脉药瘾者注射用具的管理等。

（2）切断传播途径 ①被患者的血液、体液、排泄物污染的一切物品均应严密消毒，常用

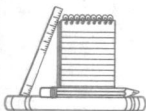

0.2%次氯酸钠溶液，粪便用漂白粉消毒，用具及地面用含氯消毒剂消毒。②尽量采用一次性医疗用品，医疗器械应一人一用一消毒。患者生活用具（牙刷、剃须刀）应单独使用。③严格控制血液及血制品的管理，提倡无偿献血，禁止商业性采血。④接触患者的血液和体液时，应戴好手套、口罩或防护眼镜，穿好隔离衣，做好自我防护。

（3）保护易感人群　艾滋病目前尚无疫苗接种预防，但艾滋病是可防可控的疾病。因此，应大力宣传传播方式、预防措施；加强性道德教育，避免不良性行为；远离毒品；选择正规渠道的安全用血等。

2. 生活指导　指导患者加强营养，饮食应以高蛋白、高热量、清淡为原则，鼓励患者多进食，对于严重厌食者予静脉补液；急性期和艾滋病期应卧床休息，无症状期适度工作，避免劳累；指导家属及朋友关心、同情、鼓励患者，并做好心理护理，使其回归正常生活。

思政主题：医者仁心、敬畏生命、责任担当

暖带入春风，情深"艾"拥抱

2004年，在临汾市第三人民医院担任院长的郭小平看到艾滋病区的几个孩子到了上学年龄却没法上学，便和同事一起办起了"爱心小课堂"。后来，在这里上学的艾滋病患儿越来越多。在社会各界的帮助和支持下，2006年9月1日，郭小平建立了"红丝带学校"，为这些失去亲人、曾受社会歧视的无辜儿童重新建起了一个家，让他们可以安心治疗和学习。2011年12月1日，临汾红丝带学校正式纳入国民教育系列。临汾红丝带学校是国内唯一一所艾滋病患儿学校，目前共有学生30余人。

中央电视台主持人曾经采访郭小平，询问了红丝带的象征意义及他在办学校过程中遇到过的困难等问题，尤其是提及十几年和孩子一起生活的感悟时，郭小平回答："刚开始办学校的时候，觉得自己承担了社会责任，甚至觉得自己挺伟大，现在对孩子们的感情越深，这种想法越淡了，他们就是我的孩子。现在我和孩子之间就是个情字。"采访结束，主持人饱含深情地宣读了"感动中国"组委会授予郭小平的颁奖词："瘦弱的孩子需要关爱，这间病房改成的教室是温暖的避难所。你用12年艰辛，呵护孩子，也融化人心。郭校长，你是风雨中张开羽翼的强者！"同时，"感动中国"推选委员也给予郭小平高度评价。"感动中国"推选委员陈雨露这样评价郭小平："从医治人的身体，转向救助人的心灵，他投入更多的智慧和勇气。"

项目二　淋病患者的护理

案例导入

患者，男，30岁，已婚，因"尿道流脓伴尿痛2天"入院。起病前3天患者有不洁性生活史。查体：尿道口轻度红肿，可见中量黄色分泌物，内裤有污秽。

请问：1.患者最可能的诊断是什么？明确诊断最主要的检查是什么？

2.患者目前存在的主要护理问题有哪些？

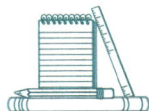

淋病（gonorrhoea）是淋病奈瑟球菌引起的以泌尿生殖系统化脓性感染为主要表现的性传播疾病。本病主要由性接触传播，引起尿道炎、宫颈炎等表现，可发生多种并发症，是目前我国最常见的一种性传播疾病。

【病原学及发病机制】

1. 病原学   淋病奈瑟球菌简称淋球菌，革兰染色阴性，呈肾形或卵圆形，成对排列。淋球菌对理化因素的抵抗力较弱，离开人体不易生长，宜在潮湿含二氧化碳的环境中生长。该菌在干燥的条件下 1~2 小时就会死亡，各种消毒剂均能杀死淋球菌。附着在衣裤和被褥上的淋球菌最多能生存 18~24 小时。

2. 发病机制   淋球菌主要侵犯人的黏膜，尤其是对单层柱状上皮和移行上皮细胞的黏膜有特殊的亲和力。感染后淋球菌侵入男性前尿道、女性尿道及宫颈等处，由于其表面的菌毛含有黏附因子，因而黏附到柱状上皮细胞的表面进行繁殖，并沿生殖道上行，通过柱状上皮细胞的吞噬作用而进入细胞内繁殖，导致细胞溶解破裂，淋球菌逐渐被排出至细胞外的黏膜下层。淋球菌内毒素及外膜的脂多糖与补体结合后可产生化学毒素，诱导中性粒细胞聚集和吞噬，从而引起局部的急性炎症反应，出现充血、水肿、化脓和疼痛。当细菌进入尿道腺体和隐窝后，腺管开口及隐窝被阻塞，潜藏的细菌成为慢性淋病的主要病灶。

【流行病学】

1. 传染源   人是淋球菌唯一的自然宿主，淋病患者是唯一的传染源。

2. 传播途径   成人淋病主要通过性交直接接触传播，偶可通过接触含淋球菌的分泌物或被污染的用具而传染，新生儿可通过淋病产妇的产道被感染。

3. 人群易感性   人类普遍易感，可发生于任何年龄，主要为性活跃的中青年，有年轻化倾向。

4. 流行特征   目前淋病总的流行趋势是发达国家的淋病已出现稳定或有所下降，而许多发展中国家淋球菌感染人数仍在逐年增多。

【护理评估】

（一）健康史

询问有无不洁性交史；男性患者有无尿道口红肿、尿道脓性分泌物、尿痛及排尿困难；女性患者有无尿频、尿急、排尿烧灼感。

（二）身体状况

本病潜伏期为 1~10 天，平均 3~5 天。可发生于任何年龄，多发于性活跃的中青年。

1. 无合并症淋病

（1）男性淋菌性尿道炎最初症状为尿道口痒、有稀薄或黏液脓性分泌物，多数患者 24 小时后症状加剧，出现尿痛、烧灼感，分泌物增多，为黏稠的深黄色脓液，可伴有尿频、尿急。严重者可出现龟头、包皮内板红肿，有渗出物或糜烂，包皮水肿，可并发包皮嵌顿。

（2）女性症状比男性轻，部分患者可无明显症状。主要引起宫颈炎，可同时或单独出现尿道炎，有症状者常出现白带增多、发黄，有的伴下腹痛、尿痛、尿频和尿急。妇科检查时宫颈充血、红肿，易接触出血，宫颈口有黏液脓性分泌物。

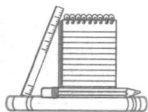

2. 有合并症淋病

（1）本病若治疗不及时，部分患者可出现合并症，男性主要为附睾炎、睾丸炎和前列腺炎，还可并发其他病症如尿道旁腺炎、尿道周围脓肿、海绵体炎、龟头炎或龟头包皮炎、尿道狭窄等。

（2）女性合并症主要为盆腔炎，包括子宫内膜炎、输卵管炎、输卵管卵巢脓肿、腹膜炎等。好发于育龄妇女，多数患者有白带增多，且为脓性或血性。全身症状明显，如畏寒、发热、头痛、厌食、恶心、呕吐、双下腹痛。检查可见下腹压痛、触痛，肌紧张，尿道、宫颈等处有脓性分泌物。此外，女性还可并发前庭大腺炎，表现为前庭大腺红肿、疼痛，腺体开口处有脓性分泌物，大阴唇下 1/2 肿胀明显，还可伴有全身症状和腹股沟淋巴结肿大。

3. 泌尿生殖道外的淋病

（1）淋菌性眼炎　新生儿淋菌性眼炎常为经患淋病母亲产道分娩时感染所致，多为双侧性，一般于生后 3 天内出现症状。成人淋菌性眼炎多为自我接种感染或密切接触被分泌物污染的物品所致，单侧或双侧。临床表现为睑结膜充血、水肿，有较大量脓性分泌物，治疗不及时角膜可失去光泽，继而溃疡，甚至发生穿孔及全眼球炎，最后可导致失明。

（2）淋菌性咽炎　主要由口交所致。多数患者无症状或症状轻微，少数可表现为咽部疼痛、灼热，吞咽困难。查体可见咽黏膜充血，扁桃体红肿，有脓性分泌物附着于咽后壁。

（3）淋菌性直肠炎　多见于肛交后。多数患者为无症状感染，少数表现为肛门瘙痒、疼痛或坠胀感，排便时加重，有脓性分泌物排出。查体可见直肠黏膜肿胀、充血、糜烂、渗血。

4. 播散性淋球菌感染　淋球菌通过血行播散至全身，临床罕见，表现为发热、寒战、皮损、关节疼痛等。

（三）辅助检查

常规的方法包括涂片检查、培养检查、抗原检测等，其中淋球菌培养为诊断淋病的金标准。涂片镜检法对于男性急性淋菌性尿道炎的阳性率可达 95%，诊断价值较高。女性患者阴道宫颈处杂菌很多，镜检的阳性率较低，应以淋球菌培养检查为宜。咽部、直肠等处的感染及无症状感染者也以淋球菌培养检查为宜。

【常见护理诊断 / 问题】

1. 排尿障碍　与淋球菌侵犯尿道有关。

2. 急性疼痛　与淋球菌侵犯组织、器官引起炎症有关。

3. 自尊紊乱　与疾病导致的歧视、夫妻不和及遭遗弃感有关。

4. 知识缺乏　对本病传播途径和防治知识的不了解。

5. 潜在并发症　失明、宫外孕和不孕、不育等。

【护理措施】

（一）一般护理

1. 消毒与隔离　嘱患者一定要接受正规治疗，治疗期间禁止性生活。患者污染的浴盆、浴巾、便具及衣物等应及时清洗消毒。患淋病家长一定要与孩子分床就寝，避免传染。性伴侣要一起接受检查治疗。尿道疼痛的患者，鼓励适当休息，精神放松。

2. 饮食　嘱患者多饮水，增加尿量，促进尿路内细菌及分泌物的排出。忌饮酒、咖啡、浓

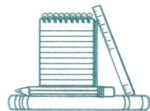

茶，以及食用辛辣、刺激性食物。

（二）病情观察

观察生命体征，患者尿频、尿急等症状是否缓解；淋菌性眼炎患者密切观察眼部的病情变化，眼部用生理盐水每小时冲洗1次，冲洗后再用0.5%红霉素眼膏。患淋病的育龄妇女应及时、规范治疗，告知患者若停经后突然腹痛，应立即就医，以免宫外孕破裂出血危及生命。

（三）治疗护理

1.治疗要点　及时、足量、规则应用抗生素，性伴侣同时治疗。常用的抗生素有头孢曲松250mg一次性肌内注射，或氧氟沙星400mg一次性口服。对于并发症及特殊部位的淋病，应加大抗生素用量，延长疗程。治愈标准为治疗结束后2周内，在无性接触的情况下符合如下标准：①症状和体征全部消失；②在治疗结束后1~2周连续2次做涂片和培养，均为阴性。

2.用药护理　遵医嘱接受正规治疗，切忌擅自改变用药剂量和疗程，性伴侣应同时诊治。患者服用多西环素时，因日光照射易引起皮肤变黑，故需注意避光；孕妇禁用四环素类药物等。

（四）心理护理

提供可谈及隐私的安全环境，使患者克服自责和自卑心理，减少恐惧心理，促进和改善患者家庭成员间的信任关系。

【健康指导】

1.预防指导　患者用过的物品应予消毒，煮沸、日光暴晒、市售的含漂白粉和碘伏的消毒剂都有很好的杀菌作用。淋球菌传染性极强，治疗不彻底易转为慢性，配偶和性伴侣应同时规律治疗，治疗期间避免性行为，注意隔离。禁止与婴幼儿、儿童同床、同浴。

2.生活指导　生活规律，注意个人卫生；污染衣物分开放置，用具分开放置使用，使用后进行消毒处理。避免在公共场所传染，宜使用蹲式便器。

3.情绪指导　患者多因担忧疾病不能治愈，传染给家人、朋友而焦虑不安，给予讲解病情的发展过程、药物良好的疗效，消除患者疑虑，减轻压力，树立信心，自信面对社会、公众，自爱、自尊，不伤害他人。

项目三　梅毒患者的护理

案例导入

患者，男，32岁。患者1个月前有不洁性行为史，两天前发现包皮内侧溃疡，无痒感，无痛，无发热。查体：包皮内侧见一直径约2cm、圆形、边缘清楚的溃疡，其周边隆起，基底平坦，有少量分泌物，无触痛，质地如软骨样。

请问：1.患者最可能的诊断是什么？

2.患者目前存在的主要护理问题有哪些？

梅毒（syphilis）是由梅毒螺旋体（treponema pallidum，TP）感染引起的一种侵犯多系统、多脏器的全身慢性传染病。早期主要侵犯皮肤、黏膜，晚期可侵犯血管、中枢神经系统和全身各器官。本病主要通过性接触及血液传播，并可通过胎盘传播引起早产、流产、死产和胎传梅毒。

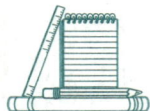

【病原学及发病机制】

1. 病原学 梅毒螺旋体为密螺旋体属，是一种细小螺旋状的厌氧微生物，因透明不着色，又称苍白螺旋体。梅毒螺旋体离开人体不易生存，干燥、日光、煮沸和普通消毒剂（如肥皂水、0.1% 石炭酸、2% 的盐酸、过氧化氢及乙醇等）均可将其杀灭，但耐寒力强，0℃可存活 48 小时，−78℃低温水箱保持数年仍维持形态。梅毒螺旋体在潮湿的器具或毛巾上可存活数小时。其致病能力与表面的黏多糖酶有关。

2. 发病机制 梅毒的发病与梅毒螺旋体在体内大量繁殖及其引起宿主免疫反应密切相关。性接触过程中，梅毒螺旋体可通过破损的皮肤黏膜由感染者传给性伴侣。梅毒螺旋体侵入人体后，潜伏 2~4 周，在此期间，梅毒螺旋体在入侵部位大量繁殖，通过免疫反应引起入侵部位出现破溃，即硬下疳。由于局部免疫力的增强，硬下疳经 3~8 周可自行消失。梅毒螺旋体在原发病灶大量繁殖后，可侵入附近的淋巴结，再经血液播散到全身其他组织器官，出现梅毒疹和系统性损害如关节炎等。如不经治疗，部分患者的病情可进一步发展到晚期，发生心血管或神经系统损害，以及皮肤、骨骼与内脏的树胶肿损害。感染梅毒螺旋体后，机体产生抗心磷脂抗体和抗梅毒螺旋体抗体，但这些抗体对机体无免疫保护作用。

梅毒的病理改变主要是闭塞性动脉内膜炎、小血管周围炎和树胶肿。闭塞性动脉内膜炎是由于血管内皮细胞和成纤维细胞增生，导致血管腔狭窄闭塞。小血管周围炎是指围管性单核细胞、淋巴细胞和浆细胞浸润。树胶肿又称梅毒瘤，该肉芽组织质韧而有弹性，如树胶，故而得名。其镜下结构类似结核结节，中央为凝固性坏死，但弹力纤维尚保存。

【流行病学】

1. 传染源 梅毒是人类独有的疾病，显性和隐性梅毒患者均为传染源。感染者的皮膜黏膜分泌物、血液、精液、乳汁和唾液中均含有梅毒螺旋体。

2. 传播途径 主要包括性接触传播、垂直传播、非性接触传播、输血传播及间接接触传播等。性接触是梅毒的主要传播途径，占 95% 以上。患有梅毒的孕妇可通过胎盘传染给胎儿，引起胎儿宫内感染，多发生在妊娠 4 个月以后，导致流产、早产、死胎或分娩胎传梅毒儿。少数通过输血、亲吻、握手、哺乳，或接触污染物、用具而感染。

3. 易感人群 人群普遍易感。最常见的感染者为性乱交者。性放纵是促成梅毒感染的最危险因素。凡卖淫、嫖娼、同性恋、双性恋及吸毒者均属高危人群。

4. 流行特征 梅毒为世界性分布的性传染病，其流行受社会环境，患者的道德观念、年龄、性别、文化程度、经济状况等因素影响。近百年来，由于青霉素等抗生素的广泛应用，全球梅毒的年均发病率已逐渐下降。但近年来，全世界很多国家的梅毒发病率都在上升。我国不仅梅毒又重新出现，而且发病率呈上升趋势，其中 60 岁以上老年人群发病率较高且增长速度较快。

【护理评估】

（一）健康史

询问有无不洁性交史；询问其性伴侣是否患有性传播性疾病；有无孕、产妇梅毒感染史；有无不安全输血史；外生殖器有无无痛性红色硬结；有无皮肤黏膜损害；有无近关节结节等。

（二）身体状况

梅毒根据传播途径不同分为获得性（后天）和胎传（先天）梅毒，根据病程长短又可分为

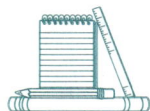

早期梅毒（2年之内）和晚期梅毒（超过2年）。

1. 获得性梅毒

（1）一期梅毒   表现为硬下疳和硬化性淋巴结炎，一般无全身症状。硬下疳好发于外生殖器，典型硬下疳为红色硬结，后形成无痛性溃疡，直径1~2cm，表面有浆液性分泌物，内含大量梅毒螺旋体，传染性极强。通常持续3~4周可自行愈合，遗留轻度暗红色浅表瘢痕或色素沉着。硬下疳出现后1~2周，单侧腹股沟或患处附近可出现淋巴结肿大，常为数个，质硬，不粘连，无红肿破溃，无疼痛，数月后消退。穿刺淋巴结检查有大量梅毒螺旋体。

（2）二期梅毒   系一期梅毒未治疗或治疗不彻底，梅毒螺旋体由淋巴系统进入血液播散全身引起的皮肤黏膜及系统性损害。常发生在硬下疳消退后3~4周，少数与硬下疳同时发生。二期梅毒皮损出现之前，由于发生梅毒螺旋体菌血症，可出现前驱症状，如发热、头痛、头晕、全身关节痛、纳差、全身淋巴结肿大等。

二期梅毒皮肤黏膜损害主要有以下几种：①梅毒疹：呈泛发性、多形性、对称性分布，为圆形或椭圆形斑丘疹，呈铜红色或褐红色，掌跖部位皮损表现为铜红色鳞屑斑，脓疱型梅毒疹罕见，表面有溃疡。各种皮损内含大量梅毒螺旋体，传染性强。②扁平湿疣：好发于肛周、生殖器、腋窝、腹股沟等处。皮损为湿润的扁平丘疹、斑块，表面糜烂、渗液，内含大量梅毒螺旋体，传染性强。③梅毒性秃发：呈不完全性脱发，还可累及眉毛、睫毛、胡须和阴毛。④黏膜损害：多见于口腔、舌、咽、喉或生殖器黏膜，表现为黏膜炎或黏膜斑。

二期梅毒可出现其他系统损害：梅毒螺旋体侵及骨骼系统可引起骨膜炎、关节炎、骨炎等；侵及眼部表现为虹膜炎、虹膜睫状体炎、脉络膜炎、视网膜炎等，均可引起视力损害；神经受损则表现为无症状神经梅毒、梅毒性脑膜炎、脑血管梅毒等；侵及淋巴系统则发生多发性硬化性淋巴结炎，表现为全身淋巴结无痛性肿大。

（3）三期梅毒   早期梅毒治疗不充分或未经治疗，经过3~4年可发展成三期梅毒，发生率约为40%。其主要有以下表现：①皮肤黏膜损害：主要有结节性梅毒疹和梅毒性树胶肿。前者好发于头面、肩背及四肢伸侧，皮损为簇集排列的浸润性结节，呈铜红色，可形成溃疡。后者是三期梅毒的特征性表现，好发于小腿，初起为皮下结节，后破溃形成穿凿状溃疡，有黏稠树胶状分泌物，愈后留下萎缩性瘢痕。黏膜损害好发于口腔、鼻腔、眼部等，表现为坏死、溃疡。②近关节结节：是梅毒性纤维瘤缓慢生长的皮下纤维结节，呈对称分布，大小不等，表皮正常，触之质硬，无痛，不活动，不破溃，无炎症表现，可自行消退。③骨梅毒：以长骨骨膜炎多见，表现为骨骼疼痛、骨膜增生等。④眼梅毒：类似于二期梅毒眼损害。⑤心血管梅毒：多在感染10~30年后发生，有主动脉炎、主动脉关闭不全、心肌树胶肿及冠状动脉狭窄或阻塞等。⑥神经梅毒：主要表现为无症状神经梅毒、麻痹性痴呆、脑膜梅毒、脑血管梅毒和脑脊髓实质梅毒等，多在感染后3~20年发生。

2. 胎传梅毒   梅毒螺旋体经胎盘及脐静脉进入胎儿体内所致。其特点是不发生硬下疳，早期病变较重，可影响婴儿的生长发育。

3. 潜伏梅毒   指有梅毒感染史，而除梅毒血清学检查阳性外无任何临床症状或阳性体征，并且脑脊液检查正常者，与机体免疫力强或治疗暂时抑制梅毒螺旋体有关。

（三）心理、社会状况

梅毒患者病情反复，害怕被歧视；治疗过程中需要进行隔离，定期检查，严格遵医嘱服药，患者可有焦虑、抑郁、孤独等心理。

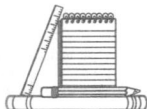

（四）辅助检查

1. 暗视野显微镜检查　取患者的可疑皮损（如硬下疳、扁平湿疣、湿丘疹等），在暗视野显微镜下见运动的梅毒螺旋体，可作为梅毒的确诊依据。

2. 梅毒血清学检查　有非梅毒螺旋体血清试验和梅毒螺旋体试验。非梅毒螺旋体血清试验的抗原可分为心磷脂、卵磷脂和胆固醇的混悬液，用来检测抗心磷脂抗体，用于临床筛选和疗效观察。梅毒螺旋体试验特异性高，主要用于诊断试验。

3. 梅毒螺旋体 –IgM 抗体检测　感染梅毒螺旋体后，首先出现 IgM 抗体，随着疾病发展，IgG 抗体随后出现并慢慢增多。经有效治疗后，IgM 抗体消失，IgG 抗体则持续存在。梅毒螺旋体 –IgM 抗体不能通过胎盘，如果婴儿梅毒螺旋体 –IgM 阳性则表示婴儿已被感染。

4. 脑脊液检查　梅毒患者出现神经症状，或者经过驱梅毒治疗无效，应做脑脊液检查，对神经梅毒的诊断、治疗及预后的判断均有帮助。

【常见护理诊断/问题】

1. 皮肤黏膜完整性受损　与梅毒螺旋体引起皮肤、黏膜破损有关。

2. 知识缺乏　缺乏对本病传播途径和防治知识的了解。

3. 自尊紊乱　与疾病导致的歧视、夫妻不和及遭遗弃感有关。

4. 潜在并发症　赫氏反应、心力衰竭等。

【护理措施】

（一）一般护理

1. 消毒与隔离　嘱患者一定要接受正规治疗，治疗期间禁止性生活，注意消毒隔离。患者污染的浴盆、浴巾、便具及衣物等应及时清洗消毒。患有梅毒的产妇，应避免母乳喂养。

2. 饮食　宜清淡饮食，忌辛辣、海腥等刺激性食物，少饮酒、咖啡、浓茶等。

（二）病情观察

注意观察皮肤黏膜损害的部位、程度等，观察有无各系统临床表现及其动态变化；用药期间注意观察药物的疗效及不良反应，有无赫氏反应等。

（三）皮肤护理

评估皮损好发的部位、数量及形态，设置隔离房间，准备消毒设施，严格无菌操作。

（四）治疗护理

1. 治疗要点　强调早诊断、早治疗，疗程规范，剂量足够。性伴侣要同查同治。对早期梅毒患者要求彻底治愈，力争血清学检查转阴，预防复发；对晚期梅毒患者要求减轻症状，控制发展，部分血清学检查转阴。

（1）抗生素　青霉素类抗生素为治疗本病的首选药物，青霉素过敏者可选用头孢曲松钠、四环素类和红霉素类。

（2）心血管梅毒　若并发心衰，应控制心衰后再进行抗梅毒治疗。在抗梅毒治疗前 1 天开始口服泼尼松（每次 10mg，每天 2 次），连服 3 天，以免引起赫氏反应，用水剂青霉素 G 肌内注射，第 1 天 10 万 U，第 2 天 20 万 U，第 3 天 40 万 U，第 4 天起用普鲁卡因青霉素 G 80 万 U/d 肌内注射，连续 15 天为 1 个疗程，间歇 2 周后继续用药，共 2 个疗程。

（3）神经梅毒　需住院治疗，应口服泼尼松（用法同心血管梅毒）。首选青霉素 G，每天

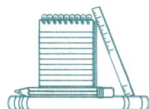

200万~400万U，分4~6次静脉滴注，连用10~14天，继用苄星青霉素G 240万U，每周1次肌内注射，连续3次。

2. 用药护理

（1）预防过敏性休克　治疗前询问患者有无药物过敏史，遵医嘱做皮试，预防过敏性休克，密切观察病情，出现药物反应及时报告医生，以便及时处理。

（2）赫氏反应的防治　患者在首剂使用青霉素抗梅治疗后，体内大量梅毒螺旋体死亡溶解，引起赫氏反应，出现发热、头痛、寒战、心动过速、中性粒细胞增多、低血压等反应，心血管梅毒患者可发生心绞痛或主动脉破裂，甚至死亡。应密切观察病情变化，在第1次使用青霉素进行治疗时，如患者出现上述表现，应考虑赫氏反应，立即报告医生，及时处理。为了防止赫氏反应的发生，可遵医嘱在治疗前口服泼尼松。心血管梅毒可从小剂量开始注射青霉素。

（五）心理护理

梅毒患者心理常表现羞愧和痛苦，担心社会的压力及公众的歧视等，害怕自我的丧失、亲人的抛弃。护理人员对于患者的病情要保密，尊重患者人格，以期取得患者及家属的信任，建立良好的护患关系，这是取得心理护理成效的关键。此外，护理人员应取得患者家属的理解和配合，建立家庭支持系统，尤其是配偶的理解和支持。

【健康指导】

1. 疾病知识指导　告知患者梅毒主要是通过性交、血液和胎传传播，梅毒患者是唯一的传染源。坚持早期、正规、足量驱梅毒治疗，尽可能避免神经、心血管梅毒。病程1年以上的患者、复发患者，以及伴有听力、视力异常者均应做脑脊液检查，以排除神经梅毒。治疗期间禁止性生活，避免再次感染及引起他人感染。治疗结束后，应定期随访，进行体格检查、血清学检查及影像学检查，以观察疗效。一般至少观察2~3年，第1年每3个月复查1次，第2年每6个月复查1次，第3年末再复查1次；神经梅毒应同时每6个月接受脑脊液检查。妊娠梅毒经治疗后，在分娩前需每月复查1次；梅毒孕妇分娩的婴儿，在出生后第1、第2、第3、第6和第12个月进行随访。

2. 疾病预防指导　①提倡高尚的性道德，严禁参与色情活动，夫妻双方要洁身自爱，互相尊重，避免婚外性生活，以减少梅毒的传播。推广使用安全套。②加强婚前及产前梅毒筛查工作，梅毒治愈后才能结婚或怀孕。梅毒孕妇应积极治疗，监测胎儿发育情况，如有异常及时终止妊娠。梅毒孕妇所生婴儿，出生后应做详细的体检和梅毒血清学试验。③梅毒患者的配偶和性伴侣要同查同治。凡早期梅毒确诊90天内，与此患者有过性接触的人，尽管血清学试验阴性，仍可能已感染，应给予预防性治疗。

3. 生活指导　生活规律，注意个人卫生，妥善处理个人的衣物、洗浴用品，防止间接传播。

项目四　尖锐湿疣患者的护理

尖锐湿疣（condyloma acuminatum，CA）是由人类乳头状瘤病毒（human papilloma virus，HPV）引起的皮肤黏膜良性赘生物，常发生在外生殖器及肛门的部位。本病主要通过性接触直接传播，是我国目前常见的性传播疾病之一，与生殖器癌症的发生密切相关。

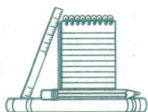

【病原学及发病机制】

1. 病原学 人是 HPV 的唯一宿主。HPV 可分为 100 多种亚型，与尖锐湿疣密切相关的是 HPV 6 型、11 型、16 型及 18 型等亚型。HPV 主要感染上皮组织，文献报道 HPV 16 型、18 型、31 型、33 型及 35 型感染与肛门、生殖器的鳞状上皮内瘤（原位鳞癌）和鳞癌有关。HPV 具有高度的宿主和组织特异性，能引起人体皮肤和黏膜的鳞状上皮增殖。

2. 发病机制 HPV 在人体温暖潮湿的条件下最易生存繁殖，故外生殖器、肛门局部易发生感染。常见的传播方式是性接触传播，在性交过程中，即使很小的皮肤黏膜裂隙，当含有比较大的病毒颗粒的表皮细胞或角蛋白进入时，就可能产生感染，故本病在性关系较混乱的人群中最易发生，一般在病期 3 个月时传染性最强。病理改变以乳头瘤样增生和空泡形成为特征。

【流行病学】

1. 传染源 患者、亚临床感染者和潜伏感染者是主要的传染源。

2. 传播途径 主要通过性接触直接传染。少数通过污染物间接接触传染，可由公共用品传播、医源性传播、母婴传播和自身接种传播。

3. 易感人群 人类是 HPV 唯一的宿主，可感染免疫功能正常和免疫功能受抑制者，是否发病取决于接种的病毒数量和机体特异性免疫力。

【护理评估】

（一）健康史

询问有无不洁性交史；男性患者有无包皮过长；女性患者有无白带过多；外生殖器、肛门附近皮肤黏膜有无淡红色丘疹，以及乳头状、菜花状或鸡冠状增生物。

（二）身体状况

本病潜伏期为 2 周至 8 个月。其好发于外生殖器及肛门周围皮肤黏膜湿润区。皮损初为小而柔软的淡红色小丘疹，逐渐增多、增大，相互融合，形态不同，表面凹凸不平，呈乳头状、菜花状或鸡冠状。多数患者无自觉症状，少数患者可有异物感、瘙痒、灼痛、白带增多或性交不适。

（三）辅助检查

1. 醋酸白试验 用棉拭子蘸 5% 醋酸溶液涂于待检皮损及附近的皮肤黏膜上，涂药后 5~10 分钟尖锐湿疣皮损及 HPV 感染部位会发白，用放大镜观察时结果更为清晰。

2. 细胞学检查 用阴道或宫颈疣组织涂片，巴氏染色，可见空泡化细胞和角化不良细胞同时存在，对尖锐湿疣有诊断价值。

3. 聚合酶链反应（PCR） 是目前检测 HPV 感染最敏感的方法，可做特异度分析，方法简便迅速，已在临床广泛使用。

4. 其他检查 用免疫组化方法或分子生物学方法检测尖锐湿疣皮损中的 HPV 抗原或 DNA，可证实 HPV 感染的存在。

【常见护理诊断／问题】

1. 组织完整性受损 与皮损处的糜烂有关。

2. 知识缺乏 缺乏本病传播途径和防治知识。

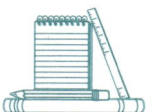

3. 自尊紊乱   与疾病的性质及部分人群对患者的歧视有关。

4. 潜在并发症   皮损处出血、感染，肛门生殖器癌。

【护理措施】

（一）一般护理

1. 消毒与隔离   患者配偶或性伴侣应同时进行检查治疗，治疗期间应避免性生活。患者内裤、浴巾等应单独使用和消毒处理。

2. 休息与活动   嘱患者适当休息，少活动，减少局部摩擦，防止出血和感染。

3. 饮食   增加营养，提高机体抵抗力，饮食宜清淡，忌饮酒，忌食辛辣、刺激性食物，以及虾、蟹等海产品。

（二）病情观察

注意观察激光烧灼术后局部创面的清洁情况，有无渗液、渗血等。

（三）皮肤护理

保持局部皮肤和黏膜卫生，指导患者正确用药，涂擦外用药时注意保护周围正常皮肤和黏膜，掌握涂药的次数及面积。激光、冷冻术后注意加强局部创面护理，保持创面干燥，避免受到摩擦刺激，以防继发感染。每天用碘伏消毒创面皮肤，再涂莫匹罗星药膏，直至创面愈合。

（四）治疗护理

1. 局部药物治疗   可选用 0.5% 足叶草毒素酊外用，每天 2 次，连用 3 天为 1 个疗程，可用 1~3 个疗程；也可选用 10%~25% 足叶草酯酊外用，每周 1 次；也可用 50% 三氯醋酸液外涂于疣体。

2. 物理治疗   可酌情选用冷冻、激光、电灼、微波等方法。

3. 全身治疗   在局部治疗的基础上可选用各种免疫调节剂（如干扰素、转移因子、胸腺素等）或抗病毒药物（如利巴韦林、阿昔洛韦等）。

（五）心理护理

对待尖锐湿疣患者的态度要与其他患者一视同仁，不可歧视、指责和训斥。要尊重患者的人格和隐私权，进行适当的疏导和劝慰，让患者有信赖感和安全感，以利于疾病的治疗。

【健康指导】

1. 疾病知识指导   宣教尖锐湿疣的知识，讲解治疗过程和传播途径，使患者了解疾病知识，鼓励使用避孕套。避免多个性伴侣，洁身自爱。患者内裤、浴巾等单独使用和消毒处理。正确认识疾病给个人、他人、社会带来的不利影响和危害。正确指导患者，使其接受正规治疗；告知患者本病有恶变的可能，彻底治疗宫颈尖锐湿疣尤为重要。孕妇如阴道、宫颈有尖锐湿疣，应行剖宫产，避免传染给新生儿。

2. 预防指导   坚决杜绝性乱交，提高性道德，不发生婚外性行为是预防尖锐湿疣的重要方面。确保性伴侣也获得诊疗。预防尖锐湿疣应尽量做到讲究个人卫生，每天清洗外阴、换洗内裤，个人的内裤单独清洗。不使用别人的内衣、泳装及浴盆；在公共浴池不洗盆浴，提倡淋浴，沐浴后不直接坐在浴池的座椅上；在公共厕所尽量使用蹲式马桶；上厕所前后用肥皂洗手。

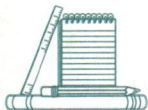

复习思考

一、选择题

1. 有关艾滋病的传播方式，下列哪项是正确的（　　　）

　A. 空气传播、飞沫传播、血液传播

　B. 体液传播、血液传播、空气传播

　C. 飞沫传播、血液传播、母婴垂直传播

　D. 性传播、血液 - 体液传播、母婴垂直传播

　E. 性传播、接触传播、消化道传播

2. 艾滋病的窗口期是指（　　　）

　A. 从感染到发病的时间

　B. 从感染到能够检测出 HIV 抗体的时间

　C. 从体内检测出 HIV 抗体到出现临床症状的时间

　D. 从感染到出现临床表现的时间

　E. 从感染到死亡的时间

3. 艾滋病最常见的并发症是（　　　）

　A. 肺孢子菌肺炎　　　　　　B. 肺结核　　　　　　C. 隐球菌性脑膜炎

　D. 尖锐湿疣　　　　　　　　E. 恶性淋巴瘤

4. HIV 侵入人体后，主要攻击人体的（　　　）

　A. $CD4^+T$ 淋巴细胞　　　　B. 肝细胞　　　　　　C. 红细胞

　D. 巨噬细胞　　　　　　　　E. 中性粒细胞

5. 赫氏反应是由于（　　　）

　A. 梅毒螺旋体大量死亡，产生外毒素

　B. 梅毒螺旋体大量繁殖，产生外毒素

　C. 梅毒螺旋体大量死亡，产生内毒素

　D. 梅毒螺旋体大量繁殖，产生内毒素

　E. 输液反应

6. 关于淋病的描述，下列哪项是错误的（　　　）

　A. 宫颈充血、水肿、脓性分泌物

　B. 阴道分泌物淋球菌镜检阳性率低，不可靠

　C. 分泌物淋球菌培养检查找到淋球菌即可确诊淋病

　D. 淋病治疗首选大剂量青霉素

　E. 男性患者早期有尿路刺激征

二、案例分析

患者，男，39 岁。近 3 个月出现不规则发热，进行性消瘦，纳差，咳嗽，腹泻，乏力。查体：T 38.4℃，P 96 次 / 分，R 26 次 / 分，BP 120/80mmHg。营养差，消瘦，甲床苍白，浅表淋巴结肿大，双肺呼吸音粗，右下肺可闻及湿啰音。肝右肋下 1.0cm，质软，无触痛。实验室检查：红细胞计数 $3.85×10^{12}/L$，白细胞计数 $5.4×10^9/L$，血小板计数 $163×10^9/L$，$CD4^+T$ 淋巴细胞 $0.3×10^9/L$。拟诊"艾滋病"。

请问：1. 为进一步确诊，患者需进行何种检查？

　　　 2. 根据上述资料，患者目前处于 HIV 感染哪一期？

扫一扫，查阅
复习思考题
答案

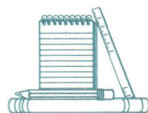

模块五　钩端螺旋体病患者的护理

【学习目标】

1. 掌握钩端螺旋体病的护理评估及护理措施。
2. 熟悉钩端螺旋体病的流行病学、辅助检查、常见护理问题。
3. 了解钩端螺旋体病的病原学及发病机制。
4. 能运用所学知识深刻理解医者仁心及爱伤情怀，树立爱岗敬业、严谨求实的工作作风。

案例导入

患者，男，30 岁。因"发热、咳嗽 3 天，咯血 2 次"入院。查体：T 39℃，P 98 次 / 分，R 24 次 / 分，BP 95/65mmHg，双肺叩清音，双下肺呼吸音弱，左下肺闻及湿啰音，心、腹无异常；双下肢无水肿，腓肠肌压痛阳性。辅助检查：白细胞计数 20×10^9/L，中性粒细胞百分比 88%；显微凝集试验凝集效价 1 ：400。胸部 X 线检查：双肺满布斑片状、团絮状密度增高影，以左下肺为著，肺纹理增粗。拟诊断为钩端螺旋体病（肺出血型）。

请问：1. 患者目前主要的护理问题及相关护理措施有哪些？
　　　2. 如何对患者进行疾病预防指导？

钩端螺旋体病（leptospirosis）简称钩体病，是由致病性钩端螺旋体（leptospira，简称钩体）所引起的急性动物源性传染病。其主要临床特征为发热、结膜充血、腓肠肌压痛、全身淋巴结肿大等，重症者可并发肺弥漫性出血、肝肾衰竭、脑膜炎、心肌炎等内脏损害，危及生命。

钩端螺旋体病是一种典型的人兽共患病，我国已从 80 余种动物中检出致病性钩端螺旋体，其中以黑线姬鼠及猪、牛为主要宿主。钩端螺旋体病也是一种典型的自然疫源性传染病，由于钩端螺旋体水中长期存活及其疾病自然疫源性的特点，该病是我国洪涝、地震等自然灾害中重点监控的 4 种传染病之一，也是我国目前重点防控的 13 种传染病之一。

【病原学及发病机制】

1. 病原学　钩端螺旋体隶属于螺旋体目钩端螺旋体科钩端螺旋体属，可分为以问号钩端螺旋体为代表的致病性钩端螺旋体及以双曲钩端螺旋体为代表的非致病性钩端螺旋体两大类。目前国际上将致病性钩端螺旋体至少分为 25 个血清群、273 个血清型，其中我国至少存在 19 个血清群、75 个血清型。钩体抵抗力弱，60℃ 10 分钟即死亡，0.2% 甲酚皂、1% 苯酚、1% 漂白粉处理 10~30 分钟即可将其杀灭。其对青霉素敏感。钩体在 pH 7.0~7.5 的潮湿土壤和水中可存活数月，这在疾病传播上有重要意义。

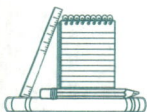

2. 发病机制　钩体经皮肤、黏膜侵入人体后，迅速经淋巴管和毛细血管进入血流而播散至全身，并在血液中繁殖，形成钩体败血症，引起早期的感染中毒症状。多数患者组织脏器损害轻微，而表现为单纯的败血症。仅少数患者有较重的脏器损害，出现肺、心、肝及肾损害等临床表现。在发病后1周左右，血中开始出现特异性抗体，随着抗体滴度的增加，钩体数量逐渐减少，最终消失。钩体病的基本病理变化是全身毛细血管的感染中毒性损伤，严重的血管损伤可致相应的组织脏器发生出血、坏死及炎症反应。钩体病的突出特点是功能障碍严重，但组织结构损害轻微，故患者经治疗后均不留后遗症。

【流行病学】

1. 传染源　鼠类和猪是主要储存宿主和传染源。鼠类是我国南方稻田型钩体病的主要传染源，所带菌群主要为黄疸出血群，其次为波摩那群、犬群和流感伤寒群。猪是我国北方钩体病的主要传染源，易引起洪水型或雨水型流行，猪带钩体主要是波摩那群，其次是犬群和黄疸出血群。人带菌时间短，排菌量小，人尿为酸性不宜钩体生存，故一般认为人作为传染源的意义不大。

2. 传播途径　直接接触传播是最主要的传播方式，钩端螺旋体在感染动物中长期生存并持续从尿液中排出，直接或经土壤间接污染水源形成自然疫源地，人类接触污染的水源而被感染。皮肤，尤其是破损的皮肤和黏膜是钩体最主要入侵途径。在饲养或屠宰家畜的过程中，人可因接触病畜或带菌牲畜的排泄物、血液和脏器等而受感染。钩体也可经食物传播，人饮用了被鼠尿污染的食物和水，经口腔和食管黏膜而感染。

3. 易感人群　人对钩体普遍易感，感染后可获得较强同型免疫力，部分型间或群间有一定交叉免疫。

4. 流行特征　本病分布广泛，我国除新疆、甘肃、宁夏、青海外，其他地区均有散发或流行，尤以西南和南方各省多见（多种植水稻、有水塘等）。本病全年均可发生，其中主要流行于夏、秋季，6~10月发病最多（雨水和洪水多）。本病传播人群以青壮年为主，男性多于女性，多为农民、渔民、屠宰工人、野外工作者、下水道工人和矿工等，通过直接或间接接触钩体感染。

【护理评估】

（一）健康史

询问是否有疫区生活和工作史；是否长期接触疫水；是否生活、工作环境近期发生过洪水、暴雨。

（二）身体状况

本病潜伏期一般为7~14天，典型的临床经过可分为3期，即早期、中期和后期。

1. 早期（钩体血症期）　起病后2~3天，为钩体血症阶段，为各型钩体病共有，以全身感染中毒综合征为特征。主要表现为畏寒、发热，体温39℃左右，多为稽留热，部分患者呈弛张热，热程1周左右；全身肌肉酸痛，以腓肠肌及腰背酸痛较明显；全身软弱无力，行走困难；结膜充血明显，少伴畏光流泪，无分泌物；体检腓肠肌压痛明显，重者小腿拒按，不能行走；浅表淋巴结肿痛，以腹股沟和腋下淋巴结为主。部分病例可出现咽部充血，咽痛，扁桃体肿大、恶心、呕吐、腹泻等。

2. 中期（器官损伤期）　起病后3~10天，为症状明显阶段，其表现因临床类型而异。

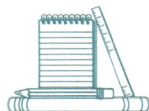

（1）流感伤寒型　无明显器官损害，是早期临床表现的继续，经治疗热退或自然缓解，病程一般为5~10天。此型最多见。

（2）肺出血型　在早期感染中毒表现的基础上，于病程3~4天开始，因病情加重而出现不同程度的肺出血。①肺出血普通型：痰中带血或咯血，肺部无明显体征或闻及少许啰音，胸部X线检查仅见肺纹理增多、点状或小片状阴影，经及时而适当治疗，较易痊愈。②肺弥漫性出血型：本型是在渐进性变化的基础上突然恶化，来势猛、发展快，是近年无黄疸型钩体病的常见死因，其进展可分为先兆期、出血期、垂危期。以上3期演变，短则数小时，长则24小时。有时3期难以截然划分，偶有暴发起病者，可迅速出现肺弥漫性出血而死亡。

（3）黄疸出血型　此型又称外耳病，于病程4~8天出现进行性加重的黄疸、出血和肾损害。

（4）肾衰竭型　各型钩体病都可有不同程度肾损害的表现，黄疸出血型的肾损害最为突出。单纯肾衰竭型较少见。

（5）脑膜炎型　出现严重头痛，烦躁，颈抵抗，克氏征、布氏征阳性等脑膜炎表现，以及嗜睡、神志不清、谵妄、瘫痪、抽搐与昏迷等脑炎表现。严重者可发生脑水肿、脑疝和呼吸衰竭。

3. 后期（恢复期或后发症期）　少数患者退热后于恢复期可再次出现症状和体征，称钩体后发症，包括后发热、眼后发症、反应性脑膜炎、闭塞性脑动脉炎。

（三）心理、社会状况

评价钩端螺旋体病患者有无因病情变化快出现肝、肾等脏器损害，病情严重而见焦虑、恐惧心理；了解患者及家属应对方式。

（四）辅助检查

1. 常规检查　血白细胞和中性粒细胞轻度增多或正常。约2/3的患者尿常规检查见轻度蛋白尿，镜检可见红细胞、白细胞及管型。重型患者可有外周血中性粒细胞核左移，血小板计数下降。

2. 血清学检查

（1）显微凝集试验（MAT）　一般在病后1周出现阳性，15~20天达高峰。此法是目前国内最常用的钩体血清学诊断方法。

（2）酶联免疫吸附试验（ELISA）　近年国外已较广泛应用ELISA测定血清钩体IgM抗体，其特异性和敏感性均高于显微凝集试验。

3. 病原学检查　血培养和分子生物学检查。

【常见护理诊断/问题】

1. 体温过高　与钩端螺旋体感染有关。

2. 疼痛　肌肉酸痛与钩端螺旋体感染引起肌肉毛细血管损伤有关。

3. 潜在并发症　出血、窒息、肾衰竭、呼吸衰竭、循环衰竭。

【护理措施】

（一）一般护理

1. 消毒与隔离　执行接触隔离及消化道隔离，隔离至症状、体征消失。

2. 休息与活动　急性期应严格卧床休息，恢复期逐渐增加活动量。

3. 饮食　给予高热量、低脂、适量蛋白质、少渣易消化的流质或半流质饮食，保证充足的营

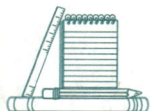

养，禁食粗糙及刺激性食物，以防加重胃肠道出血。鼓励多饮水，补充足够的液体。

（二）病情观察

观察生命体征与意识状态；出血的表现；有无皮肤、黏膜出血及其特点；有无鼻出血、咯血、呕血、便血及血尿等出血表现；有无肺大出血先兆，如突发面色苍白、心悸、气急、烦躁不安等；有无食欲减退、黄疸、氮质血症等肝肾功能受损的表现。记录24小时出入液量。观察血、尿、便常规，以及出凝血时间、肝功能、肾功能等检查结果。

（三）对症护理

1. 皮肤、黏膜的护理　患者可有呕血、咯血及口腔黏膜出血，应加强口腔护理，及时清理口腔中残留的血液及呕吐物，保持口腔黏膜清洁、湿润。

2. 肺出血　①保持病房环境安静，患者绝对卧床休息，尽量集中操作各种检查，避免不必要的检查或搬动。②遵医嘱给予镇静剂、止血药及激素等。③给予氧气吸入，并做好相应的护理。④保持呼吸道通畅，及时清除呼吸道分泌物，如有大量血液或血块阻塞呼吸道时，应配合医生进行抢救。⑤患者可因肺大出血而出现出血性休克、呼吸或循环衰竭，或因大量咯血阻塞呼吸道而窒息，应事先做好急救准备，如备好抢救药品、吸引器、气管切开包及人工呼吸器等。

（四）治疗护理

1. 治疗要点　本病的治疗强调"三早一就"的原则，即早发现、早诊断、早治疗、就地治疗。

（1）病原治疗　早期应用有效抗生素杀灭病原体是治疗的关键。首选青霉素，常用40万U肌内注射，每6~8小时1次，疗程5~7天或退热后3天。为避免发生赫氏反应，首剂不宜过大，以后可逐渐增至常量，同时可加用氢化可的松。青霉素过敏者可改用庆大霉素、四环素、多西环素等。

（2）对症治疗　本病临床表现复杂多样，除及早进行病原治疗外，还要注意做好相应的对症治疗。如高热者以物理降温为主；出血者可酌情选用维生素K、卡巴克洛等药物治疗，必要时输新鲜血，若有大出血趋势时应及早应用激素治疗；肾功能障碍者应注意维持水、电解质平衡，避免使用对肾有损害的药物；当出现心音减弱、奔马律等症状时，可给予毛花苷C等强心治疗；颅压升高者给予甘露醇、高渗葡萄糖等脱水治疗。

（3）后发症的治疗　后发热、反应性脑膜炎一般采取对症治疗即可缓解；眼后发症使用青霉素，同时扩瞳、热敷、氢化可的松滴眼、口服维生素等；闭塞性脑动脉炎采用大剂量青霉素联合肾上腺皮质激素治疗，同时辅以血管扩张药物，如出现瘫痪，采用针灸、推拿等方法进行康复治疗。

2. 用药护理　部分患者可在首剂青霉素使用后发生赫氏反应，应密切观察患者体温、脉搏及血压变化，用药6小时内加强监护。如患者在使用首剂青霉素后0.5~4小时突起寒战，高热，甚至超高热，头痛、脉速等原有症状加重，或体温骤降，出现低血压或休克等即为赫氏反应，一般于0.5~1小时后消失，其发生原因与抗生素使钩体大量裂解，释放毒素有关。少数患者在此反应之后病情加重，可迅速出现肺弥漫性出血，因此青霉素首剂应从小剂量开始，逐渐过渡到常规剂量，使用青霉素的同时静脉滴注氢化可的松，一旦发生赫氏反应，应遵医嘱尽快使用镇静剂、激素及物理降温等。

（五）心理护理

钩端螺旋体病大多为单纯型，预后良好，但部分患者病情变化快，出现肺、肝、肾等内脏器官受损的表现，病情严重，危及患者生命，此时患者及家属可出现焦虑、恐惧等心理反应。

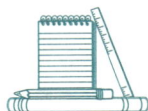

评估患者及家属的心理状况及应对方式，及时做好患者特别是家属的思想工作，解释病情，帮助患者消除不良心理反应，建立康复信心。

【健康指导】

1. 预防指导

（1）控制传染源　①灭鼠：采取各种有效办法尽力消灭田间鼠类，同时要消灭家舍鼠类；②猪的管理：不让畜尿粪直接流入附近的水沟、池塘、稻田，防止雨水冲刷，加强检疫，畜用钩体疫苗预防注射等；③消灭野犬，拴养家犬，进行检疫。

（2）切断传播途径　采集患者血液、尿液、脑脊液标本时禁止直接接触；患者的血、尿及其污染物可用生石灰、漂白粉、次氯酸钠溶液进行消毒；改造疫源地，牲畜饲养场所、屠宰厂等应搞好环境卫生和消毒工作；若需进行有水作业时，应加强个人防护，穿橡皮靴、戴橡皮手套等，以避免或减少接触机会；防止皮肤破损，减少感染机会。

（3）保护易感人群　在常年流行地区采用多价钩体菌苗接种，对易感人群在钩体病流行前1个月完成菌苗接种。对进入疫区短期工作的高危人群，可预防性使用多西环素，对高度怀疑已受钩体感染但尚无明显症状者，可肌内注射青霉素。

2. 疾病知识指导　宣教钩端螺旋体病的病因、传播途径、主要表现、治疗等知识。本病轻症者预后良好，重症者预后不良，病死率高。

3. 出院指导　少数患者退热后于恢复期可再次出现症状和体征，称钩体后发症。出院后注意观察是否再次出现发热、葡萄膜炎、虹膜睫状体炎、颈强直、偏瘫、失语、多次反复短暂肢体瘫痪等症状。

思政主题：医者仁心及爱伤情怀，爱岗敬业、严谨求实

"网虫"生物学家——陈廷祚

陈廷祚，国家一级研究员、著名微生物学家、生物制品专家，原卫生部生物制品委员会委员，原卫生部药品审评委员会细菌、毒素和血清专业委员会主任委员，四川省微生物学会理事长。1958年夏收期间，温江地区的农村暴发了一次史无前例、原因不明的特大瘟疫。大量集体下田收割稻草的青壮年突然病倒，高热咳嗽，致肺大出血而死亡。在危急时刻，陈廷祚率先做出了他对这次特大瘟疫的判断，即钩端螺旋体病流行。陈廷祚顶着各方压力，在同年8月16日第一次获得了阳性血清学实验结果，紧接着又在8月27日和9月3日分别获得了动物接种实验和直接培养实验的阳性结果。9月3日，经同行评议讨论并由领导决定，确认了这次疫情是钩端螺旋体病引发的特大流行，并最终找到了有效的防控措施，挽救了大批患病农民的生命，为中国的钩端螺旋体病防治作出了巨大贡献。这起典型案例被载入了中国医学史册，但这并不是陈廷祚生物研究生涯的终点。1984年，陈廷祚成功研制冻干绿脓杆菌免疫血浆，为防治烧伤绿脓杆菌感染提供了有效手段，获得1984年卫生部科技进步奖一等奖；1989年成功研制绿脓杆菌20型国际分型血清；1989年获四川省科技进步奖一等奖。他老而不休，孜孜不倦，为了缓解听力丧失和不能去图书馆的痛苦，在90岁高龄毅然学会了使用电脑，每天上网长达10个小时，用颤抖的双手继续着他的学术研究事业。

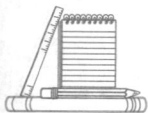

复习思考

一、选择题

1. 钩体病最主要的传播方式是（　　　）

    A. 直接接触传播　　　　B. 呼吸道飞沫传播　　　C. 粪 - 口途径传播

    D. 性传播　　　　　　　E. 血液传播

2. 钩体病中期不包括以下哪一型（　　　）

    A. 流感伤寒型　　　　　B. 肺出血型　　　　　　C. 肝衰竭性

    D. 肾衰竭型　　　　　　E. 脑膜脑炎型

3. 钩体病首选治疗药物是（　　　）

    A. 庆大霉素　　　　　　B. 青霉素 G　　　　　　C. 罗红霉素

    D. 甲硝唑　　　　　　　E. 呋喃唑酮

二、案例分析

吴女士，45 岁。因发热、咳嗽 2 天，咯血 1 次入院。入院查体：T 40℃，P 98 次 / 分，R 23 次 / 分，BP 100/70mmHg，双肺叩清音，双下肺呼吸音弱，右下肺闻及湿啰音，心、腹无异常；双下肢无水肿，腓肠肌压痛阳性。辅助检查：显微凝集试验凝集效价 1 ∶ 400。

请问：1. 患者最可能的医疗诊断是什么？

      2. 患者目前主要的护理诊断有哪些？

扫一扫，查阅
复习思考题
答案

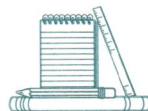

模块六　立克次体感染性疾病患者的护理

【学习目标】

　　1. 熟悉流行性斑疹伤寒的流行病学、身体状况、护理措施，了解流行性斑疹伤寒的病原学、辅助检查及常见护理问题。

　　2. 了解恙虫病的病原学及发病机制、流行病学、身体状况、辅助检查、常见护理问题、护理措施。

　　3. 能运用所学知识深刻理解"敬佑生命，救死扶伤，甘于奉献，大爱无疆"的精神内涵。

项目一　流行性斑疹伤寒患者的护理

案例导入

　　患者，男，36岁，农民，因"发热、头痛、全身酸痛4天，出皮疹1天"入院。查体：T 39.8℃，皮肤散在充血性斑丘疹，分布于胸背、腋窝及上肢，部分呈出血性。肝、脾肋下可触及。实验室检查：白细胞计数 4.6×10^9/L，中性粒细胞百分比80%，淋巴细胞百分比10%，外斐反应1：300。

　　请问：1. 患者可能的医疗诊断是什么？

　　　　　2. 患者主要的预防措施有哪些？

　　流行性斑疹伤寒（epidemic typhus）又称虱传斑疹伤寒，是由普氏立克次体以人虱为传播媒介引起的急性传染病。其主要临床特征为起病急、持续高热、剧烈头痛、特殊皮疹及明显的中枢神经系统症状。病程一般为2~3周。

【病原学及发病机制】

1. 病原学　普氏立克次体呈1μm左右的微小球杆状，革兰染色阴性，吉姆萨染色呈紫蓝色。胞壁由脂多糖蛋白组成，且有内毒素活性，病原体裂解时释出。普氏立克次体含有群特异性抗原、型特异性颗粒抗原，与普通变形杆菌OX$_{19}$和OX$_2$株有共同多糖抗原成分。普氏立克次体不耐热，加热56℃ 30分钟即可灭活，对紫外线和一般消毒剂均敏感；但在低温和干燥的环境中可保存数月甚至数年。

2. 发病机制　普氏立克次体侵入人体后，先在小血管和毛细血管内皮细胞内繁殖，致细胞破

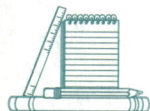

裂，大量病原体释放入血引起立克次体血症，随后在全身脏器小血管内皮细胞中大量繁殖，引起第 2 次立克次体血症，同时引起血管内皮细胞肿胀，纤维蛋白和血小板沉积，使管腔狭窄、堵塞，产生血管炎、血管周围炎、组织坏死和毛细血管通透性增加，导致出血，血浆外渗，有效循环血容量减少，危重患者可出现微循环障碍、DIC 及休克等。普氏立克次体释放的内毒素样物质引起全身中毒症状和免疫变态反应亦参与发病。

【流行病学】

1. 传染源　患者是唯一的传染源，自潜伏期末至热退后数天均具传染性，病程第 1 周传染性最强，一般不超过 3 周。

2. 传播途径　人虱是本病的传播媒介，以体虱为主，头虱次之。人虱适宜生活在 29℃ 左右的环境中，当患者发热或死亡，人虱移至新宿主而引发新的感染与传播。

3. 易感人群　人群普遍易感，病后可获相当持久的免疫力，但少数因免疫力不足偶尔可再次感染或体内潜伏的立克次体再度增殖引起复发。

4. 流行特征　多发生于寒冷地区，冬、春季节，战争及灾荒时期易于流行。

【护理评估】

（一）健康史

询问患者当地是否有斑疹伤寒流行或 1 个月内是否去过流行区，是否有虱叮咬史及与带虱者接触史；有无发热、剧烈头痛、皮疹及中枢神经系统症状等。

（二）身体状况

本病潜伏期为 5~23 天，平均为 10~14 天。其临床表现可分 3 型。

1. 典型斑疹伤寒

（1）侵袭期　骤起寒战、高热，体温于 1~2 天达 39~40℃，多呈稽留热型，少数呈不规则或弛张热型，热程 2~3 周，常伴剧烈头痛，乏力，全身肌肉酸痛，面颊、颈、上胸部皮肤潮红，球结膜高度充血等全身中毒症状。

（2）发疹期

①皮疹：90% 以上的患者在病程第 4~5 天出现皮疹，为本病的重要体征。皮疹初见于腋下、躯干，很快蔓延至四肢，1 天内遍及全身。面部、手掌及足底均可无皮疹。皮疹大小形态不一，1~5mm，边缘不整，多数孤立，偶见融合成片。初起常为充血性斑疹或丘疹，压之褪色，继之转为暗红色或出血性斑丘疹，皮疹持续 1 周左右消退，退后留有棕褐色色素沉着。

②高热：随着皮疹出现，中毒症状加重，体温继续升高，可达 40~41℃，呼吸、脉搏加速。

③中枢神经系统症状：极明显，早期即出现，一般于第 2 周达高峰。表现为剧烈头痛、头晕、失眠、耳鸣、听力减退、反应迟钝、谵妄、上肢震颤及无意识动作，甚至昏迷或精神错乱等。本病亦可有脑膜刺激征，但脑脊液检查除压力升高外，其余指标多正常。

④循环系统症状：脉搏常随体温升高而加速，血压偏低，严重者可出现休克。部分中毒重者可发生中毒性心肌炎而出现心音低钝、心律不齐、循环衰竭等。

⑤其他：有食欲减退、恶心、呕吐、腹胀、便秘或腹泻等消化道症状。多数患者脾肿大，肝肿大者较少。此外，本病还易并发支气管肺炎。

（3）恢复期　病程第 13~14 天开始退热，体温一般 3~4 天迅速降至正常，少数患者体温可

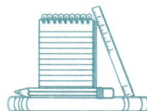

骤降至正常，随之症状好转，食欲增加，体力多在 1～2 天恢复正常，严重者精神症状、耳鸣、耳聋、手震颤则需较长时间方能恢复。整个病程为 2～3 周。

2. 轻型斑疹伤寒   近年来，我国以轻型不典型病例多见，可能与疫苗接种、抗生素广泛应用有关。临床以热度较低（体温多在 39℃ 以下）、热程较短（8～9 天）、毒血症较轻（有明显头痛和全身痛，但很少出现意识障碍和其他神经系统症状）、充血性皮疹稀少为特征。

3. 复发型斑疹伤寒   又称 Brill-Zinsser 病，我国很少见。

（三）心理、社会状况

本病起病急，有高热、皮疹和神经系统症状等，患者可有焦虑、抑郁心理，早期隔离患者可出现孤独等不良心理。

（四）辅助检查

1. 血常规检查   白细胞计数正常，中性粒细胞增多，血小板计数下降，嗜酸粒细胞显著减少或消失。

2. 尿常规检查   蛋白尿常见，偶有红细胞、白细胞及管型。

3. 血清免疫学检查

（1）外斐反应   变形杆菌 OX_{19} 凝集反应，取双份或三份血清标本（初入院、病程第 2 周和恢复期），效价 ≥ 1 ：160 或病程中 4 倍以上增长者具有诊断价值。

（2）立克次体凝集反应   普氏立克次体颗粒抗原与患者血清做凝集反应，阳性率高，特异性强，效价 1 ：40 即为阳性。

（3）补体结合试验   持续时间长，特异性强，可区分流行性斑疹伤寒和地方性斑疹伤寒。

4. 分子生物学检查   用 DNA 探针或 PCR 方法检测普氏立克次体特异性 DNA，具有快速、特异、敏感等优点。

5. 病原体分离   可做雄性豚鼠、鸡胚卵黄囊动物接种。

6. 其他检查   有脑膜刺激征者，应做脑脊液检查，外观大多澄清，白细胞及蛋白稍增多，葡萄糖含量一般正常。心电图检查可示心肌损害，如低电压、T 波及 S-T 段改变等，少数患者可有肝、肾功能的改变。

【常见护理诊断 / 问题】

1. 体温过高   与普氏立克次体血症有关。

2. 疼痛   头痛剧烈与小血管炎累及脑膜、脑组织有关。

3. 皮肤完整性受损   与小血管炎累及真皮有关。

【护理措施】

（一）一般护理

1. 消毒与隔离   对患者尽早实行虫媒隔离，隔离至体温恢复正常后 12 天，并应彻底灭虱，对密切接触者进行灭虱且观察 21 天。

2. 休息与活动   嘱患者严格卧床休息至少 2 周，提供清洁、安静、舒适的病室环境。

3. 饮食   给予高热量、高蛋白、高维生素的流质或半流质饮食，少食多餐。进食甚少或不能进食者遵医嘱行静脉补液，补充足够的热量及液体。

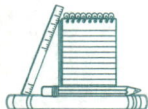

（二）病情观察

密切观察生命体征，皮疹形态、数量、部位；有无头痛、烦躁、脑膜刺激征等神经系统症状；有无心音低钝、心律失常及奔马律等循环系统症状；有无干咳、胸痛、呼吸急促等症状；是否出现食欲减退、恶心、呕吐、腹胀等消化道症状。一旦发现上述症状，应及时报告医生，进行处理。

（三）对症护理

1. 发热　可使用温水擦浴，必要时辅以药物降温。在降温过程中注意观察体温的变化，注意保暖，补充水分，及时更换衣服。

2. 皮疹　应保持皮肤清洁，每天用温水轻轻擦拭皮肤，禁用肥皂水、乙醇擦拭。衣着应宽松，内衣裤应勤换洗，床单、被褥应保持清洁、松软、平整、干燥。

（四）治疗护理

1. 治疗要点

（1）一般治疗　患者入院后先更衣、灭虱，卧床休息，保持口腔和皮肤清洁。危重患者要勤翻身，防止并发症，供给足够的热量，维持水、电解质平衡。

（2）病原治疗　多种能抑制细菌的抗生素，如多西环素、四环素常规剂量给药对本病及复发型斑疹伤寒均有特效，服药后12～24小时病情即可明显好转，热退后再用3～4天。若合用甲氧苄啶（TMP）疗效更好。成人患者也可选择喹诺酮类药物进行治疗。

（3）对症治疗　高热以物理降温为主，慎用退热剂，以防大汗虚脱。毒血症症状严重者可给予肾上腺皮质激素，有低血容量倾向或休克时按感染性休克处理。剧烈头痛者可给止痛镇静药。

2. 用药护理　氯霉素主要是抑制骨髓造血功能，引起粒细胞及血小板减少症，一旦发现，应及时停药，肝肾功能不良者、婴儿、孕妇、乳妇应慎用。使用四环素可出现胃肠道症状，故应多饮水，减少胃肠道刺激症状，原有肝病者、肾功能损害者、哺乳期及妊娠期妇女不宜用此类药物，老年患者需慎用。

（五）心理护理

由于患者对疾病不了解、隔离治疗等，易出现紧张、焦虑、孤独等消极心理，医护人员应多与患者交流沟通，随时了解患者心理活动，鼓励患者说出自己的想法和感受，及时进行疏导，使患者产生安全感，消除焦虑等不良心理，使之保持豁达、乐观的心情。

【健康指导】

1. 预防指导

（1）控制传染源　早期隔离患者，并对其予以灭虱处理。密切接触者医学观察21天。

（2）切断传播途径　防虱、灭虱是关键。加强卫生宣教，勤沐浴、更衣。发现患者后，同时对患者及接触者进行灭虱。

（3）保护易感人群　对疫区居民及新入疫区人员进行疫苗接种，国内常用鼠肺灭活疫苗。

2. 疾病知识指导　宣教流行性斑疹伤寒的病因、传播途径、主要表现、治疗等知识，本病预后与病情轻重、年龄、治疗早晚、有无并发症等有关。

3. 出院指导　出院后注意改善卫生条件，个人卫生知识的普及和灭虱是预防本病的关键措施。

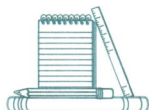

项目二   地方性斑疹伤寒患者的护理

地方性斑疹伤寒（endemic typhus）又称鼠型斑疹伤寒或蚤型斑疹伤寒，是由莫氏立克次体引起，以鼠蚤为传播媒介的急性传染病。其临床表现与流行性斑疹伤寒相似，但病情较轻，病程短，病死率极低。

【病原学及发病机制】

莫氏立克次体的形态、染色特点、生化反应、培养条件及抵抗力均与普氏立克次体相似，但有以下不同点：形态上多形性不明显，多为短丝状；有相同的耐热可溶性抗原而有交叉反应，具有不同的不耐热型颗粒抗原，可用补体结合试验或立克次体凝聚试验区别。本病发病机制与流行性斑疹伤寒基本相似，但血管病变较轻，小血管中有血栓形成者少见。

【流行病学】

1. 传染源 家鼠为本病的主要传染源，莫氏立克次体通过鼠蚤在鼠间传播。鼠感染后不立即死亡，而鼠蚤只在鼠死后才叮咬人而使人感染。

2. 传播途径 主要通过鼠蚤的叮咬传播。

3. 易感人群 人群普遍易感，感染后可获得强而持久的免疫力，与流行性斑疹伤寒有交叉免疫。

4. 流行特征 本病属自然疫源性疾病，全球散发，国内华北、西南、西北诸省发病率较高。本病以夏末和秋季多见，可与流行性斑疹伤寒同时发生于同一地区。

【护理评估】

（一）健康史
询问患者当地是否有地方性斑疹伤寒流行，是否有鼠蚤叮咬史；有无发热、显著头痛、皮疹及中枢神经系统症状等。

（二）身体状况
本病潜伏期为1~2周，临床表现与流行性斑疹伤寒相似，但症状较轻，病程短。

1. 发热 起病急骤，稽留热或弛张热，体温一般在39℃左右，持续9~14天，最短4天，最长25天，伴全身酸痛、显著头痛、结膜充血等。

2. 皮疹 50%~80%的患者有皮疹，时间与特点和流行性斑疹伤寒相似，皮疹数量少，且出血型皮疹少见，但足底及手掌有时可见。

3. 中枢神经系统症状 大多表现为头痛、头晕、失眠等轻度神经系统症状，听力减退，失眠，烦躁不安。

4. 其他 大多有便秘、恶心、呕吐、腹痛等，约50%的患者伴脾脏轻度肿大，肝大较少见。

（三）心理、社会状况
该病起病急，有高热、皮疹和神经系统症状等，患者可有焦虑、抑郁等不良心理。

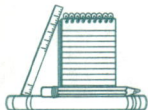

（四）辅助检查

1. 血常规检查　白细胞计数和分类多正常。

2. 生化检查　约 90% 的患者血清 AST、ALT、ALP 和 LDH 轻度升高。

3. 免疫学检查　外斐反应阳性，但滴度较低。用莫氏立克次体特异性抗原做补体结合试验和立克次体凝集试验等可鉴别。

4. 核酸检测　采用 PCR 从患者血液标本扩增出莫氏立克次体 DNA 片段为莫氏立克次体核酸检测阳性。

5. 病原体检测　将发热期患者血液接种入雄性豚鼠腹腔内，接种后 5~7 天动物不仅发热，而且阴囊因睾丸鞘膜炎而肿胀，鞘膜渗出液涂片可见肿胀的细胞浆内有大量的病原体。

【常见护理诊断 / 问题】

参见前文流行性斑疹伤寒患者的护理。

【护理措施】

参见前文流行性斑疹伤寒患者的护理。

【健康指导】

1. 本病的预防重点是灭鼠、灭蚤，应尽早对患者进行隔离治疗，加强个人防护。

2. 本病多为散发，一般无须进行普遍预防接种，疫苗接种对象主要为灭鼠工作人员及与莫氏立克次体有接触的实验室工作人员。

项目三　恙虫病患者的护理

恙虫病（tsutsugamushi disease）又称丛林斑疹伤寒，是由恙虫病立克次体（也称恙虫病东方体）所致的急性自然疫源性传染病。临床以叮咬部位焦痂或溃疡形成、发热、皮疹、淋巴结肿大、肝脾肿大及周围血液白细胞减少等为特征。

【病原学及发病机制】

1. 病原学　恙虫病立克次体呈球形或球杆状，大小为（0.3~0.6）μm×（0.5~1.5）μm，革兰染色阴性，吉姆萨染色呈紫蓝色。发热期可从患者的血液、淋巴结、焦痂、骨髓等分离出病原体。从不同地区分离到的恙虫立克次体，其毒力强弱不一。病原体对外界环境的抵抗力较弱，在 0.5% 苯酚溶液中或加热 56℃ 10 分钟即被杀灭，对一般消毒剂极为敏感；但在低温或真空干燥的条件下却能存活很长时间。

2. 发病机制　病原体从恙螨叮咬侵入人体，先在局部繁殖，引起局部皮损，形成丘疹、焦痂或溃疡，继而进入血液循环，形成恙虫病立克次体血症，恙虫病立克次体死亡后所释放的毒素引起发热、肌肉酸痛等全身毒血症状，以及肝、心、肺、肾等重要脏器的病变。

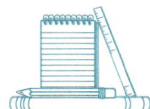

【流行病学】

1. 传染源 鼠类是主要传染源。鼠类感染后多无症状，成为本病的储存宿主。在某些地区，家畜、家禽及候鸟等也可成为储存宿主。患者被恙螨叮咬仅属偶然现象，故作为传染源的意义不大。

2. 传播途径 恙螨为本病的传播媒介，主要为地里纤恙螨和红纤恙螨。当第二代幼虫叮咬人时，即能传播恙虫病。

3. 易感人群 人对本病普遍易感。野外工作者、青壮年等因暴露机会多而发病率较高。病后可获得对同株病原体的持久免疫，故本病可再感染（异株）发病。

4. 流行特征 一般散发，亦可发生流行。我国见于浙江、福建、广东等多个东南沿海省份，多发生于夏、秋季，北方省份多发于秋、冬季。

【护理评估】

（一）健康史

询问患者发病前 3 周内是否到过恙虫病流行区，是否从事野外工作或有增加暴露的机会；有无发热、焦痂与溃疡、淋巴结肿大、皮疹等。

（二）身体状况

本病潜伏期为 4~21 天，一般为 10~14 天。

1. 全身表现 包括发热及全身毒血症状。患者急起发热，体温可在 1~2 天迅速上升至 39~40℃，呈弛张热型，持续 1~3 周。可有畏寒或寒战，常伴头痛、全身酸痛、疲乏、食欲减退等。随着病情加重，可有表情淡漠、谵妄，甚至昏迷或抽搐、脑膜刺激征等中枢神经系统症状；循环系统可有心率快、心音弱、心律失常等心肌炎表现；呼吸系统可出现咳嗽、胸痛、气促等肺炎症状。

2. 焦痂与溃疡 焦痂对诊断最具特征性。其外观呈圆形或椭圆形，直径 3~15mm，焦黑色，边缘整齐稍隆起，周围有红晕，如无继发感染，则不痛不痒，无渗液。痂皮脱落后，中央凹陷形成溃疡，基底部呈现淡红色肉芽创面。多数患者只有一个焦痂。人体湿润、气味较浓、较隐蔽或受压部位易受恙螨侵袭，故焦痂多见于腹股沟、肛周、会阴、外生殖器、腋窝等处，需细致检查，以免遗漏。

3. 淋巴结肿大 焦痂（或溃疡）附近的局部淋巴结明显肿大，可大如核桃，有压痛，可移动，不化脓，消退较慢（可借肿大的淋巴结寻找其附近的焦痂）。全身浅表淋巴结也可有轻度肿大。

4. 皮疹 多于病程第 4~6 天出现，常为暗红色斑丘疹，多为充血性，少数呈出血性，无瘙痒，直径 0.2~0.5cm，多散发于胸、腹、背部及四肢，面部很少，手掌和足底缺如。皮疹持续 3~7 天后消退，可遗留少许色素沉着。轻症患者可无皮疹。

5. 肝脾肿大 均为轻度，质软，无压痛。

6. 并发症 可并发支气管肺炎、心肌炎、心力衰竭、脑膜炎等，其发生率有时可高达 20%。此外，少数病例尚可合并心力衰竭及消化道出血。

（三）心理、社会状况

评价患者有无因发热、皮疹、肝脾肿大等不适所致的焦虑、恐惧心理，了解患者及家属应对情况。

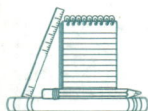

（四）辅助检查

1. 血常规检查　白细胞计数降低或正常，有并发症时则增多，分类有核左移现象。

2. 血清学检查　变形杆菌 OX_K 凝集反应（外斐反应），患者最早可于发病第 4 日出现阳性，一般凝集效价在 1：160 以上才有诊断意义。斑点免疫测定特异性 IgM 抗体阳性有早期诊断价值。

3. 病原体分离　可做雄性豚鼠、鸡胚卵黄囊动物接种。

4. 分子生物学检查　DNA 探针、PCR 技术检测到恙虫病立克次体核酸，有助于早期诊断。

【常见护理诊断 / 问题】

1. 体温过高　与恙虫病立克次体血症有关。

2. 组织完整性受损　与恙螨叮咬后导致焦痂形成、皮疹出现有关。

3. 潜在性并发症　支气管肺炎、心肌炎与立克次体血症有关。

【护理措施】

（一）一般护理

1. 消毒与隔离　患者一般无须隔离。

2. 休息与活动　高热、超高热患者应绝对卧床休息，减少机体消耗，防止并发症的发生。

3. 饮食　给予易消化、富含多种维生素、足够热量及蛋白质的流食或软食，少量多餐，以补充机体营养需求。嘱患者多饮水。昏迷患者鼻饲饮食。

（二）病情观察

密切观察病情变化，注意体温、脉搏、呼吸、血压及神志的变化，若有心率加快、心律失常、咳嗽频繁，伴胸痛、气促、神志改变，以及出现谵妄、抽搐等表现时，可能并发心力衰竭、肺炎、脑膜炎等，应及时通知医生，配合处理。

（三）对症护理

1. 高热　及时进行物理降温，如局部冷敷等。忌用乙醇擦浴及大剂量退热剂。

2. 皮疹　观察皮肤受损情况，对疑诊恙虫病的患者应仔细观察，注意焦痂和溃疡的部位、大小，是否继发感染，有无全身浅表淋巴结肿大，皮疹的性质、形态、分布及消退情况。局部处理是焦痂、溃疡护理的关键，保持局部皮肤清洁、干燥，防止继发感染，可用 75% 乙醇涂擦溃疡周围皮肤，用过氧化氢溶液、生理盐水涂擦溃疡面，然后用庆大霉素注射液湿敷创面，每天 3 次，直至痊愈。

（四）治疗护理

1. 治疗要点　多西环素对治疗本病有特效，每天 0.2g，连服 5~7 天，首次剂量可加倍，一般服药后 1~3 天体温多降至正常，一般临床症状也明显改善。罗红霉素、阿奇霉素、诺氟沙星、甲氧苄啶等对本病也有疗效。

2. 用药护理　遵医嘱使用四环素族药物，有明显肝功能损害、8 岁以下儿童、孕妇和哺乳期妇女不宜使用。注意观察药物的不良反应，如使用多西环素可出现消化系统反应、肝功能损害、过敏反应、光敏现象、血液系统异常、中枢系统异常和二重感染等不良反应。

（五）心理护理

医护人员积极与患者及家属交流沟通，耐心介绍本病的相关知识，帮助患者解除心理压力，

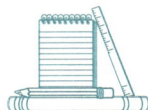

使其树立战胜疾病的信心。

【健康指导】

1. 预防指导

（1）控制传染源　主要是灭鼠。用各种捕鼠器与药物灭鼠相结合。患者不必隔离，接触者不检疫。

（2）切断传播途径　关键是避免恙螨幼虫叮咬。不要在草地上坐卧，在野外工作活动时，必须扎紧衣袖口和裤脚口，并可涂上防虫剂。应改善环境卫生，除杂草，消除恙螨滋生地，或在丛林、草地喷洒杀虫剂消灭恙螨。

（3）保护易感人群　目前恙虫病疫苗尚处于实验研究阶段。

2. 疾病知识指导　宣教恙虫病的病因、传播途径、主要表现、治疗等知识。

3. 出院指导　若能早期诊断及进行有效的病原治疗，绝大部分患者预后良好。若从事户外工作、露天野营或在林地草丛上坐卧时，一定注意避免恙螨幼虫叮咬。

思政主题：敬佑生命，救死扶伤，甘于奉献，大爱无疆

最美女科技工作者——邓艳琴

邓艳琴，福建省疾病预防控制中心副主任，在2003年抗击SARS（严重急性呼吸综合征）的工作中，承担了高风险的SARS病原检测工作。2014年，邓艳琴响应祖国援非抗疫的号召，作为中国援塞内加尔防控埃博拉出血热公共卫生专家组组长，前往塞内加尔开展埃博拉防控公共卫生培训工作。将中国抗击SARS等传染病的防控经验、防控技术进行推广，有效提升了受援国的埃博拉防控水平，受到世界卫生组织的高度赞赏。2015年11月，邓艳琴被授予"埃博拉出血热疫情防控先进个人"称号。在坚守防疫一线的同时，她一直致力于传染病防控科学研究，为传染病防控提供新的技术手段。她研制了恙虫病东方体快速诊断试剂盒，可一次完成IgM和IgG的检测，观察结果简便、直观，与间接免疫荧光法（IFA）符合率高达91%以上，可以替代IFA用于恙虫病的实验诊断。该试剂盒快速、简便，非常适用于缺乏实验设备的现场，受到了基层医生的好评。邓艳琴长期从事高致病性传染病防控工作，在多次突发公共卫生事件中不顾自身被感染的风险，始终奋战在第一线。她用自己的实际行动诠释了我国医疗工作人员"敬佑生命，救死扶伤，甘于奉献，大爱无疆"的精神，以及全心全意为人民服务，舍己救人的使命担当。

复习思考

一、选择题

1. 流行性斑疹伤寒患者发热的特点是（　　　）

　A. 发热以低热为主

　B. 发热第1周呈弛张热

　C. 体温在1~2天迅速上升至39℃及以上

　D. 发热1周内降至正常

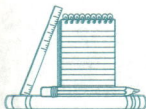

E. 起病慢

2. 流行性斑疹伤寒的传染源是（　　　）

A. 飞沫　　　　　　　　　　B. 患者　　　　　　　　　C. 食物和水

D. 粪便　　　　　　　　　　E. 毛巾或餐具

3. 地方性斑疹伤寒的主要传染源是（　　　）

A. 家鼠　　　　　　　　　　B. 猪　　　　　　　　　　C. 犬

D. 牛　　　　　　　　　　　E. 患者

4. 恙虫病的传播媒介是（　　　）

A. 鼠蚤　　　　　　　　　　B. 人虱　　　　　　　　　C. 蜱

D. 恙螨　　　　　　　　　　E. 蚊

二、案例分析

患者，女，30岁，因"发热6天，伴剧烈头痛、全身肌肉酸痛、皮疹1天"入院。查体：T 39.5℃，P 100次/分，R 20次/分，BP 110/80mmHg，发育正常，急性病容，面色潮红，躯干部见2~4mm大小红色斑丘疹，无融合，压之褪色，疹间皮肤正常，无瘀斑。眼结膜充血，巩膜无黄染，咽部充血。

请问：1. 患者最可能的医疗诊断是什么？

2. 患者目前主要的护理诊断有哪些？

扫一扫，查阅
复习思考题
答案

模块七 原虫感染性疾病患者的护理

【学习目标】

1. 掌握阿米巴痢疾、疟疾的流行病学、身体状况及护理措施。

2. 熟悉阿米巴痢疾、疟疾的辅助检查及常见护理问题。

3. 了解阿米巴痢疾、疟疾的病原学、发病机制、治疗要点。

4. 能运用所学知识树立求真务实、坚持不懈的科学精神。

项目一 阿米巴痢疾患者的护理

案例导入

患者，男，45岁，因"腹痛、腹泻10天"入院。患者10天前无明显诱因腹泻，大便5~9次/天，量多，呈暗红色，有腥臭味，肉眼可见血液及黏液，无发热，左下腹隐痛。大便镜检结果：白细胞（+），红细胞（+++），发现夏-雷结晶。

请问：1. 患者可能的医疗诊断是什么？

2. 患者目前主要的护理问题有哪些？如何采集粪便标本？

阿米巴痢疾又称肠阿米巴病（intestinal amebiasis），是溶组织阿米巴侵入结肠所引起的肠道传染病。临床上以腹痛、腹泻、排出暗红色带有腥臭味的粪便为特征。本病易于复发，成为慢性肠阿米巴病，也可并发肝脓肿等肠外阿米巴病。

【病原学及发病机制】

1. 病原学 溶组织阿米巴有滋养体和包囊两期。滋养体是阿米巴在人体生活史中的主要阶段，寄生于结肠腔或肠壁。包囊由空肠腔内的小滋养体演变形成，起传播作用。

（1）**滋养体** 分为大滋养体和小滋养体两型：①小滋养体（肠腔型滋养体）：直径为10~20μm，伪足少，无明显侵袭力，不吞噬红细胞，寄生于结肠腔中，以宿主肠内容物、细菌、真菌为食。小滋养体是大滋养体和包囊的中间型。小滋养体在一般情况下随食物下至横结肠后，由于成形粪便增加，水分被吸收，营养减少，滋养体逐渐停止活动，虫体团缩，并分泌出一层较硬的外壁形成包囊，随粪便排出体外。②大滋养体（组织型滋养体）：当机体抵抗力下降或肠壁受损时，小滋养体凭借机械运动和分泌溶组织酶的水解作用侵入结肠肠壁组织，大量繁殖，体积增大，直径达20~60μm，有明显伪足，活动力增强，称为大滋养体。大滋养体有致病力，从被破坏的组织中摄取营养，并有吞噬血中红细胞的能力。其抵抗力弱，排出体外后，在室温

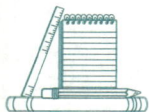

下数小时内死亡。

（2）包囊　包囊为圆形，直径为 5~20μm，碘液染色呈黄色，外周有透明囊壁，内含 1~4 个核，中央有核仁，成熟的包囊有 4 个核，具有感染性。包囊在外界中有较强的抵抗力，在粪便中能存活 2 周以上，在水中存活 5 周，普通饮水消毒的含氯浓度对其无杀灭作用。滋养体不耐热，50℃数分钟即可杀灭，在干燥的环境中也很快死亡，在 10% 的石炭酸液中 30 分钟可被杀灭，在 50% 乙醇中即刻死亡。

2. 发病机制　人摄入被阿米巴包囊污染的水、食物后，未被胃酸杀灭的包囊进入小肠下段，包囊囊壁被肠液消化，脱囊释放出小滋养体，随粪便下行到达盲肠、结肠等部位寄生，以肠腔内的细菌和浅表上皮细胞为食饵。在条件适宜的时候，小滋养体开始侵袭结肠的肠壁组织，转变为大滋养体，黏附于结肠黏膜上皮细胞，借助于伪足及在各种水解酶的溶解破坏性作用下，损害结肠黏膜，并深入黏膜下层及肌层，使组织坏死，形成黏膜下小脓肿，脓肿破溃后形成大小不等的溃疡，临床上出现腹痛、腹泻及脓血便。

病变部位常见于回盲部、升结肠及直肠。典型的急性期病变是形成口小底大的烧瓶样溃疡并排出黏液脓血和阿米巴原虫等内容物，产生痢疾样大便，溃疡间黏膜大多数完好。在慢性病变中，组织破坏与修复并存，溃疡底部形成肉芽组织溃疡，周围增生肥大，形成肠阿米巴瘤。显微镜下可见组织坏死为其主要病变，淋巴细胞及少量中性粒细胞浸润。若细菌感染严重，可成急性弥漫性炎症改变。溶组织内阿米巴生活史见图 7-1。

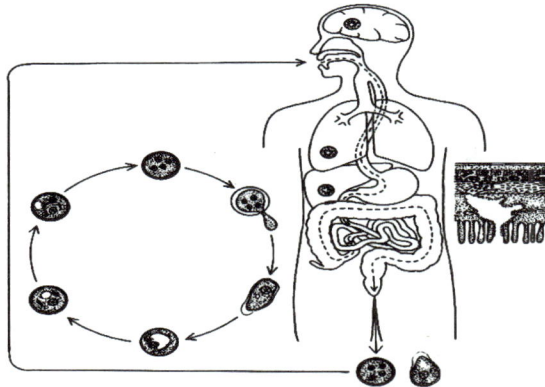

图 7-1　溶组织内阿米巴生活史

【流行病学】

1. 传染源　主要传染源为慢性肠阿米巴病患者、恢复期患者和无症状包囊携带者。急性期患者和症状明显的患者粪便中仅排出滋养体，滋养体抵抗力很弱，在外环境中可迅速死亡，故不是主要传染源。

2. 传播途径　人是溶组织内阿米巴的主要宿主，主要通过被阿米巴四核包囊污染的水、食物、手等经粪－口感染。苍蝇和蟑螂等可携带包囊，故也有一定的传播作用。

3. 易感人群　人群普遍易感，由于感染后不产生保护性抗体，可重复感染。

4. 流行特征　本病为世界性疾病，多见于热带与亚热带。感染率高低与卫生情况、经济条件、生活习惯有关。我国一年四季均可发病，以秋季为多，农村高于城市，成人多于儿童，男性多于女性。

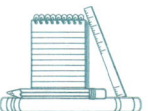

【护理评估】

（一）健康史

询问有无阿米巴痢疾患者接触史，有无进食可疑被污染食物史，有无发热、右下腹腹痛、腹泻等，大便的次数、性状、量及颜色等。

（二）身体状况

1. 全身症状　发热，食欲减退，乏力，可有全身中毒症状，久病者可有贫血和营养不良。

2. 消化系统症状　腹痛、腹泻是阿米巴痢疾最常见的症状，多为右下腹疼痛明显，每天大便次数在 10 次左右。慢性型常腹泻反复发作并与便秘交替。

3. 体征　下腹压痛，尤以右下腹明显。肠穿孔时可有腹痛、腹肌紧张、腹部压痛等表现。侵犯肝脏时可有肝脏肿大，肝区压痛、叩击痛等表现。

（三）临床分型

本病潜伏期为 1~3 周，最短 4 天，长者达 1 年及以上，可有 3 种临床类型。

1. 无症状型（原虫携带状态）　临床上无任何表现，但在粪便检查时多数能找到溶组织内阿米巴包囊。

2. 急性阿米巴痢疾

（1）**轻型**　临床症状较轻，表现为腹痛、腹泻，粪便中有溶组织内阿米巴滋养体和包囊。肠道病变轻微，有特异性抗体形成。在机体免疫力下降时，可发生痢疾症状。

（2）**普通型**　起病缓慢，全身中毒症状轻，常无发热或仅有低热。其主要症状有腹痛、腹泻，每天大便在 10 次左右，下腹压痛，尤以右下腹明显，大便为黏液血便、呈暗红色或紫红色如果酱样、糊状、有腥臭味、内含大量阿米巴滋养体。如病变累及直肠时可有里急后重。本型持续数天后可自行缓解或转为慢性。

（3）**重型**　本型极少见，以体弱、营养不良或并发肠道细菌感染者多见。起病急骤，有剧烈腹痛与里急后重，腹泻频繁，每日达数十次，甚至失禁，粪便呈洗肉水样或稀水样，颇似急性菌痢，但粪便奇臭，含大量活动阿米巴滋养体。腹部压痛明显。中毒症状明显，如恶寒、高热、谵妄、中毒性肠麻痹等。严重者有不同程度的脱水与电解质紊乱，甚至出现肠出血、肠穿孔、腹膜炎等并发症，预后差。病程一般为 1~2 周，死亡率达 50% 以上。

3. 慢性阿米巴痢疾　常因普通型未经彻底治疗迁延所致。腹泻反复发作与便秘交替，每天大便一般为 3~5 次，呈黄糊状，带少量的黏液和血，有腐臭味，常伴脐周及右下腹疼痛。症状可持续或间歇，间歇时间不等。常因疲劳、饮食不当、寒冷及情绪变化而复发。久病者可有贫血和营养不良，极易发生并发症。大便中可找到滋养体或包囊。

4. 并发症

（1）**肠外并发症**　①阿米巴肝脓肿：是阿米巴痢疾最常见的并发症。主要表现为长期不规则发热，体温可达 39℃及以上，弛张热多见，常伴右上腹或右下胸痛，肝脏进行性肿大、压痛，白细胞增多及全身消耗症状。脓肿多数为单发，且多在肝右叶。②阿米巴肺脓肿：阿米巴肺脓肿多继发于肝脓肿，其主要症状与细菌性肺脓肿、支气管扩张相似。若并发支气管肺瘘时，可咳出大量咖啡色脓液。③阿米巴心包炎：较少见，症状与细菌性心包炎相似，是本病最危险的并发症。

（2）**肠内并发症**　①肠出血：肠道病变累及肠壁血管时可引起便血，累及大血管时可导致大出血。②肠穿孔：多见于暴发型。穿孔部位以盲肠、阑尾及升结肠多见。急性穿孔可引起弥

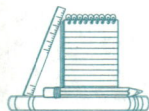

漫性腹膜炎，病情严重。③阑尾炎：阿米巴阑尾炎症状与普通阑尾炎相似，易形成脓肿。④非痢疾性结肠病变。

（四）心理、社会状况

阿米巴痢疾患者治疗过程中需要执行消化道隔离，患者易有孤独、自卑感；腹泻频繁，腹痛易使患者精神紧张、烦躁；因病影响工作、学习，使患者易产生角色冲突。

（五）辅助检查

1. 血常规检查　白细胞计数可轻度升高，有细菌继发感染者可有中度升高，慢忙患者可有贫血。

2. 粪便检查　为确诊的重要依据。肉眼可见暗红色果酱样便，含血液和黏液，有特殊的臭味，粪质较多。镜下可见大量红细胞，少量白细胞。如找到活动的、吞噬红细胞的阿米巴滋养体有确诊价值。慢性患者粪便镜检可见包囊。

3. 血清学检查　用酶联免疫吸附试验等方法检测其抗体，肠阿米巴病阳性率可达 80%～90%，也是特异和灵敏的诊断方法。

4. 结肠镜检查　乙状结肠镜或纤维结肠镜检查可见大小不等的散在溃疡，表面覆盖黄色脓液，边缘整齐，稍充血，溃疡间黏膜大多正常。

5. 分子生物学检查　DNA 探针杂交技术、PCR 法可应用于检测或鉴定患者粪便，脓液或血液中溶组织内阿米巴滋养体 DNA，也是特异和灵敏的诊断方法。

【常见护理诊断 / 问题】

1. 腹痛、腹泻　与阿米巴原虫所致肠道病变有关。

2. 组织完整性受损　与肛门周围皮肤破损及感染有关。

3. 营养失调：低于机体需要量　与摄入少、肠道吸收功能下降、腹泻有关。

4. 潜在并发症　休克、肠出血、肠穿孔等。

【护理措施】

（一）一般护理

1. 消毒与隔离　执行消化道隔离，待症状消失、停药后粪便检查每天或隔天 1 次，连续 3 次粪检阴性方可解除隔离。患者餐具、便具单独使用，用后消毒，大便用漂白粉消毒，衣、被在阳光下暴晒 2 小时。室内应有防蝇设备及洗手设备。

2. 休息与活动　腹泻频繁、全身症状明显者应卧床休息，避免精神紧张、烦躁，必要时按医嘱给予镇静剂。腹泻症状不重者可适当活动。

3. 饮食　能进食者应给予高蛋白、高热量、低纤维素、易消化的流质或半流质饮食，脂肪不宜过多，忌食生冷及刺激性饮食，少食多餐，腹泻好转后应逐渐增加食量。频繁腹泻并伴有呕吐者可暂时禁食，静脉补液。

（二）病情观察

观察有无腹痛症状；大便的性状、次数；暴发型患者应密切观察生命体征，以及有无水、电解质紊乱表现；观察并发症，如肠出血、肠穿孔等，发现异常及时报告医生。

（三）对症护理

1. 腹痛、腹泻　观察每天泻、吐情况，轻度及中度脱水者可采用口服补液，少量、多次给患

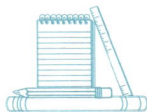

者喂服。脱水严重者则应按医嘱静脉补液，并注意补充电解质。明显腹痛者可遵医嘱应用阿托品等解痉剂，也可以使用腹部热敷以缓解不适。

2. 肛周皮肤护理　排便频繁者，注意保持肛门周围清洁、干燥，便后宜用软纸擦拭，每天用温水坐浴，局部涂消毒凡士林油膏，以保护局部皮肤。脱肛者可戴橡皮手套轻揉局部，以助肠管还纳。

（四）治疗护理

1. 治疗要点

（1）一般治疗　急性期注意休息、饮食，以及保持水、电解质平衡。

（2）病原治疗　甲硝唑对各型阿米巴原虫均有很强的杀灭作用，为首选药物，轻者口服，重者静脉输液。糠酯酰胺是目前最有效的杀包囊药。针对慢性肠阿米巴病及无症状的包囊携带者，可选用双碘喹啉。抗菌药物主要通过作用于肠道共生菌而影响阿米巴生长，尤其在合并细菌感染时效果好。肠出血时及时输血、止血。肠穿孔时及时手术治疗，并应用甲硝唑和广谱抗生素。

2. 用药护理　抗阿米巴药物不良反应轻，以胃肠道反应为主，注意观察有无恶心、腹痛、腹泻、皮炎等。用药后不能饮酒。双碘喹啉禁用于碘过敏或患有甲状腺疾病者、严重肝病者、视神经病变者及孕妇。

（五）粪便标本采集方法

为提高粪便检查阳性率，应及时采集新鲜大便标本，挑选血液、黏液部分，立即送检。留取标本的容器应清洁，不应混有尿液及消毒液；气温低时，便盆应先用温水冲洗，送标本的容器应设法保持在一定的温度，以防滋养体死亡；若有服用油类、钡剂及铋剂者，应在停服以上药物 3 天之后留取粪便标本送检。

（六）心理护理

由于患者对疾病、隔离治疗不了解，易出现紧张、焦虑等心理。慢性病患者因病情反复、久治不愈，担心疾病预后等，易出现焦虑、悲观等消极心理。医护人员应积极与患者及家属交流沟通，耐心介绍本病的相关知识，帮助患者解除心理压力，使其树立战胜疾病的信心。

【健康指导】

1. 预防指导

（1）控制传染源　彻底治疗患者及排包囊者，应特别注意检查和治疗从事饮食业的慢性患者及排包囊者。实行消化道隔离至症状消失或大便连续 3 次找不到滋养体或包囊。

（2）切断传播途径　加强水源、粪便管理，注意个人卫生、饮食卫生及饮水卫生，消灭苍蝇和蟑螂对预防肠阿米巴病具有重要意义。

（3）保护易感人群　注意休息，防止劳累，避免各种复发的诱因；注意饮食调配及卫生要求；做好家庭内的隔离消毒工作。

2. 疾病知识指导　向患者讲解疾病相关知识，如本病的主要症状、传播途径，药物的用法、疗程及不良反应，腹泻时的休息、饮食、饮水等自我护理知识。

3. 出院指导　告知患者出院后每月复查大便 1 次，连续留检 3 次，以决定是否需要重复治疗。治疗期间应禁止饮酒，注意加强营养，避免劳累、受凉。

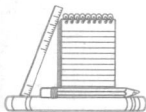

项目二　疟疾患者的护理

案例导入

　　患者，男，25 岁，因"寒战、高热 2 天"入院。患者 2 天前无明显诱因出现发热，体温高达 39℃，伴头痛、乏力、食欲减退、脉搏加快。发热呈间歇性，持续 2 小时左右，间歇期体温正常。入院查体：左肋缘下扪及肿大的脾脏，触之质软，压痛；肝脏轻度肿大；右上腹部轻度压痛。实验室检查：白细胞计数 $3.0 \times 10^9/L$，外周血涂片染色（＋）。

　　请问：1. 患者最可能的医疗诊断是什么？
　　　　　2. 患者目前主要的护理问题有哪些？

　　疟疾（malaria）是疟原虫经按蚊叮咬传播的急性传染病。其临床特点为周期性发作的寒战、高热、大汗，反复发作者可伴贫血和脾大。因原虫株、感染程度、免疫状况和机体反应性等差异，疟疾的临床症状和发作规律表现不一。

【病原学及发病机制】

（一）病原学

　　寄生于人体的疟原虫有 4 种，即间日疟原虫、三日疟原虫、恶性疟原虫和卵形疟原虫。疟原虫的发育过程分为两个阶段，即在人体内进行无性增殖和在蚊体内进行有性增殖与孢子增殖。蚊为终宿主，人为中间宿主。4 种疟原虫的生活史相似。

1. 疟原虫在人体内阶段

　　（1）红细胞外期（肝细胞内的发育）　当按蚊叮咬人时，子孢子随按蚊唾液注入人体，30 分钟后在肝细胞内进行裂体增殖而成为裂殖体，进一步分裂成裂殖子，使被寄生的肝细胞肿胀破裂，释放出大量裂殖子，称红细胞外期。一部分裂殖子被吞噬细胞吞噬而消灭，另一部分进入血流并侵入红细胞内，形成红细胞内期。

　　（2）红细胞内期　在人体血液的红细胞内，疟原虫的发育需经历 4 个阶段：小滋养体、大滋养体、裂殖体、裂殖子。被感染的红细胞破裂时，释放的大量裂殖子再侵入正常红细胞，重复裂体增殖而引起周期性发作。裂殖体增殖 3~4 代后，部分裂殖子分别发育成雌、雄配子体，被雌性按蚊吸入胃内的配子体在蚊体内进行有性增殖。

2. 疟原虫在蚊体内阶段　雌、雄配子体进入蚊体后，在胃内结合成合子，进而发育成动合子，穿过胃壁，在弹性纤维膜下成为囊合子，囊合子发育成孢子囊，内含成千上万个子孢子。子孢子进入蚊唾液腺内，当蚊叮咬人时，子孢子便进入人体。

（二）发病机制

　　疟原虫在肝细胞和红细胞内增殖时并不引起症状，当红细胞被裂殖体胀破后，大量裂殖子、疟色素和代谢产物进入血流，作用于体温调节中枢引起寒战、高热。一部分裂殖子侵入其他红细胞再进行裂体增殖而引起间歇性疟疾发作。由于裂殖体成熟的时间不同，故各型疟疾发作时间也不同。反复多次的疟疾发作，使红细胞遭到大量破坏，可产生贫血。大量红细胞在血管内

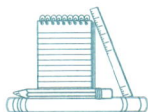

破裂，引起高血红蛋白血症，出现腰痛、尿液呈酱油色，重者出现中度以上贫血、黄疸，甚至急性肾功能衰竭，称为溶血性尿毒综合征，亦称黑尿热。疟疾反复发作或重复感染疟原虫使机体获得一定免疫力，故血液中虽仍有疟原虫增殖，但可不出现间歇性疟疾发作而成为带疟原虫者。

间日疟原虫和三日疟原虫的红细胞内期裂体增殖多在周围血中进行，疟原虫在人体内增殖引起强烈的吞噬反应，以致全身单核－巨噬细胞系统显著增生，引起肝、脾大，以脾大为主，周围单核细胞增多。疟原虫生活史见图7-2。

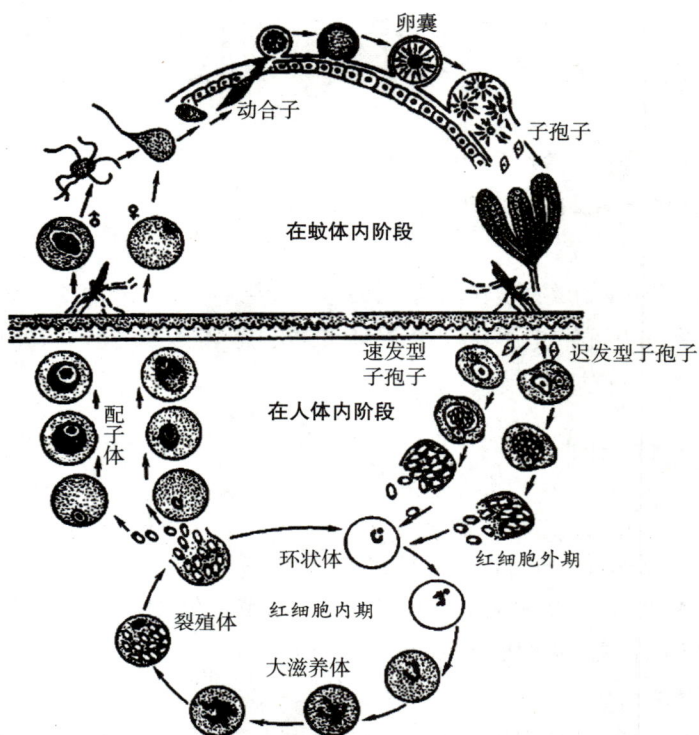

图 7-2 疟原虫生活史

【流行病学】

1.传染源 疟疾患者和无症状带虫者。

2.传播途径 疟疾的自然传播媒介是雌性按蚊，我国主要为雌性中华按蚊。少数可因输入带疟原虫的血液而传播。

3.易感人群 人群普遍易感。感染后虽有一定免疫力，但不持久。各型疟疾之间亦无交叉免疫，一般非流行区来的外来人员较易感染，且症状较重。

4.流行特征 我国除少数地区外，大部分地区均有疟疾流行，自北向南渐趋严重。间日疟最多，恶性疟主要见于南方。一般夏、秋季发病较多。

【护理评估】

（一）健康史

询问患者有无疟疾流行地区居住史、旅行史，有无疟疾发作史，近期有无输血史，有无间歇性发作的寒战、高热、大汗等症状。

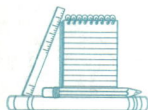

（二）身体状况

间日疟潜伏期为 10~20 天，三日疟潜伏期为 24~30 天，恶性疟潜伏期为 7~12 天，卵形疟潜伏期为 13~15 天。

1. 典型发作　具有周期性和间歇性发作的特点，典型发作分 3 期。

（1）寒战期　突起畏寒、面色苍白、唇指发绀、四肢发凉，持续 10 分钟至 2 小时。

（2）高热期　体温迅速上升至 40℃或更高，伴剧烈头痛、呕吐、心悸、气促、口渴等，皮肤灼热而干燥，脉搏洪大而速；体温过高者可出现谵妄、抽搐，持续 2~6 小时。

（3）大汗期　高热后期全身大汗淋漓，体温骤降至正常或正常以下，自觉症状明显缓解，患者感觉疲乏困倦，持续 2~3 小时。寒热发作后有缓解间歇期，一般无明显症状。初发时，发热可以不规则，数天后才呈典型发作。三日疟为寒热三日发作一次，每次发作时间较间日疟略长，周期常较规则。卵形疟与间日疟相似，症状多较轻。恶性疟临床表现多样，严重者可致凶险发作。

2. 凶险发作　由疟原虫引起的严重而危险的临床表现，主要见于恶性疟。

（1）脑型　最常见，起病凶险，病情险恶。急起高热、剧烈头痛、呕吐、谵妄、昏迷，半数患者可发生抽搐，儿童常见。严重者可发生脑水肿、呼吸衰竭，甚至死亡。

（2）超高热型　持续高热，体温可达 42℃，谵妄，继之昏迷、抽搐，可在数小时内死亡。

（3）胃肠型　除寒战、高热外，以恶心、呕吐、腹痛、腹泻为主要表现，类似胃肠炎或痢疾，腹痛而无腹泻，常被误诊为急腹症。吐泻严重者可发生休克、肾衰竭，甚至死亡。

3. 再燃与复发　再燃由血液中残存的疟原虫引起，多见于痊愈后 1~4 周。复发是由经过一段休眠期的肝细胞内的迟发型子孢子增殖后侵入红细胞，引起临床发作。其症状与初发相似，复发多在初发的半年以后。

4. 特殊类型疟疾

（1）输血疟疾　由输入带疟原虫的血液引起，潜伏期为 7~10 天，长者为 1 个月左右。症状与蚊传疟疾相似，因只有红细胞内期疟原虫，故治疗后一般无复发。

（2）婴儿疟疾　临床表现多不典型，呈低热、弛张热或稽留热，脾大显著。病死率较高。

5. 并发症　可有颅内高压症、惊厥发作、呼吸衰竭、黑尿热。

（三）心理、社会评估

疟疾患者由于间歇性、周期性发作的高热，会出现焦虑、恐惧心理；因疾病影响工作、学习、交往，患者会出现自卑心理，情绪低落。

（四）辅助检查

1. 血常规检查　白细胞及中性粒细胞在急性发作时可增多，发作后则正常。多次发作后白细胞减少而单核细胞增多，红细胞和血红蛋白可减少。

2. 病原学检查

（1）外周血液涂片　目前血涂片疟原虫显微镜检测是 WHO 推荐疟疾诊断的"金标准"，不仅能确定疟疾感染和鉴别疟原虫株，还能识别疟原虫期和原虫密度。该检测应在寒战或发热初期采血。骨髓穿刺涂片阳性率高于外周血液涂片。

（2）快速疟原虫抗原检测（RDT）　RDT 诊断试纸条检测简便、快捷。不同试纸条的敏感度和特异性有很大差异。

（3）疟原虫基因检测　以 PCR 检测技术为主的核酸诊断方法及近年快速发展的宏基因检测，不仅能进行虫种的鉴别，还可以用于疟原虫抗药相关基因的检测，特异性和敏感度较高。

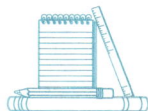

【常见护理诊断/问题】

1. 体温过高 与疟原虫感染有关。

2. 疼痛 与高热有关。

3. 潜在并发症 颅内高压症、惊厥发作、呼吸衰竭、黑尿热。

【护理措施】

（一）一般护理

1. 消毒与隔离 执行虫媒隔离，急性期患者症状消失后可解除隔离，同时消灭按蚊滋生地及杀灭蚊虫。

2. 休息与活动 急性发作期应卧床休息，减少活动。

3. 饮食 给予高营养饮食，发作期进流食、半流食，缓解后可进普食。贫血患者应给予高铁、高维生素和高蛋白质饮食。

（二）病情观察

疟疾典型发作重点观察体温，记录体温的变化；观察面色及血红蛋白，注意有无贫血表现。恶性疟应注意观察体温、意识状态、头痛、呕吐、抽搐等表现。

（三）对症护理

1. 典型发作 寒战期应注意保暖，如加盖棉被等；发热期给予物理降温，体温过高者给予药物降温等；大汗后给予温水擦浴，及时更换衣服、床单。同时应保证足够的液体入量。

2. 凶险发作 应注意保持呼吸道通畅，出现惊厥、昏迷时，按惊厥、昏迷常规护理。

3. 黑尿热 一经发现立即停用可能诱发溶血反应的抗疟药物，严格记录24小时出入液量，同时通过补液、碱化尿液等控制溶血反应，保证每日液体入量在3000~4000mL，每日尿量不少于1500mL。贫血严重者给予配血、输血。急性肾功能衰竭时给予相应护理。

（四）治疗护理

1. 治疗要点

（1）对症治疗 ①一般疟疾：高热以物理降温为主；摄入量不足、不能进食者给静脉输液；贫血者应给铁剂治疗。②凶险型疟疾：体温过高者给予物理降温，将体温控制在38℃以下。此外，可用肾上腺皮质激素，如地塞米松等。应用低分子右旋糖酐，有利于 DIC 的预防与治疗。抽搐者用镇静剂。有脑水肿时，用20% 甘露醇250mL 快速静脉滴注，每天 2~3 次。

（2）抗疟原虫治疗 ①控制临床发作的药物首选氯喹，对红细胞内滋养体和裂殖体有迅速杀灭作用。②防止复发、中断传播的药：常选用伯氨喹，可杀灭肝细胞内速发型和迟发型的疟原虫，有病因预防和防止复发的作用。③乙胺嘧啶能杀灭各种疟原虫红细胞外期，故有预防作用。

（3）凶险型疟疾的治疗 需快速、足量应用有效的抗疟药物，尽快给予静脉滴注，如可用二盐酸奎宁静脉滴注或用蒿甲醚肌内注射。

2. 用药护理 氯喹不良反应轻，可有食欲减退、恶心、呕吐、腹痛等。过量可引起心动过缓、心律失常与血压下降。老年人与心脏病者慎用。伯氨喹服用 3~4 天后可发生发绀或溶血反应，出现上述反应时需及时通知医生并停药。

（五）心理护理

积极与患者及家属交流沟通，耐心介绍本病的相关知识，帮助患者解除心理压力，使其树

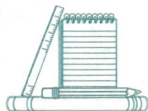

立战胜疾病的信心。针对患者心理社会状况评估内容，有针对性地引导患者，帮助其积极乐观地应对疾病。

【健康指导】

1. 预防指导

（1）控制传染源　根治疟疾现症患者，间日疟采用氯喹及伯氨喹联合疗法。急性期患者症状消失后可解除隔离。根治带疟原虫者，对在1~2年有疟疾病史者，常在流行高峰前1~2个月进行抗复发治疗，采用乙胺嘧啶与伯氨喹联合治疗。

（2）切断传播途径　消灭按蚊滋生地及杀灭蚊虫。

（3）保护易感人群　采取防蚊措施。对高疟区、暴发流行区的人群，流行地区的外来人群给予预防性服药，可用氯喹或乙胺嘧啶。

2. 疾病知识指导　向患者讲述本病的传染过程、主要症状、治疗方法、药物不良反应、疟疾容易复发的原因等，应特别强调除服用控制发作药物外，还应服用抗复发药，以根治疟疾。

3. 出院指导　宣传防蚊、灭蚊的作用，强调抗复发治疗及进行预防性服药的重要性，告诉患者和家属应坚持服药，定期随访。

思政主题：求真务实、坚持不懈

抗击疟疾，永不言败——屠呦呦

屠呦呦（1930年12月—），浙江宁波人，中国中医科学院首席科学家，共和国勋章获得者，中国首位诺贝尔生理学或医学奖获得者，药学家。她1955年毕业于北京大学医学院，1969年接受在自然界中寻找新型抗疟疾药物的任务。屠呦呦从收集整理历代医籍、本草、民间方药入手，在收集2000余方的基础上，编写了以640种药物为主的《抗疟单验方集》，对其中的200多种中药开展实验研究，历经380多次失败，利用西医学和方法进行分析研究，不断改进提取方法，终于在1971年获得青蒿抗疟发掘成功。1972年，屠呦呦和她的同事在青蒿中提取到了一种分子式为$C_{15}H_{22}O_5$的无色结晶体，将其命名为青蒿素。青蒿素为一种具有"高效、速效、低毒"优点的新结构类型抗疟药，对各型疟疾特别是抗性疟有特效。1973年为确证青蒿素结构中的羰基，他们合成了双氢青蒿素，经构效关系研究，明确在青蒿素结构中过氧是主要抗疟活性基团，在保留过氧的前提下，羰基还原为羟基可以增效，为国内外开展青蒿素衍生物研究打开了局面。1979年，"抗疟新药青蒿素"获国家发明奖。1986年"青蒿素"获得了一类新药证书。随后几年，屠呦呦继续开发研究栓剂、片剂，于2015年获诺贝尔生理学或医学奖，并在"抗疟机理研究""抗药性成因""调整治疗手段"等方面获得新的突破。

复习思考

一、选择题

1. 典型阿米巴痢疾的粪便为（　　　　）

A. 黄水样便　　　　　　　　B. 黏液便　　　　　　　　C. 脓血便

D. 血水样便　　　　　　　　E. 果酱样便

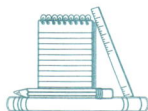

2.阿米巴痢疾的主要病变部位是（　　　）

    A.胃、十二指肠　　　　　　　B.小肠　　　　　　　　C.回肠末端

    D.盲肠、升结肠　　　　　　　E.乙状结肠

3.患者，男，29岁，初步诊断为阿米巴痢疾，收入院，医嘱：留取粪便做阿米巴原虫检查。护士应该为患者准备的标本容器是（　　　）

    A.无菌容器　　　　　　　　　B.清洁容器　　　　　　　C.干燥容器

    D.装有培养基的容器　　　　　E.加温的清洁容器

4.患者，男，40岁，诊断为疟疾。发热时体温可骤升到39℃及以上，然后很快降至正常，2天后再次发作，属于（　　　）

    A.弛张热　　　　　　　　　　B.稽留热　　　　　　　　C.间歇热

    D.不规则热　　　　　　　　　E.中等度热

5.疟疾是由下述哪种虫媒叮咬传播疟原虫引起的寄生虫病（　　　）

    A.库蚊　　　　　　　　　　　B.伊蚊　　　　　　　　　C.按蚊

    D.蟑螂　　　　　　　　　　　E.白蛉

二、案例分析

1.患者，男，30岁，农民。腹痛、腹泻半个月，大便每天4~8次，便量多，为暗红色，有腥臭味，肉眼可见血液及黏液。患者无发热，右下腹隐痛。粪便镜检：白细胞10~15/HP，红细胞满视野。

    请问：（1）患者最可能的诊断是什么？

          （2）患者目前的主要护理诊断是什么？应采取哪些护理措施？

2.患者，男，30岁，8月曾往海南旅游15天，同年12月发病，表现为畏寒、寒战、高热、头痛、大汗而后缓解，隔日发作1次，已有1周。热退后精神佳，可以进食，体温39.6℃。血常规检查：白细胞计数 $5.0×10^9$/L，中性粒细胞百分比68%，淋巴细胞百分比32%，红细胞计数 $3.5×10^{12}$/L，血红蛋白100g/L，血培养（−）。

    请问：（1）患者初步的临床诊断是什么？

          （2）患者目前最主要的护理诊断是什么？应采取的护理措施有哪些？

扫一扫，查阅
复习思考题
答案

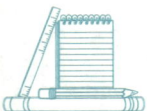

模块八　蠕虫感染性疾病患者的护理

【学习目标】

　　1. 掌握血吸虫病、钩虫病、蛔虫病和绦虫病的护理评估及护理措施。

　　2. 熟悉血吸虫病、钩虫病、蛔虫病和绦虫病的流行病学特征、护理问题，熟悉并殖吸虫病、华支睾吸虫病的临床表现和护理措施。

　　3. 了解血吸虫病、钩虫病、蛔虫病和绦虫病、并殖吸虫病、华支睾吸虫病的病原学及发病机制。

　　4. 能运用所学知识深刻理解"奉献担当、严谨治学"的精神内涵，牢固树立爱国爱党信念。

项目一　血吸虫病患者的护理

案例导入

　　李先生，男，32岁，渔民，因"腹泻伴间歇性发热2周"入院。查体：四肢可见散在荨麻疹，全身浅表淋巴结轻度肿大。血常规检查：嗜酸性粒细胞明显增多。

　　请问：1. 患者的临床诊断是什么？

　　　　　2. 针对患者可提出哪些常见的护理诊断？

　　血吸虫病是由血吸虫引起的一种慢性寄生虫病，主要流行于亚洲、非洲、拉丁美洲的73个国家。寄生于人体的血吸虫主要有5种，即日本血吸虫、曼氏血吸虫、埃及血吸虫、间插血吸虫和湄公血吸虫。血吸虫病主要分两种类型：一种是肠血吸虫病，主要为曼氏血吸虫和日本血吸虫引起；另一种是尿路血吸虫病，由埃及血吸虫引起。我国主要流行的是日本血吸虫病。

　　日本血吸虫病（schistosomiasis japonica）是由日本血吸虫寄生于门静脉系统所引起的人畜共患寄生虫病。本病由皮肤接触含尾蚴的疫水而感染，主要病变是虫卵引起肝脏与结肠的肉芽肿。急性期以发热、腹泻或脓血便、肝大与压痛、嗜酸性粒细胞显著增多为主要表现；慢性期以肝大、脾大或慢性腹泻为主要表现；晚期则以门静脉周围纤维病变为主，可发展为肝硬化，伴门静脉高压、脾大与腹水。

【病原学及发病机制】

1. 病原学　日本血吸虫成虫雌雄异体，常合抱在一起，寄生于人体门静脉系统，主要在肠系膜静脉内。存活时间一般为2~5年，长者可达20年，甚至更长。雌虫在肠系膜静脉内产卵，一条雌虫每天可产卵1000个左右。大部分虫卵滞留于宿主肝及肠壁内，部分虫卵从肠壁穿破血

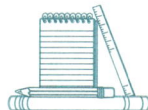

管，进入肠腔，随粪便排出体外。虫卵随粪便入水后，在25~30℃时孵化成为毛蚴，毛蚴有趋光性与向上性。毛蚴在水面下做直线运动，钻入中间宿主钉螺，在螺体内发育成长，经母胞蚴和子胞蚴二代发育繁殖，7~8周后逸出尾蚴，每天数十条至百余条不等。尾蚴尾部分叉随水漂流，当人、畜接触疫水时，尾蚴很快（约10秒钟）从皮肤或黏膜钻入体内，尾部脱落，变成童虫，在血管内随血流经心、肺到达肝脏，约1个月在肝门静脉内发育为成虫，最后雌雄合抱，逆血流移行至肠系膜静脉内产卵。日本血吸虫生活史见图8-1。

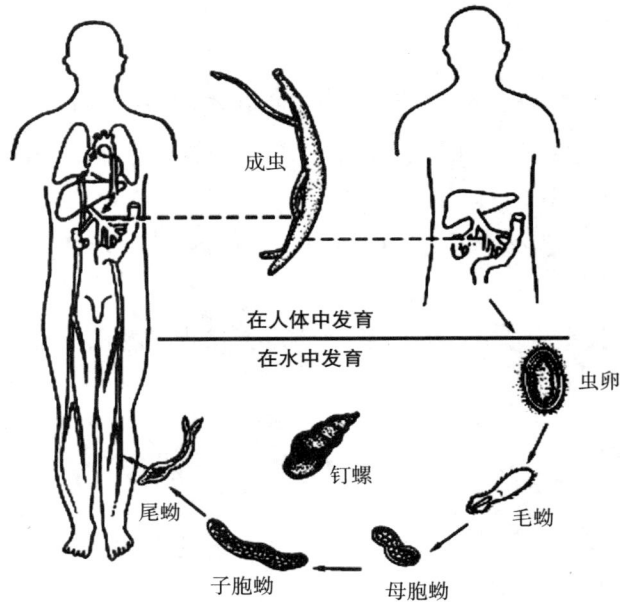

图8-1　日本血吸虫生活史

日本血吸虫生活史中，人是终宿主，钉螺是唯一中间宿主。除人外，日本血吸虫病在自然界还有广泛的动物储存宿主，如家畜中的牛、羊、狗、猫、猪等，以及各种野生动物如鼠等，共40余种。

2.发病机制　血吸虫病的病变可由尾蚴、童虫、成虫、虫卵及其代谢产物所引起，但以虫卵尤其是成熟虫卵引起的肉芽肿最为重要。

（1）尾蚴引起的病变　尾蚴侵入皮肤后，能引起毛细血管扩张、充血，白细胞、嗜酸性粒细胞浸润，该处出现红色丘疹，可伴瘙痒，称为尾蚴性皮炎，持续1~3天消退。

（2）童虫引起的病变　童虫移行经肺时，可导致肺组织点状出血、充血和白细胞浸润，引起患者咳嗽、痰中带血等，在感染后1~2周出现，很快消失。

（3）成虫引起的病变　成虫及其代谢产物仅产生轻微的静脉内膜炎、轻度贫血与嗜酸性粒细胞增多。虫体死后可引起血管壁坏死和肝内门静脉分支栓塞性脉管炎，较轻微，不造成严重病例损害。

（4）虫卵引起的病变　日本血吸虫病早期的病理变化主要由虫卵引起，虫卵内毛蚴的头腺分泌可溶性物质，通过卵壳缓慢释放，使T淋巴细胞致敏。当致敏的T淋巴细胞再遇到这些抗原时，释放出各种淋巴因子，因而吸引大量的嗜酸性粒细胞、巨噬细胞等到虫卵周围，形成以虫卵为中心的肉芽肿。随着虫卵内毛蚴的衰老、死亡及钙化等变化，形成慢性虫卵结节。晚期结节内纤维化加剧，最后为纤维瘢痕组织所取代。由于肝脏广泛纤维化，引起门静脉高压和脾功能亢进。

血吸虫急性感染期白细胞介素、肿瘤坏死因子等含量升高，引起宿主出现发热、消瘦等急

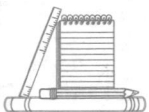

性血吸虫病表现。

　　日本血吸虫主要寄生在肠系膜静脉和直肠静脉内，虫卵主要沉积在结肠和肝脏、脾脏等。①结肠：主要在直肠、乙状结肠与降结肠。急性期有黏膜炎症、充血、水肿，黏膜下层有黄褐色的虫卵结节，破溃后形成溃疡，可排出脓血便。②肝脏：急性期肝脏肿大，表面可见粟粒状黄色虫卵结节。晚期由于门静脉分支的虫卵结节形成纤维组织，呈典型的血吸虫干线状纤维化，因血循环障碍，导致肝细胞萎缩，表面有大小不等的结节，凹凸不平，形成肝硬化。③脾脏：早期轻度充血、水肿、质软，晚期肝硬化引起门静脉高压、脾淤血、组织增生、纤维化、血栓形成，呈进行性增大，可出现巨脾，继发脾功能亢进。④异位损害：指虫卵和（或）成虫寄生在门静脉系统之外的器官病变，以肺与脑较为多见。肺部病变为间质性虫卵肉芽肿伴周围肺泡炎症浸润。脑部病变以顶叶与颞叶的虫卵肉芽肿为多，多发生在感染后 6 个月至 1 年内。

【流行病学】

　　1. 传染源　患者是主要传染源。在湖沼地区的耕牛也是重要的传染源，其他家畜如羊、猪、狗、猫等被感染后也可传播本病。

　　2. 传播途径　本病传播必须具备 3 个环节，即虫卵随粪便入水，钉螺滋生，人、畜接触疫水。人可以通过生产或生活接触疫水，从而导致感染。

　　3. 易感人群　人对本病普遍易感，感染者以农民、渔民为多，感染后可获得一定免疫力，但免疫力不持久，故可多次重复感染。

　　4. 流行特征　血吸虫病流行于我国长江流域及其以南地区。发病季节以夏、秋季为主。

【护理评估】

（一）健康史

　　询问有无湖沼地区生产或生活史；是否患有肠道慢性疾病；有无乙肝病史；是否接种过卡介苗；有无发热、腹泻或脓血便等。

（二）身体状况

　　1. 急性血吸虫病　在接触疫水后数小时至 3 天出现尾蚴性皮炎，即尾蚴侵入处皮肤可出现有痒感的红色点状丘疹，2~3 天自行消退。从尾蚴侵入至出现临床症状的潜伏期长短不一，以 1 个月左右为最常见。

　　（1）发热　发热是急性血吸虫病的主要临床表现，也是判断病情轻重的重要依据。体温一般在 38~40℃，热型以间歇热最常见，一般无明显毒血症症状。发热期限大多数为 1 个月左右，重型患者可长达数月，并伴有严重贫血、消瘦、水肿等。

　　（2）消化道症状　患者可有腹痛、腹泻，大便每天 3~5 次，少数患者可有脓血便。粪检易找到虫卵。

　　（3）过敏反应　荨麻疹较常见，还可出现血管神经性水肿、全身淋巴结轻度肿大等。血中嗜酸性粒细胞显著增多。

　　（4）肝脾症状　90% 以上患者肝脏肿大，伴有不同程度的压痛，尤以肝左叶显著，肝功能损害不明显。半数以上患者可有轻度脾脏肿大。

　　（5）呼吸系统症状　呼吸系统症状多在感染后 2 周内出现。半数以上患者有咳嗽、气喘、胸痛。重型患者咳血痰，并有胸闷、气促等。

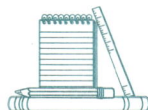

2. 慢性血吸虫病　多为流行区居民少量多次重复感染后形成。大部分患者无症状，仅在粪便普查或因其他疾病就诊时被发现。部分患者表现为腹痛、腹泻，每天 2~3 次稀便，偶尔带血，重者可有脓血便，伴里急后重。常有肝、脾大，虫卵沉积引起结肠系膜、大网膜和肿大的淋巴结纤维化、粘连，导致下腹部肿块。

3. 晚期血吸虫病　主要表现为血吸虫性肝硬化及门静脉高压。根据主要临床表现，可分为下列 4 种临床类型。

（1）巨脾型　最为常见，占晚期血吸虫病的绝大多数。脾脏肿大可超过脐平线或腹中线，表面光滑，质地坚硬，可有压痛，常有脾功能亢进表现。肝因硬化逐渐缩小，有时尚可触及。因门静脉高压可发生上消化道出血，易诱发肝性脑病。

（2）腹水型　腹水是晚期血吸虫病肝功能失代偿的表现，腹水程度轻重不等，常反复发作。患者可因并发上消化道出血、肝性脑病或感染而死亡。患者常有下肢高度浮肿、呼吸困难、腹壁静脉怒张、脐疝和巨脾。

（3）侏儒型　自幼感染本病引起发育障碍，表现为身材矮小、第二性征缺如、发育正常。本型目前已少见。

（4）结肠肉芽肿型　以结肠病变为突出表现。病程 3~6 年，亦有 10 年者。患者经常腹痛、腹泻、便秘，或腹泻、便秘二者交替出现，有时为水样便、血便、黏液脓血便，有时出现腹胀、肠梗阻。左下腹可触及肿块，有压痛，纤维结肠镜下可见黏膜苍白、增厚、充血水肿、溃疡或息肉、肠狭窄，较易癌变。

4. 异位血吸虫病　血吸虫病的异位损害以肺血吸虫病和脑血吸虫病较常见，其他部位如肾、睾丸、卵巢、子宫、心包、腮腺、胃等器官也可发生血吸虫病。

5. 并发症　血吸虫病的并发症多见于晚期患者。

（1）上消化道出血　是晚期患者的重要并发症，发生率为 10% 左右。出血部位多为食管下端和胃底冠状动脉，表现为呕血和黑便，出血量一般较大。

（2）肝性脑病　由于大出血、大量放腹水、过度利尿等可诱发肝性脑病。

（3）感染　患者因免疫功能低下、低蛋白血症、门静脉压升高等，极易并发病毒性肝炎、伤寒、腹膜炎、沙门菌感染、阑尾炎等。

（4）肠道并发症　血吸虫病引起严重结肠病变所致肠道狭窄，可并发不完全性肠梗阻，以乙状结肠与直肠多见。血吸虫病患者因结肠肉芽肿可并发结肠癌。

（三）心理、社会状况

询问患者对血吸虫病知识的了解程度，有无因患病引起紧张、焦虑、恐惧等心理反应；患病后是否对学习、工作、家庭造成影响；患者的应对能力等。

（四）辅助检查

1. 血常规检查　急性期白细胞计数升高，嗜酸性粒细胞百分比显著升高，可达 20%~40%。慢性期嗜酸性粒细胞百分比仍有轻度或中度升高。晚期则因脾功能亢进，白细胞和血小板减少，并有不同程度的贫血。

2. 粪便检查　一般采用粪便沉淀后毛蚴孵化法，每天送检 1 次，连续检测 3 天。从粪便中检出虫卵和毛蚴是确诊血吸虫病的直接依据。

3. 直肠黏膜活组织检查　采用直肠镜检查，自病变处取米粒大小的肠黏膜置于两玻片之间，在显微镜下检查虫卵，此法阳性率高。

4. 肝功能检查　急性期患者血清球蛋白升高，ALT 轻度升高。晚期患者由于肝硬化，血清

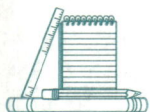

白蛋白减少，可有白蛋白与球蛋白比例倒置。

5. 免疫学检查

（1）特异性抗体检测　可采用环卵沉淀试验、间接血凝试验、酶联免疫吸附试验等，测定体内特异性抗体，可作为诊断及判断疗效的依据。

（2）抗原检测　阳性提示有活动性感染，对早期诊断有重要价值。

（3）分子生物学检测　针对血吸虫基因组特定 DNA 序列的 PCR 检测有望成为定性诊断性检测。

6. 影像学检查　B 型超声或 CT 检查，可判断肝纤维化程度。

【常见护理诊断 / 问题】

1. 体温过高　与血吸虫感染有关。

2. 腹泻　与虫卵在肠道沉积引起急性结肠炎有关。

3. 体液过多　与血吸虫性肝硬化有关。

4. 潜在并发症　上消化道出血、肝性脑病、感染等。

【护理措施】

（一）一般护理

1. 消毒与隔离　实施严密的接触隔离，晚期血吸虫病患者采取消化道隔离。

2. 休息与活动　急性血吸虫病及晚期血吸虫病肝硬化伴有腹水患者均需卧床休息。慢性期患者适当休息。

3. 饮食　急性血吸虫病患者应给予高热量、高蛋白、高维生素饮食。有腹泻者饮食要求同痢疾患者。晚期血吸虫病肝硬化有腹水者应给予低盐饮食，发生肝性脑病者暂停蛋白质饮食。

（二）病情观察

1. 急性和慢性血吸虫病　观察体温变化，腹泻次数、大便性状、皮疹形态、部位，肝脾大小等。

2. 晚期血吸虫病　测量腹围、体重；观察下肢水肿、肝脾大小、肝功能变化等情况，有无上消化道出血、肝性脑病及感染等并发症出现。

（三）治疗护理

1. 治疗要点

（1）一般治疗　补充营养及加强支持疗法，改善全身情况。

（2）病原治疗　吡喹酮对血吸虫有很强的杀灭作用，是治疗血吸虫病首选的药物。①急性血吸虫病：成人总剂量 120mg/kg，每天分 3 次口服，疗程 4~6 天。②慢性血吸虫病：成人总剂量为 60mg/kg，每天分 3 次口服，疗程 2 天。③晚期血吸虫病：应适当减少总剂量，延长疗程，以免引起中毒反应。

（3）对症治疗　急性血吸虫病患者高热、中毒症状严重，可应用小剂量激素静脉滴注。晚期血吸虫病巨脾型者，可行手术治疗；上消化道出血、腹水、肝性脑病患者给予相应治疗。

2. 用药护理　吡喹酮毒性小，少数患者服用后有头晕、头痛、腹痛、腹泻、恶心、呕吐等不良反应，于服药后 0.5~1 小时出现，无须处理，数小时内可消失。但晚期血吸虫病患者如服用剂量偏大或过量，也可引起严重心律失常。护理人员应指导患者按时、按量坚持服药，并观察可能出现的不良反应。协助医生进行特殊检查，如直肠镜取肠黏膜做压片检查，检查前应向患

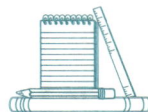

者讲述检查的目的、过程及注意事项，术后观察有无出血表现等。

（四）对症护理

1. 发热 急性期应嘱患者卧床休息，做好生活护理；观察体温的变化，对于高热多汗者，用温水擦洗，勤换衣被，保持皮肤清洁、床铺干燥平整；对持续高热物理降温效果不明显者，可按医嘱采用药物降温，护理人员应了解解热剂的成分、药理作用、禁忌证等，避免发生不良反应及过敏反应。

2. 腹泻 腹泻频繁、全身症状明显者应卧床休息，静脉补液。轻度及中度脱水者可采用口服补液，少量、多次给患者喂食。对排便频繁者，便后宜用软纸擦拭，每天用温水坐浴，然后局部涂以消毒凡士林油膏，以保护局部皮肤。

3. 皮疹 对皮肤有过敏反应，反复出现皮疹者可遵医嘱口服抗组胺药，局部涂止痒剂。

（五）心理护理

医护人员积极与患者及家属交流沟通，耐心介绍本病的相关知识，帮助患者解除心理压力，使其树立战胜疾病的信心。

【健康指导】

1. 预防指导 本病采取以控制传染源、切断传播途径为主的综合预防措施。

（1）控制传染源 在流行区每年对患者及病畜进行普查、普治。

（2）切断传播途径 灭螺是预防措施中的关键。应采用物理及化学方法灭螺，反复进行。防止人、畜粪便污染水源，粪便应进行无害化处理。保护好水源，改善用水。

（3）保护易感人群 尽量避免接触疫水，尤其是严禁儿童在疫水中游泳、洗澡、捕捉鱼虾等，也不要在早晨和雨后赤足在河边草地上行走，防止接触含有尾蚴的露珠或水滴。必须接触疫水时，应采取个人防护措施，如穿防护衣裤、涂搽防护剂或用药物浸渍衣裤，防止尾蚴进入皮肤，避免感染血吸虫病。在流行地区和流行季节，可应用吡喹酮等进行预防性服药。我国动物用血吸虫疫苗已研制成功，对减少疫区动物的感染发挥了作用。

2. 生活指导 患者出院后仍应避免过度劳累、受凉；避免接触疫水，做好个人防护。

3. 用药指导 嘱患者按时、按量、按疗程坚持服药。

思政主题：奉献担当，严谨治学，爱国爱党

我国血吸虫病防治的开拓者——毛守白教授

毛守白教授 1937 年毕业于上海震旦大学医学院，后赴巴黎大学医学院进修热带医学和公共卫生学。回国后，他先后在上海医学院、中央大学医学院任寄生虫学副教授、教授；1944 年起在中央卫生实验院工作，从此与血吸虫病研究与防治结缘。1970 年，他随大批科技人员被下放到鄱阳湖畔某生产大队，被分配在查病组。尽管年近花甲，又高度近视，他却并无怨言，每天坐在显微镜前查虫卵，或凭借放大镜观察毛蚴。1991 年下半年，他病倒了，病情因无法手术而发展较快。作为《中国寄生虫学与寄生虫病杂志》的主编，他仍然坚持在病榻上拿着放大镜审阅稿件。毛守白教授在公共卫生领域特别是血吸虫病防治研究方面贡献卓越，1984 年的第 37 届世界卫生大会授予他"里昂·伯尔纳奖"，这是我国学者首次获此殊荣。

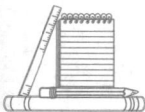

项目二　并殖吸虫病患者的护理

并殖吸虫病（paragonimiasis）又称肺吸虫病（lung fluke disease），是由并殖吸虫三要寄生于肺部引起的一种人畜共患的慢性地方性寄生虫病。其主要临床表现为咳嗽、胸痛、咳铁锈色痰及幼虫移行症等。人因生食或半生食含并殖吸虫活囊蚴的溪蟹或蝲蛄而感染。多种肉食动物如猪、犬等，以及野生动物如虎、豹、狐、狼等也能自然感染，故为一种自然疫源性疾病。

【病原学及发病机制】

1. 病原学　人体寄生的并殖吸虫，在国内主要有卫氏肺吸虫和斯氏肺吸虫（四川并殖吸虫）两种。肺吸虫的虫卵随患者、病畜、病兽的痰液或粪便排出，入水后孵化出毛蚴。毛蚴在水中侵入第一中间宿主淡水螺，发育成尾蚴逸出，尾蚴在水中侵入第二中间宿主溪蟹或蝲蛄体内，形成囊蚴（幼虫像蚕一样作茧把自己包裹在内）。

2. 发病机制　人若进食含有此种囊蚴生的或未煮熟的溪蟹或蝲蛄时，囊蚴随之进入消化道，经消化液作用脱囊成为童虫。童虫的活动能力很强，加上所分泌的酶的作用，可穿过肠壁到腹腔浆膜表面匍匐，其中多数童虫沿肝表面向上移行，直接贯穿膈而达胸腔，进而侵入肺内并发育为成虫。少数童虫停留于腹腔内，继续发育，并穿入肝脏浅层或大网膜成为成虫。并殖吸虫偶尔可沿纵隔内大血管根部及颈内动脉周围软组织向上移行，经破裂孔而侵入颅中凹，再经颞叶、枕叶的底部侵入脑组织。虫体侵入器官或组织后除引起该处病变外，还可以继续穿行到其他部位，引起病变。一般从囊蚴进入体内到在肺内成熟产卵，需 2~3 个月。成虫在宿主体内一般可活 5~6 年。

【流行病学】

1. 传染源　主要传染源是患者和储蓄宿主。

2. 传播途径　主要是生食或半生食溪蟹、蝲蛄等中间宿主感染，使用被污染的食具、饮用被囊蚴或尾蚴污染的生水也有被感染的可能。有资料表明，生食或半生食野猪、猪、兔、大鼠、鸡、棘腹蛙、鸟等这些转续宿主的肉，也可能被感染。

3. 易感人群　人群普遍易感，感染者有进食生或半生的溪蟹或蝲蛄等，或饮溪流生水史。

4. 流行特征　并殖吸虫分布广泛，日本、朝鲜、俄罗斯、菲律宾、马来西亚、印度、泰国，以及非洲、南美洲均有报道。在我国，并殖吸虫分布于山东、江苏、安徽、江西、浙江、福建、广东、河南等 23 个地区。

【护理评估】

（一）健康史

询问有无进食生或半生的溪蟹或蝲蛄等，或饮溪流生水史；有无疫区旅游史；是否患有呼吸系统慢性疾病；有无低热、乏力、盗汗、食欲不振、反复荨麻疹等。

（二）身体状况

本病潜伏期短至数日，长达数年，多为 3~6 个月。本病是一种全身性疾病，因寄生的部位

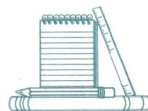

不同，临床表现复杂多样，起病多缓慢，大量感染可表现为急性肺吸虫病。

1.急性肺吸虫病　起病急骤，全身症状明显。病初表现为腹痛、腹泻、稀便或黏液脓血便，可有食欲减退，低热，部分为弛张热，伴畏寒，可反复出现荨麻疹，稍后出现胸痛、胸闷、气短、咳嗽等呼吸道症状。血常规检查血白细胞计数升高，嗜酸性粒细胞百分比可达 20%～40%。

2.慢性肺吸虫病　多数患者表现不明显，发现时已进入慢性期。

（1）呼吸系统症状　症状以虫体在胸腔内移行的途径及病变部位不同而异。初期发生胸膜炎，出现咳嗽、胸闷及上腹痛，病变接近肺门或支气管者可见剧咳、痰中带血，后期痰变为铁锈色或褐色，此为本病特征性表现。部分患者出现胸腔积液，胸腔积液呈草绿色或血性。

（2）腹部症状　腹痛及腹泻是主要症状，腹痛以右下腹多见，有压痛、无肌紧张。虫体在腹腔内移行可引起广泛炎症和粘连并形成囊肿，故有时可扪及包块。如腹腔内囊肿等向肠内破溃，可出现棕褐色黏稠脓血便，并可找到虫卵。斯氏肺吸虫的幼虫常侵入肝脏，引起肝大、肝功能受损，或肝脓肿、囊肿。

（3）神经系统症状　多见于严重感染的患者，以小儿多见。由于虫体侵入脑后可继续游走，故早期症状多见，晚期比较固定。临床可分为以下几型：①颅内压升高脑型：多见于早期患儿，常见颅内高压症，如头痛、呕吐、视力减退等，头痛为阵发性剧痛、钻样痛，患儿捶头扯发、大汗淋漓，十分痛苦。止痛或镇静剂常无效，但能自行缓解，间歇期嬉戏如常。②组织破坏型：出现瘫痪、失语、偏盲、共济失调、感觉障碍等，多在疾病晚期出现。③刺激型：癫痫发作，肢体感觉障碍。④炎症型：发生在病变早期，畏寒、发热、头痛、脑膜刺激征。⑤神经精神型：精神失常，记忆力差，幻觉、幻视等。⑥脊髓型：主要表现为脊髓受压症状，如下肢无力、行走困难、感觉障碍，甚至截瘫。

（4）皮下结节或肿块　卫氏肺吸虫病的皮下结节发生率约为 20%，结节于感染后 2 个月至 3 年出现，多位于腹部至大腿之间，直径为 1～2cm，小的较硬，大的较软，轻压痛，结节内可发现成虫和虫卵。斯氏肺吸虫病的皮下肿块发生率高达 80%，大小不一，边界不清，轻压痛，游走性强，常反复出现，活检为嗜酸性肉芽肿，可见幼虫，但无虫卵。

（5）其他　如睾丸炎、淋巴结肿大、心包积液等皆可发生，但均少见。斯氏肺吸虫病可有眼球突出等眼部症状。

（三）心理、社会状况

询问患者对并殖吸虫病知识的了解程度，有无因患病引起紧张、焦虑、恐惧等心理；患病后是否对学习、工作、家庭造成影响；患者的应对能力等。

（四）辅助检查

1.一般检查　白细胞及嗜酸性粒细胞均增多。

2.病原检查　痰、胸腔积液、肺泡灌洗液、胃液、粪便及活组织中查到肺吸虫卵可确定诊断。对可疑病例要反复检查。

3.免疫学检查　可做皮内试验或补体结合试验、间接免疫荧光试验等。

4.影像学检查　胸部 X 线检查可见浸润、囊肿结节及硬结阴影。CT 或 MRI 检查可显示胸膜、肺、腹部、脑、脊髓等部位的病变。

【常见护理诊断 / 问题】

1.清理呼吸道无效　与虫体侵犯肺部有关。

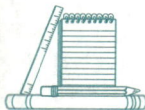

2. 腹痛、腹泻　与虫体在腹腔内移行可引起广泛炎症和粘连有关。

3. 体温过高　与虫卵感染急性发作有关。

4. 潜在并发症　窒息、瘫痪、失语、偏盲、感觉障碍等。

【护理措施】

（一）一般护理

1. 消毒与隔离　执行消化道隔离，患者痰液及粪便焚烧或深埋。

2. 休息与活动　急性期有明显发热、腹痛者需卧床休息。慢性患者适当活动。

3. 饮食　加强营养，给予高热量、高蛋白、富含维生素的饮食，忌烟酒及辛辣刺激性食物。

（二）病情观察

监测患者生命体征；观察患者临床表现，如发热、咳嗽、咳痰、盗汗等变化；观察痰量、颜色、性状；注意有无窒息表现等。

（三）对症护理

1. 咯血　咯血时使头偏向一侧，指导患者轻轻咳出，不要强忍，以免窒息，咯血后应替患者擦净口周血渍，并协助用温水清洁口腔。

2. 癫痫　发作时应注意安全护理，取出假牙，使头偏向一侧，便于分泌物流出，防止窒息；将压舌板包裹纱布放在上、下臼齿之间，防止咬伤舌头及颊部黏膜。

3. 腹痛　观察腹痛的性质、部位、程度，出现腹痛症状时，指导患者分散注意力，如深呼吸、听音乐等以缓解疼痛；除急腹症外，可采用热敷、按摩、针灸等方法；必要时遵医嘱给予镇痛药。肠梗阻所致疼痛应禁食、行胃肠减压。如疼痛突然加重、压痛明显，或出现便血、肠鸣音亢进等，应考虑并发肠梗阻、肠穿孔或肠出血等，应及时报告医生并积极配合采取抢救措施。

4. 腹泻　观察患者排便次数、量、颜色、形状，伴随症状及粪便的化验检查结果，以便及时发现病情变化；加强肛周皮肤护理，便后用温水清洗肛门及周围皮肤并保持干燥，必要时涂凡士林或抗生素软膏；留取大便标本时注意采集大便脓血、红白胶冻状物等有价值部分；遵医嘱用药，维持水、电解质和酸碱平衡；对长期不能进食患者尽早采用完全胃肠外营养，以保证机体营养物质的摄入。

（四）治疗护理

1. 治疗要点　以病原治疗为主，对症治疗为辅，必要时可手术治疗。

（1）病原治疗　①吡喹酮：对卫氏肺吸虫和斯氏肺吸虫均有较强的杀灭作用，疗效高、疗程短，服用方便，是目前治疗并殖吸虫的主要药物，分3次口服，连服2日。②硫氯酚：对并殖吸虫囊蚴有明显杀灭作用，可能对虫体有麻痹作用，疗程长，分3次口服，连服10~15日，或隔日口服1次，20~30日为1个疗程。治疗脊髓型需服药2~3个疗程。③三氯苯哒唑：为一种新型苯并咪唑类衍生物，对并殖吸虫有明显杀灭作用，疗效与吡喹酮相似，不良反应较轻，3天为1个疗程。

（2）其他治疗　①脑型：颅内高压时应用脱水剂，癫痫发作者可用镇静剂，由局部性病灶所致经药物治疗无效者，可采取手术治疗。②伴胸腔积液和心包积液：应反复穿刺排液，杀虫药与泼尼松同时应用。药物治疗效果不好可考虑手术治疗。皮下结节和肿块可手术摘除。

2. 用药护理　向患者说明治疗药物的名称、剂量、疗程及不良反应等，如吡喹酮的不良反应

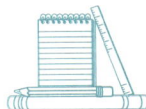

有头晕、头痛、乏力、恶心、腹痛、腹泻等。

（五）心理护理

医护人员应多和患者交流沟通，分析了解患者出现焦虑、恐惧心理的原因，换位思考，充分理解患者，并注意语言艺术和沟通技巧，满足患者不同层次的心理需要，为患者提供切实的帮助，消除其消极的心理反应，树立战胜疾病的信心。

【健康指导】

1. 预防指导 本病采取以控制传染源、切断传播途径等为主的综合预防措施。

（1）控制传染源 在流行区每年对人群进行普查、普治，同时做好动物传染源的管理。

（2）切断传播途径 避免进食生或半生的溪蟹或蝲蛄等，避免饮溪流生水。防止人、畜粪便污染水源，粪便应进行无害化处理。

（3）保护易感人群 加强并殖吸虫病和有关卫生知识的宣传。

2. 生活指导 患者出院后仍应避免过度劳累、受凉；做好个人防护，改变饮食习惯，不食生或半生的溪蟹或蝲蛄，不喝溪流生水。

3. 用药指导 嘱患者按时、按量、按疗程坚持服药，指导患者定期复查。

项目三 华支睾吸虫病患者的护理

华支睾吸虫病是由华支睾吸虫寄生于胆道所引起的以肝胆病变为主的一种人兽共患性寄生虫病，也称为肝吸虫病，主要通过食用未煮熟的淡水鱼或虾而感染。其临床表现轻者无症状，重者有消化功能不良、疲乏、上腹部隐痛、肝肿大等症状，可发生胆管胆囊炎、胆石症等并发症，少数可发展为肝硬化。

【病原学及发病机制】

1. 病原学 华支睾吸虫是雌雄同体的吸虫，生活史复杂，按发育程序可分为成虫、虫卵、毛蚴、胞蚴、雷蚴、尾蚴、囊蚴及幼虫8个阶段。成虫寄生在肝内胆管系统，尤其在胆管的分支部分，偶可见于胰腺管内。成虫虫体狭长、扁薄，前端尖细，后端较钝圆，状似葵花籽，体表无棘，呈褐色半透明，大小为（10~25）mm×（3~5）mm，有口、腹两个吸盘，消化器官有口、咽、食管和分支的肠管。生殖器官系雌雄同体，其两个睾丸均呈分枝状，前后排列于虫体的后端。

2. 发病机制 被成虫寄生的肝胆管，其病变程度与感染华支睾吸虫的数量多少和感染时间长短有密切关系。如感染的虫数仅10余条或几十条，则肝脏与胆管多无肉眼病变，如寄生虫数超过100条甚至达数千条时，虫体充满肝内外胆管、胆囊及胰管，可引起胆道梗阻，并发胆管炎、肝脓肿、胰腺炎等。华支睾吸虫病主要发生在肝内小胆管，因虫体机械性阻塞和代谢产物的毒性作用，造成胆汁淤积，胆管呈囊状或圆柱状扩张，以左叶边缘部分为著，胆管上皮细胞有脱落和增生，胆管壁因结缔组织增生而增厚，并有大量腺体增生、淋巴细胞及粒细胞浸润等现象；邻近的肝细胞有脂肪变性萎缩和坏死现象，最终导致胆汁性肝硬化。死亡的华支睾吸虫尸体、虫卵及脱落的胆管上皮可成为结石形成的核心，诱发肝胆管结石，有报道认为此病与胆管细胞

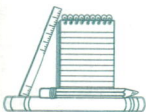

癌有密切关系。

【流行病学】

1. 传染源 主要传染源是能排出华支睾吸虫卵的患者、感染者、受感染的家畜和野生动物。

2. 传播途径 主要的传播途径是粪 – 口途径。

3. 易感人群 华支睾吸虫的感染无性别、年龄和种族之分，人群普遍易感。有生吃或半生吃鱼肉的习惯者容易感染。

4. 流行特征 华支睾吸虫病流行呈点状分布，不同地区、不同县乡，甚至同一乡内的不同村庄感染率差别都很大，除人们饮食习惯的因素外，地理和水流因素也起着重要作用。中国超过1200万人感染华支睾吸虫，其中大多数分布在东南、东北省份。

【护理评估】

（一）健康史

询问有无生吃或半生吃鱼肉史，有无疫区旅游史；是否患有肝胆慢性疾病；有无消化不良、上腹隐痛、腹泻、精神不振、肝大等临床表现。

（二）身体状况

本病潜伏期为 1~2 个月。

1. 急性华支睾吸虫病 见于非流行区居民初次大量感染后。

（1）发热 体温最高可达 39℃，常伴有畏寒和寒战。热型不规则，发热时间长短不一。

（2）腹痛、腹泻 多数患者以上腹痛为首发症状，症状似急性胆囊炎。

（3）肝区疼痛和肝脏肿大 以肝左叶肿大为主，常伴有明显的触痛，主要与肝内胆管炎症有关。

（4）过敏症状 最常见的有荨麻疹及外周血嗜酸性粒细胞增多，重者甚至出现以嗜酸性粒细胞增多为主的类白血病反应

2. 慢性华支睾吸虫病 反复多次小量感染或急性期未得到及时治疗，均可演变为慢性华支睾吸虫病。慢性华支睾吸虫病最常见，一般起病隐匿，症状复杂，亦有无明显临床症状而以肝硬化呕血为首发症状者。

3. 并发症 以胆囊炎、胆管炎、胆石症为常见，也可并发肝硬化、肝癌、类白血病反应及异位损害。

（三）心理、社会状况

询问患者对华支睾吸虫病知识的了解程度，有无因患病引起紧张、焦虑、恐惧等心理反应；患病后是否对学习、工作、家庭造成影响；患者的应对能力等。

（四）辅助检查

1. 血液检查 急性患者可有白细胞计数升高，嗜酸性粒细胞增多。严重感染者尚可出现嗜酸性粒细胞类白血病反应，白细胞计数可达 $50 \times 10^9/L$，嗜酸性粒细胞百分比可达 60% 以上。慢性患者可呈轻度贫血。血沉加快，血清碱性磷酸酶、谷丙转氨酶和 γ – 谷氨酰转肽酶活力增强。血浆总蛋白和清蛋白减少。

2. 免疫学检查 仅作为流行病学调查初筛之用。

3. 虫卵检查 粪便直接涂片或浓缩法找虫卵，多次阴性者可做十二指肠引流，采集胆汁找虫

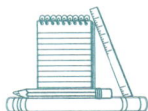

卵，阳性可确诊。

4.肝功能试验   肝功能轻度损害。重度感染者及有肝、胆并发症者，碱性磷酸酶升高。

5.其他   B超、CT和MRI等检查。

【常见护理诊断/问题】

1.营养失调：低于机体需要量   与贫血、消化不良、食欲减退有关。

2.活动无耐力   与肝细胞受损、能量代谢障碍有关。

3.知识缺乏   缺乏华支睾吸虫病的相关知识。

4.潜在并发症   胆囊炎、胆石症等。

【护理措施】

（一）一般护理

1.消毒与隔离   执行消化道隔离。

2.休息与活动   急性期有明显发热、腹痛者，需卧床休息。慢性患者适当活动，以不感到疲劳为度。肝硬化失代偿期患者以卧床休息为主。

3.饮食   加强营养，给予高热量、高蛋白饮食，少量多餐。必要时经静脉补充营养。

（二）病情观察

监测患者生命体征；观察患者临床表现，如发热、消化不良、上腹隐痛、头晕、失眠、疲乏、精神不振、心悸、记忆力减退等变化。

（三）对症护理

全身水肿、腹水者，限制盐的摄入，利尿、补充白蛋白；发热者降温；腹痛者解痉止痛。

（四）治疗护理

1.治疗要点   以病原治疗为主，同时加强对症支持治疗。

（1）病原治疗   ①吡喹酮：是治疗本病的首选药物，连服2天，一般治疗3个月后粪便虫卵阴转率达90%以上。②阿苯达唑：为广谱驱虫药，分2次服，7天为1个疗程，粪便虫卵阴转率几乎为100%。

（2）对症治疗   对重度感染并有较重营养不良或肝硬化者，应加强营养，纠正贫血，保护肝脏，以改善全身状况，并及时进行驱虫治疗。并发胆囊炎、胆管炎者，除驱虫外，还要加用抗菌药物。对急性胆囊炎、胆石症、胆总管梗阻者，应予手术治疗。合并病毒性肝炎时，除积极保护肝脏外，还应在病情改善的基础上尽早进行驱虫治疗。

（3）外科治疗   患者并发急性或慢性胆囊炎、胆石症或胆道梗阻时，即予手术治疗，术后应给予驱虫治疗。继发细菌感染者，同时用抗菌药物。

2.用药护理   向患者说明治疗药物的名称、剂量、疗程及不良反应等，如吡喹酮的不良反应有头晕、头痛、乏力、恶心、腹痛、腹泻等，停药后消失。

（五）心理护理

医护人员应多和患者交流沟通，分析了解患者出现焦虑、恐惧心理的原因，换位思考，充分理解患者，并注意语言艺术和沟通技巧，满足患者不同层次的心理需要，为患者提供切实的帮助，消除其消极心理，树立战胜疾病的信心。

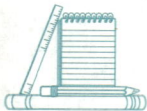

【健康指导】

1. 预防指导 本病采取以控制传染源、切断传播途径为主的综合预防措施。

（1）控制传染源 在流行区积极治疗患者和感染者，每年对人群进行普查、普治。

（2）切断传播途径 合理处理粪便，改变养鱼的习惯；结合生产的需要，清理塘泥、消毒鱼塘，对杀灭寄生虫有一定效果；防止人、畜粪便污染水源，粪便应进行无害化处理。

（3）保护易感人群 加强华支睾吸虫病和有关卫生知识的宣传。

2. 生活指导 患者出院后仍应避免过度劳累、受凉；做好个人防护，改变不良饮食习惯，不食生或半生的鱼虾；改进烹调方法和改变饮食习惯，注意分开使用切生、熟食物的菜刀、砧板及器皿；不用生鱼喂猫、犬。

3. 用药指导 嘱患者按时、按量、按疗程坚持服药，指导患者定期复查。

项目四 钩虫病患者的护理

案例导入

患者，男，45 岁，农民，因"贫血待查"入院。患者近 6 个月来反复头晕、乏力，纳差，剧烈干咳，偶尔痰中带有血丝，伴哮喘反复发作，间断性有手指、足趾、肘关节、膝关节虫咬感，可自行缓解，偶有黑便，无其他皮肤、黏膜等出血表现。患者经常在菜地劳动。查体：贫血貌，面部及下肢水肿。血常规检查：白细胞计数 4.6×10^9/L，血红蛋白 60g/L，红细胞平均体积 68.0fL，血小板计数 350×10^9/L，嗜酸性粒细胞百分比 6%。

请问：1. 患者可能的医疗诊断是什么？

2. 患者的主要护理问题有哪些？根据护理问题制定相应的护理措施。

钩虫病（ancylostomiasis）是由钩虫寄生于人体小肠所致的疾病。临床上以贫血、营养不良、胃肠功能失调为主要表现，严重时致心功能不全或儿童发育障碍。

【病原学及发病机制】

1. 病原学 钩虫病的病原体有十二指肠钩虫和美洲钩虫两种，成虫大小如绣花针，呈灰白色，雌虫较雄虫长，十二指肠钩虫呈 C 形，美洲钩虫呈 S 形。钩虫病俗称"黄肿病""懒黄病"。钩虫成虫寄生于小肠上段，其虫卵随粪便排出，在温暖、潮湿、疏松土壤中 1~2 天后孵出杆状蚴，再经 1 周左右经两次蜕皮发育为感染性丝状蚴。丝状蚴生命力强，可生存数周，多存在于潮湿泥土中，亦可随雨水或露水爬至植物的茎、叶上，当人体皮肤或黏膜与之接触时，即可侵入人体，经微血管或淋巴管，随血流经右心至肺，穿破肺毛细血管进入肺泡，沿支气管上移至咽喉部，随宿主吞咽活动经食管进入小肠，再经 3~4 周两次蜕皮发育为成虫，成熟后产卵。从感染至粪便中排出钩虫卵所需的时间为 4~7 周。成虫的寿命为 2~5 年，但大多数成虫在 1~2 年被排出体外。钩虫生活史见图 8-2。

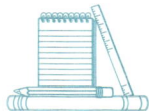

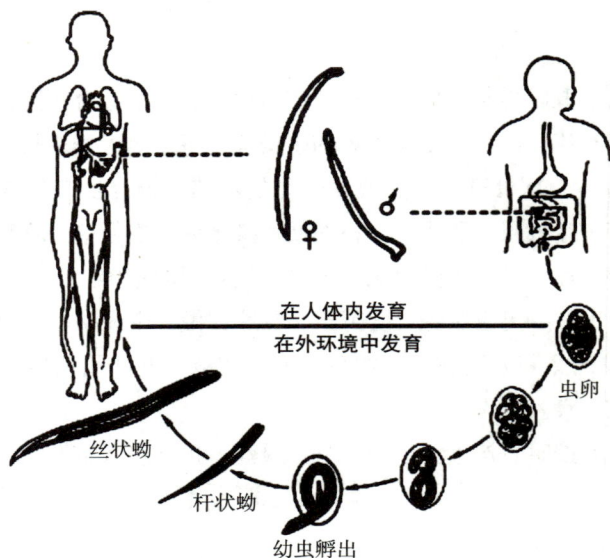

图 8-2　钩虫生活史

2. 发病机制

（1）幼虫引起的损害　钩虫幼虫可引起皮肤和肺部损害。丝状蚴侵入皮肤数分钟至 1 小时，局部皮肤可出现小的红色丘疹，1~2 天出现水疱。幼虫穿过肺血管达到肺泡时引起肺间质及肺泡出血和炎症，有时诱发过敏性哮喘或发生支气管炎。

（2）成虫引起的损害　钩虫成虫以口囊和切齿吸附在小肠黏膜绒毛上，吸食血液，且不断更换吸附部位，并分泌抗凝血物质，故被钩虫吸附的黏膜不断渗血，渗血量远多于被吸血量，引起慢性失血和血浆蛋白丢失。长期严重贫血和缺氧可引起心肌脂肪变性，心脏扩大，甚至并发心功能不全。组织缺铁与其他营养素的缺乏可引起指甲扁平、反甲、毛发干燥脱落，以及食管和胃黏膜萎缩。儿童严重感染可引起生长发育障碍。

【流行病学】

1. 传染源　患者与带虫者为传染源。含钩虫卵的人粪便未经处理就当肥料应用，使农田成为重要的感染场所。

2. 传播途径　钩虫的主要感染方式是丝状蚴从皮肤侵入。农民赤足下田，接触污染的土壤时遭受感染。生食污染的蔬菜可自口腔黏膜侵入。

3. 易感人群　人群普遍易感，但以青壮年农民和儿童感染率为高，而且可多次重复感染，夏、秋季为感染季节。

4. 流行特征　钩虫感染遍及全球。我国华东、华北地区以十二指肠钩虫为主，华南、西南地区以美洲钩虫为主。农村发病率高于城市，感染率为 30%~40%。

【护理评估】

（一）健康史

询问患者有无长期贫血症状，有无急慢性传染病史。

（二）身体状况

钩虫感染后是否出现症状与感染程度、宿主的营养状况和免疫功能有关。粪便中有钩虫卵

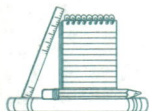

而无明显症状的钩虫感染者颇为多见。

1. 幼虫引起的症状

（1）皮炎　丝状蚴侵入局部有烧灼感或针刺感，继之皮肤出现丘疹、小出血点或疱疹，常见于手指或足趾间、足背、踝部，于 1~2 天后变成水疱，奇痒，俗称"粪土痒"。一般 4~10 天症状消失，皮肤愈合，如继发细菌感染形成脓疱，无继发感染可于数天内消失。

（2）呼吸系统症状　感染后 1 周左右，大量钩蚴同时移行至肺部，引起广泛性炎性反应，患者可出现低热、咽喉发痒、声音嘶哑、咳嗽、少量咳痰，也可见痰中带血丝。部分患者可出现哮喘发作。呼吸系统症状可持续数周至 1 个月。肺部检查可听到干啰音或哮鸣音。

2. 成虫引起的症状

（1）消化系统症状　多在感染后 1~2 个月逐渐出现上腹隐痛或不适、食欲减退、消化不良、腹泻、消瘦和乏力等。重度感染者有异嗜癖，如食生米、泥土等。偶有发生消化道出血者，表现为持续黑便，常被误诊为十二指肠溃疡出血。

（2）贫血　是钩虫病的主要症状。在重度感染后 3~5 个月逐渐出现进行性贫血，表现为头晕、眼花、耳鸣、心悸、气促等，患者表情淡漠、面部呈蜡黄色。长期严重贫血可发生贫血性心脏病，表现为心脏扩大、心率加快、心前区收缩期杂音，甚至发生心功能不全。严重贫血常伴有低蛋白血症，出现下肢或全身水肿。

（3）其他　婴幼儿期感染者症状较重，可导致生长发育障碍。妊娠期感染更易发生缺铁性贫血，引起流产、早产或死胎，新生儿死亡率升高。

（三）心理、社会状况

询问患者对钩虫病知识的了解程度，有无因患病引起紧张、焦虑、恐惧等心理反应；患病后是否对学习、工作、家庭造成影响；患者的应对能力等。

（四）辅助检查

1. 血常规检查　结果常显示不同程度的贫血，属小细胞低色素性贫血。网织红细胞正常或轻度增多，白细胞大多数正常，嗜酸性粒细胞可轻度增多。血清铁浓度显著降低，一般在 9μmol/L 以下。

2. 骨髓象检查　红细胞系增生活跃，红细胞发育多停滞于幼红细胞阶段，中幼红细胞显著增多。

3. 粪便检查　采用直接涂片可查见钩虫卵；用钩虫幼虫培养法可孵出丝状蚴，有确诊意义。粪便隐血试验可呈阳性。

【常见护理诊断 / 问题】

1. 活动无耐力　与钩虫所致贫血有关。

2. 营养失调：低于机体需要量　与钩虫在肠道寄生引起慢性失血、胃肠道功能紊乱有关。

3. 皮肤完整性受损　与钩蚴引起的局部皮肤损伤有关。

4. 潜在并发症　心力衰竭、生长发育障碍等。

【护理措施】

（一）一般护理

1. 消毒与隔离　执行消化道隔离，流行地区做好个人防护。

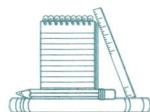

2. 休息与活动　根据贫血程度决定其活动量，严重贫血者需卧床休息。

3. 饮食　给予高蛋白、高热量、高维生素、易消化及含铁丰富的饮食。驱虫期间给予半流质饮食，忌食油炸及粗纤维食物。

（二）病情观察

观察局部皮疹及皮肤瘙痒情况，有无皮肤破损及继发感染；观察消化道症状，有无消化不良、腹泻、消化道出血等；观察有无神经精神症状、呼吸系统症状，患者是否有贫血的症状和体征，严重贫血者应注意观察心功能的变化，发现有心力衰竭立即报告医生。

（三）对症护理

1. 皮炎　俗称"粪土痒"，皮肤瘙痒明显者给予左旋咪唑涂肤剂、阿苯达唑涂肤剂或15%阿苯达唑软膏涂搽，有止痒、消炎作用。嘱患者避免搔抓，以防继发感染。如继发感染，可局部涂搽抗生素类软膏。

2. 腹痛　观察腹痛的性质、部位、程度，出现腹痛症状时，指导患者分散注意力，如深呼吸、听音乐等以缓解疼痛；除急腹症外，可采用热敷、按摩、针灸等方法；必要时遵医嘱给予镇痛药。

3. 贫血　注意补充铁剂和蛋白质，避免低蛋白血症，严重贫血患者应严格卧床休息。

（四）治疗护理

1. 治疗要点　以病原治疗和对症治疗为主。

（1）病原治疗　常用苯咪唑类药物，如阿苯达唑（肠虫清），成人剂量为400mg，每天1次，连服2~3天。12岁以下儿童减半量。该类药物为广谱驱虫药，对多种肠道线虫感染均有效。

（2）局部治疗　钩虫幼虫皮炎在感染后24小时内可采用左旋咪唑涂搽剂或15%阿苯达唑软膏涂搽患处，有止痒、消炎及杀死皮内钩虫幼虫的作用。

（3）对症治疗　补充铁剂可纠正贫血。严重钩虫病贫血患者常伴有营养不良，除补充铁剂外，还应补充蛋白质及维生素等营养物质。

2. 用药护理　苯咪唑类药物不良反应轻微，少数患者可出现头晕、腹部不适、腹泻等症状，应告知患者上述症状不影响治疗，可自行缓解。

（五）心理护理

医护人员应多和患者交流沟通，分析了解患者出现焦虑、恐惧心理的原因，换位思考，充分理解患者，并注意语言艺术和沟通技巧，满足患者不同层次的心理需要，为患者提供切实的帮助，消除其消极的心理反应，树立战胜疾病的信心。

【健康指导】

1. 预防指导　本病采取以控制传染源、切断传播途径为主的综合预防措施。

（1）控制传染源　在流行区定期开展钩虫病的普查、普治工作，控制传染源。

（2）切断传播途径　加强粪便管理，推广粪便无害化处理；改革耕种和施肥方法，防止皮肤接触土壤。

（3）保护易感人群　加强个人防护，尽量避免赤足下田，如必须下田尽可能穿鞋或局部涂防护药物。

2. 生活指导　患者出院后仍应避免过度劳累、受凉；指导患者注意饮食卫生；不吃生冷蔬菜，不吃不干净的瓜果；不喝生水。

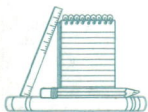

3. 用药指导　嘱患者按时、按量、按疗程坚持服药，驱虫后半个月左右应复查粪便虫卵，以判定疗效。

项目五　蛔虫病患者的护理

案例导入

患儿，男，6岁，因"急起脐周绞痛2小时，伴呕吐、大便不通、腹胀"入院。查体：无发热，轻度脱水征，心肺（－），腹软，腹下部可触及能活动的条索状物。血常规检查：白细胞和嗜酸性粒细胞增多。

请问：1. 患者可能的医疗诊断是什么？
　　　2. 本病最常见的并发症是什么？如何判断？

蛔虫病（ascariasis）是由蛔虫引起的一种常见的肠道寄生虫病，因食用被蛔虫卵污染的饮水、食物而感染。临床主要表现为发热、咳嗽、荨麻疹、上腹部及脐周反复发作性疼痛等，如蛔虫误入胆道则可致胆道蛔虫症。

【病原学及发病机制】

1. 病原学　蛔虫的成虫形似蚯蚓，雌雄异体，雄虫较小，尾端卷曲，雌虫较大，尾部垂直，寄生在人体小肠内并产卵，雌虫每天产卵可达13万~30万个。虫卵有受精卵和未受精卵之分，未受精卵不能发育。自粪便排出的受精卵，在适宜的条件下经3周即发育成感染性虫卵，这种虫卵能在土壤中生存5年，一般调味品如酱油、醋、辣椒、生拌蔬菜和盐水泡菜都不能杀灭虫卵。人如果吃了带有成熟虫卵的食物即可患病。

2. 发病机制　虫卵被吞入胃内，大部分被胃酸杀死，仅少数入肠，孵化发育成幼虫，孵出的幼虫并不能立即发育成成虫，必须在体内经过一番"旅行"。它首先侵入肠壁，经淋巴管或微血管移行到肝脏，再经右心到肺，穿破肺部微血管到肺泡，以后沿支气管、气管逆行至咽喉部，再进入胃，最后在小肠内定居而发育成成虫。自吞食感染性虫卵到成虫产卵约需2个月，成虫的寿命一般在1年左右。成虫的致病作用包括：①损伤肠黏膜；②掠夺营养；③变态反应；④钻孔习性。

【流行病学】

1. 传染源　人是蛔虫的唯一终末宿主，蛔虫感染者和患者是传染源。

2. 传播途径　感染性虫卵经口吞入为主要传播途径。生食未洗净的蔬菜、瓜果是受感染的重要因素；污染的手指也易将虫卵带入口内。

3. 易感人群　人群普遍易感。以儿童尤其是学龄期和学龄前期儿童感染率最高。感染无性别差异。

4. 流行特征　蛔虫呈世界性分布，是人体最常见的寄生虫，感染率可达70%以上，农村高于城市，儿童高于成人。

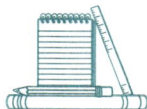

【护理评估】

（一）健康史

询问有无生食未洗净的蔬菜及瓜果、饮生水习惯，有无肝胆系统慢性病史，是否接种过卡介苗；有无低热、乏力、食欲减退、咳嗽、咯血等。

（二）身体状况

因虫体的寄生部位和发育阶段不同而异。

1. 蛔蚴移行症　蛔蚴在寄生宿主体内移行时引起发热、全身不适、荨麻疹等。抵达肺脏后引起咳嗽、哮喘、痰中带血丝等症状，重者可有胸痛、呼吸困难和发绀。肺部 X 线检查可见迁徙性浸润性阴影，临床上称为过敏性肺炎或勒夫勒综合征。末梢血液嗜酸性粒细胞明显增多，约 10% 的患者痰中可查到蛔蚴。

2. 肠蛔虫症（成虫期致病）　常见症状有脐周疼痛、食欲不振、善饥、腹泻、便秘、荨麻疹等，儿童有流涎、磨牙、烦躁不安等，重者出现营养不良。一旦寄生环境发生变化如高热时，蛔虫可在肠腔内扭结成团，阻塞肠腔而形成蛔虫性肠梗阻，患者出现剧烈的阵发性腹部绞痛，以脐部为甚，伴有恶心、呕吐，并可吐出蛔虫，腹部可触及能移动的腊肠样肿物。有时蛔虫性肠梗阻可发展成绞窄性肠梗阻、肠扭转或套叠，必须及时手术治疗。蛔虫也可穿过肠壁，引起肠穿孔及腹膜炎，若不及时手术可致死亡。

3. 异位蛔虫症　蛔虫有钻孔的习性，肠道寄生环境改变时可离开肠道进入其他带孔的脏器，引起异位蛔虫症，常见以下几种。

（1）胆道蛔虫症　以儿童及青壮年为多见，女性较常见。诱因有高热、腹泻、妊娠、分娩等。妊娠时胃酸减少，膨大的子宫迫使肠道移位，分娩时强烈的宫缩诱发肠蠕动增强，均可促使蛔虫向胆管逆行。此病发病骤然，右上腹偏中部有剧烈阵发性绞痛，钻凿样感，患者辗转不安、恶心、呕吐，可吐出蛔虫。发作间期无疼痛或仅感轻微疼痛。若蛔虫钻入肝脏可引起蛔虫性肝脓肿，必须及早手术治疗。

（2）胰管蛔虫症　多并发于胆道蛔虫症，临床征象似急性胰腺炎。

（3）阑尾蛔虫症　多见于幼儿，因小儿阑尾根部的口径较宽，易为蛔虫钻入。其临床征象似急性阑尾炎，但腹痛性质为绞痛，呕吐频繁，易发生穿孔，宜及早手术治疗。

（三）心理、社会状况

询问患者对蛔虫病知识的了解程度，有无因患病引起紧张、焦虑、恐惧等心理反应；患病后是否对学习、工作、家庭造成影响；患者的应对能力等。

（四）辅助检查

1. 病原学检查　粪便涂片法或盐水浮聚法可较容易查到虫卵。近年来常用改良加藤法。该法虫卵检出率较高。对直接涂片阴性者，也可采用沉淀集卵法或饱和盐水浮聚法，检出效果更好。

2. 血常规检查　幼虫移行时引起异位蛔虫症及并发感染时血液白细胞与嗜酸性粒细胞增多。

3. 其他　B 超检查和逆行胰胆管造影检查有助于异位蛔虫症的诊断。

【常见护理诊断 / 问题】

1. 营养失调　与蛔虫生长消耗有关。

2. 疼痛　与蛔虫感染有关。

3. 知识缺乏　缺乏蛔虫病的相关知识。

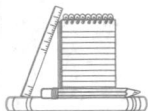

4. 潜在并发症　胆道蛔虫症、肠梗阻等。

【护理措施】

（一）一般护理

1. 消毒与隔离　执行消化道隔离。

2. 休息与活动　根据贫血程度决定其活动量，严重贫血者需卧床休息。

3. 饮食　给予清淡、易消化饮食，避免辛辣、生、冷、肥腻、有刺激性的食物。

（二）病情观察

监测患者生命体征；观察患者腹痛情况、贫血所引起的症状及体征；观察治疗效果，如血红蛋白增长情况等。

（三）对症护理

腹痛一般无须药物治疗，可用热水袋或热毛巾在脐部热敷并按摩，也可配合针灸以止痛。胆道蛔虫症时遵医嘱给予解痉止痛药。肠梗阻时可给服豆油或花生油，并在腹部包块处轻轻按摩以松解蛔虫团，再遵医嘱行驱虫治疗，必要时做好术前准备工作。

（四）治疗护理

1. 治疗要点　以驱虫治疗为主、对症治疗为辅，及时治疗并发症。

（1）驱虫治疗　①苯咪唑类药物：阿苯达唑和甲苯咪唑均为广谱、高效、低毒驱虫药，可抑制蛔虫摄取葡萄糖，使虫体麻痹。②噻嘧啶：为广谱驱线虫药，驱虫作用快。③左旋咪唑。

（2）并发症治疗　①胆道蛔虫症：以内科治疗为主，原则为解痉止痛，早期驱虫与抗炎并用。②蛔虫性肠梗阻：多为不完全性梗阻，内科治疗包括禁食、胃肠减压、解痉止痛、静脉补液、纠正失水与酸中毒，腹痛缓解后驱虫，可口服豆油或花生油使蛔虫团松解后驱虫。如并发肠坏死、肠穿孔或发展为完全性肠梗阻需及时手术治疗。

2. 用药护理　服用驱虫药宜空腹或晚上睡前顿服，用药后保持大便通畅，注意用药后的反应及排便情况。

（五）心理护理

医护人员应多和患者交流沟通，分析了解患者出现焦虑、恐惧心理的原因，换位思考，充分理解患者，并注意语言艺术和沟通技巧，满足患者不同层次的心理需要，为患者提供切实的帮助，消除其消极的心理反应，树立战胜疾病的信心。

【健康指导】

1. 预防指导　本病采取以控制传染源、切断传播途径为主的综合预防措施。

（1）控制传染源　对患者和带虫者进行驱虫治疗，在学校和托儿所广泛开展普查、普治工作。

（2）切断传播途径　养成良好的个人卫生习惯，饭前便后洗手；不饮生水，不食不清洁的瓜果；对餐馆及饮食店等，应定期进行卫生标准化检查，禁止用生水制作饮料等；加强粪便管理，搞好环境卫生，对粪便进行无害化处理。

（3）保护易感人群　加强个人防护，加强蛔虫病危害和防治知识的宣传。

2. 生活指导　患者出院后仍应避免过度劳累、受凉，嘱在家用药者按时、按量服药，驱虫后半个月左右应复查以判定疗效。

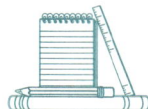

项目六　肠绦虫病及囊虫病患者的护理

肠绦虫病（intestinalcestodiasis）是由猪带绦虫或牛带绦虫寄生于人体小肠所引起的疾病，临床表现以轻微的胃肠症状及大便中排出白色带状节片为特征。囊虫病（cysticercosis）又称囊尾蚴病，是由猪带绦虫的幼虫（囊尾蚴）寄生于人体所致的疾病，是常见的人畜共患病。

【病原学及发病机制】

1. 病原学　寄生于人体的绦虫有四大类，即带绦虫、膜壳绦虫、棘球绦虫和裂头绦虫。绦虫雌雄同体，人是猪带绦虫、牛带绦虫和短膜壳绦虫的终末宿主。在我国最常见的是猪带绦虫和牛带绦虫，其次是膜壳绦虫。

猪带绦虫和牛带绦虫成虫为乳白色，扁长如带状，可分为头节、颈节和体节。头节为吸附器，颈节为其生长部分，体节分未成熟、成熟和妊娠 3 种节片。成虫寄生于人体小肠上部，头节多固定于十二指肠或空肠，妊娠节片内充满虫卵，可随粪便一同排出，中间宿主猪或牛吞食后，虫卵在十二指肠内经消化液作用 24~72 小时后孵出六钩蚴，六钩蚴钻破肠壁，随淋巴、血液散布全身，主要在骨骼肌内经 60~70 天发育成囊尾蚴。囊尾蚴在体内经 10~12 周发育为成虫。人体也可成为猪带绦虫的中间宿主，误食其虫卵后，可患囊尾蚴病。绦虫的生活史见图 8-3。

2. 发病机制　含囊尾蚴的猪肉俗称"米猪肉"，人进食含活囊尾蚴的猪肉或牛肉后，囊尾蚴进入人体小肠，在消化液的作用下，伸出头节，以其小钩和（或）吸盘钩挂和（或）吸附在小肠黏膜上，引起局部损伤及炎症。虫体可干扰肠管运动，引起腹部不适、腹痛等。虫体扭转或多条绦虫寄生偶可导致不完全肠梗阻。

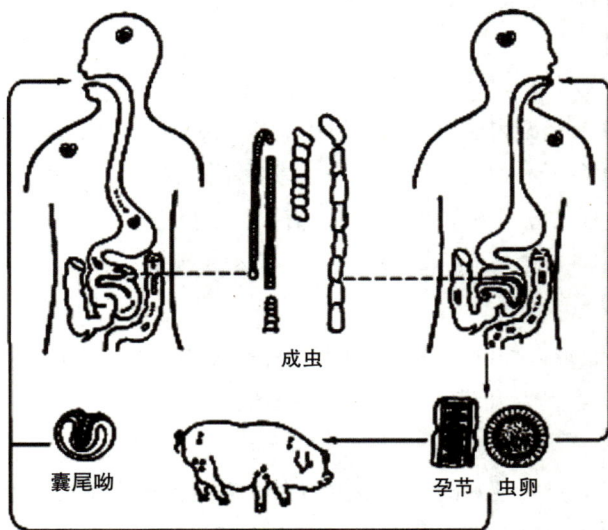

图 8-3　绦虫的生活史

【流行病学】

1. 传染源　患者是猪带绦虫病和牛带绦虫病的唯一传染源。

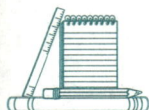

2. 传播途径　经口传播。猪带绦虫病和牛带绦虫病主要因食入生或未煮熟的含有囊尾蚴的猪肉或牛肉而感染，亦可经被囊尾蚴污染的食物或手而传播。

3. 易感人群　人群普遍易感，以青壮年为多，男性多于女性。

4. 流行特征　猪带绦虫病主要见于东北、华北等进食猪肉较多的地区，且多为散发。牛带绦虫病主要见于华北、西北、西南等少数民族地区，常可呈地方性流行。

【护理评估】

（一）健康史

询问患者有无上腹隐痛、恶心、食欲不振，粪便中有无白色带状节片排出；肛门有无瘙痒症状；既往有无其他急慢性病、传染病史。

（二）身体状况

1. 绦虫病　潜伏期为 2~3 个月。症状轻微，常因粪便中发现白色节片而就医。部分患者可出现腹痛、腹胀、腹泻、恶心、乏力等症状。牛肉绦虫节片常自动由肛门脱出，引起轻微肛门瘙痒。猪肉绦虫活动力较弱，孕节常数节相连地自链体脱落，随粪便排出体外。猪肉绦虫病患者因自体感染而同时患有囊虫病者可占 15%~25%。

2. 囊虫病　潜伏期为 3 个月至数年。临床表现与感染轻重，囊虫寄生部位、数目，人体反应性有关。

（1）脑囊虫病　占囊虫病的 69%~90%，轻重不一，可分为以下 5 型：①癫痫型：常见，以反复发作各种类型的癫痫为特征，是唯一首发症状。发作形式有大发作、小发作、精神运动性发作或局限发作等。同一患者可有两种以上发作形式，且极易转换。多样性和易转换性是本型特点。②颅内高压型：较常见，以急性起病或进行性加重的颅内压升高为特征。表现为明显头痛、头晕、呕吐、复视等，重者可突发脑疝。③脑膜炎型：以急性或亚急性脑膜刺激征为特点，常伴有发热、头痛、眩晕、耳鸣、听力减退、共济失调等。④痴呆型：表现为进行性加剧的精神失常及痴呆。⑤脊髓型：较少见，表现为截瘫、感觉障碍、大小便潴留等。

（2）眼囊虫病　可寄生于眼的任何部位，以玻璃体及视网膜下多见。早期感到眼前有椭圆形黑影飘动和伸缩变形，可见蠕动的阴影；晚期由于眼内组织受到干扰和炎症形成，视力可显著下降，甚至失明。

（3）皮下组织和肌肉囊虫病　约 2/3 患者常有皮下或肌肉内囊虫结节，呈圆形或椭圆形，直径为 0.5~1.5cm，数目多少不一，从几个到成百上千个，多分布于头和躯干，质如软骨，无粘连与压痛，分批出现，可自行消失。

（三）心理、社会状况

询问患者对绦虫病知识的了解程度，有无因患病引起紧张、焦虑、恐惧等心理反应；患病后是否对学习、工作、家庭造成影响；患者的应对能力等。

（四）辅助检查

1. 血常规检查　白细胞计数多无变化，病程早期血嗜酸性粒细胞可轻度增多。

2. 粪便检查　可用直接涂片法或集卵法查绦虫卵，查获虫卵可确诊为绦虫病，但不能鉴别虫种。患者粪便中发现白色节片，对排出的节片进行压片检查可确定绦虫的种类。驱虫治疗后应注意查找头节，并可确定虫种及判断疗效。

3. 免疫学检查　皮内试验及 ELISA 阳性符合率达 73%~95%，但可呈假阳性。

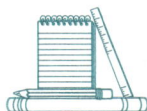

【常见护理诊断/问题】

1. 营养失调：低于机体需要量   与绦虫寄生肠道吸收营养有关。

2. 疼痛   与虫体寄生肠道所致腹痛有关。

3. 知识缺乏   缺乏预防肠绦虫病的相关知识。

4. 潜在并发症   肠梗阻、癫痫、颅内高压等。

【护理措施】

（一）一般护理

1. 消毒与隔离   执行消化道隔离。

2. 休息与活动   营造安静舒适的生活环境，房间定时通风、光线充足，保证患者充足的睡眠。

3. 饮食   鼓励患者多进食高热量、高蛋白、营养丰富的饮食，以保证足够的营养摄入，避免煎炸、油腻、产气食物，减少脂肪摄入。

（二）病情观察

注意观察粪便中有无节片或节片自肛门逸出，有无恶心、呕吐、腹痛、腹泻等消化道症状，有无剧烈头痛、癫痫、视力障碍、皮下结节等不同部位囊虫病的表现；测量身高、体重，注意有无结膜苍白、皮肤弹性下降等营养不良或贫血的表现；观察血常规、粪便等检查结果。

（三）对症护理

癫痫发作时用纱布缠绕压舌板垫于上、下臼齿之间以防舌咬伤及窒息，用绷带固定肢体或设床架以防跌伤，有小便失禁时做好生活护理；颅内高压时遵医嘱给予20%甘露醇脱水降颅压；有便秘者遵医嘱给缓泻剂或灌肠，嘱患者多喝水、多吃含纤维蔬菜；尿潴留者采用指压法排尿，必要时在无菌操作下留置导尿管，并定期冲洗消毒。

（四）治疗护理

1. 治疗要点   以驱虫治疗为主、对症治疗为辅，及时治疗并发症。病原治疗：①阿苯达唑：目前为治疗本病的首选药物，不良反应小，疗效确切。剂量为15~20mg/kg，分2次口服，疗程10天。脑型患者需2~3个疗程，每个疗程间隔2~3周。不良反应有头痛、低热，少数可有视力障碍、癫痫等。②吡喹酮：本药可穿过囊尾蚴的囊壁，有强烈杀囊尾蚴作用，疗效强而迅速，但不良反应发生率高且严重。治疗皮下肌肉囊虫病总剂量为120mg/kg，每日3次，3~5日为一个疗程，治疗后皮下结节可缩小甚至消失。

2. 用药护理   ①熟悉不同品种驱绦虫药的作用、不良反应、服用方法，以及驱虫过程中的注意事项等，并向患者做好解释工作。②驱虫前，应先给予氯丙嗪或吗丁啉，以防患者恶心、呕吐时将虫卵反流入胃和十二指肠，产生自身感染而导致囊虫病。③驱虫时应保持大便通畅，必要时可用泻药，以利于虫体或虫卵及时排出，当虫体部分排出时切忌拉断，可用温热水坐浴使全部虫体自然排出。④驱虫后应留24小时全部大便，检查有无头节排出。若治疗后半年内仍无节片排出，虫卵转阴，可确定已治愈，否则应复治。

（五）心理护理

向患者及家属讲解本病有关知识，安慰、鼓励患者积极配合治疗。

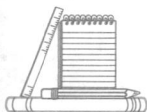

【健康指导】

1. 预防指导　本病采取以控制传染源、切断传播途径为主的综合预防措施。

（1）控制传染源　对患者进行根治，在流行区广泛开展普查、普治工作。

（2）切断传播途径　加强粪便管理，推广粪便无害化处理；搞好环境卫生，防止猪和牛感染；加强肉类检疫，禁止出售含囊尾蚴的肉类。

（3）保护易感人群　加强绦虫病的危害和防治知识宣传，避免食入生或未煮熟的猪肉或牛肉。

2. 生活指导　患者出院后仍应避免过度劳累、受凉；指导患者注意饮食卫生；不吃生肉，饮食器具应生熟分开；培养良好的个人卫生习惯，饭前便后洗手。

3. 用药指导　嘱在家用药者按时、按量服药。驱虫后在大便中未找到头节者，应定期治疗，半年内无节片排出，虫卵转阴，即为痊愈。

复习思考

一、选择题

1. 血吸虫病主要侵袭的部位是（　）

　　A. 肝和结肠　　B. 空肠和脾　　C. 结肠和脾　　D. 肝和胃　　E. 胃和结肠

2. 急性血吸虫病的主要临床表现是（　）

　　A. 腹泻　　B. 脾大　　C. 过敏反应　　D. 气促　　E. 发热

3. 日本血吸虫病的终宿主是（　）

　　A. 人　　B. 钉螺　　C. 猪　　D. 猫　　E. 羊

4. 并殖吸虫病的第一中间宿主是（　）

　　A. 人　　B. 钉螺　　C. 猪　　D. 猫　　E. 川卷螺

5. 华支睾吸虫病的临床表现不包括（　）

　　A. 食欲减退　　B. 晕厥　　C. 腹泻　　D. 黄疸　　E. 腹痛

6. 华支睾吸虫病的首选药物是（　）

　　A. 吡喹酮　　B. 阿苯达唑　　C. 诺氟沙星　　D. 青霉素　　E. 苯巴比妥

7. 钩虫成虫主要寄生部位是（　）

　　A. 小肠上段　　B. 盲肠　　C. 结肠　　D. 直肠　　E. 胃

8. 钩虫病成虫感染时主要临床表现是（　）

　　A. 心慌　　B. 气促　　C. 咯血　　D. 发热　　E. 贫血

9. 蛔虫病的主要传染源是（　）

　　A. 患者和带虫者　B. 患者　　C. 带虫者　　D. 虫卵　　E. 蛔蚴

10. 肠绦虫病首选治疗药物是（　）

　　A. 阿苯达唑　　B. 吡喹酮　　C. 甲硝唑　　D. 替硝唑　　E. 诺氟沙星

二、案例分析

1. 王某，男，50岁，渔民，因"腹泻伴间歇性发热3周"入院。查体：四肢可见散在荨麻疹，全身浅表淋巴结轻度肿大。血常规检查：白细胞计数升高，嗜酸性粒细胞明显增多。

请问：（1）患者的临床诊断是什么？

　　　　（2）针对患者可提出哪些常见的护理诊断？

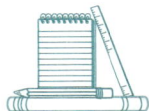

2. 李某，男，5岁，因"手指、足趾间皮肤瘙痒，并发现水疱3天"入院。患儿此前常随父母到农田玩耍。

请问：（1）患者的初步临床诊断是什么？

（2）为明确诊断，患者还需做哪些检查？

3. 患者，男，35岁。患者3个月前食用带鲜血的猪肉，近日来时感脐周隐痛，偶有腹泻，粪便中见白色面条状活动虫体。

请问：（1）患者的初步临床诊断是什么？

（2）患者目前最主要的护理措施是什么？

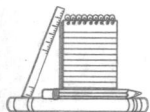

扫一扫，查阅
复习思考题
答案

主要参考书目

［1］吕云玲.传染病护理.北京：中国中医药出版社，2015.

［2］汪芝碧.传染病护理学.北京：中国医药科技出版社，2013.

［3］朱青芝.传染病护理学.西安：第四军医大学出版社，2012.

［4］尤黎明.内科护理学.5 版.北京：人民卫生出版社，2012.

［5］王松梅.传染病护理技术.武汉：华中科技大学出版社，2010.

［6］杨绍基，任红.传染病学.北京：人民卫生出版社，2010.

［7］徐泽宇，杨梅.传染病护理学.西安：第四军医大学出版社，2011.

［8］罗杰，何国厚.实用内科诊疗常规.武汉：湖北科学技术出版社，2010.

［9］王美芝.传染病护理.北京：人民卫生出版社，2010.

［10］张孟.传染病护理.郑州：河南科学技术出版社，2012.

［11］沈翠珍，沈勤.内外科护理学.杭州：浙江科学技术出版社，2012.

［12］张学军.皮肤性病学.北京：人民卫生出版社，2010.

［13］曾志励，石海兰.传染病护理.北京：科学出版社，2012.

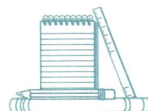

附录一

中华人民共和国传染病防治法

（2013 年 6 月 29 日修正）

第一章　总则

第一条　为了预防、控制和消除传染病的发生与流行，保障人体健康和公共卫生，制定本法。

第二条　国家对传染病防治实行预防为主的方针，防治结合、分类管理、依靠科学、依靠群众。

第三条　本法规定的传染病分为甲类、乙类和丙类。

甲类传染病是指：鼠疫、霍乱。

乙类传染病是指：传染性非典型肺炎、艾滋病、病毒性肝炎、脊髓灰质炎、人感染高致病性禽流感、麻疹、流行性出血热、狂犬病、流行性乙型脑炎、登革热、炭疽、细菌性和阿米巴性痢疾、肺结核、伤寒和副伤寒、流行性脑脊髓膜炎、百日咳、白喉、新生儿破伤风、猩红热、布鲁氏菌病、淋病、梅毒、钩端螺旋体病、血吸虫病、疟疾。

丙类传染病是指：流行性感冒、流行性腮腺炎、风疹、急性出血性结膜炎、麻风病、流行性和地方性斑疹伤寒、黑热病、包虫病、丝虫病，除霍乱、细菌性和阿米巴性痢疾、伤寒和副伤寒以外的感染性腹泻病。

国务院卫生行政部门根据传染病暴发、流行情况和危害程度，可以决定增加、减少或者调整乙类、丙类传染病病种并予以公布。

第四条　对乙类传染病中传染性非典型肺炎、炭疽中的肺炭疽和人感染高致病性禽流感，采取本法所称甲类传染病的预防、控制措施。其他乙类传染病和突发原因不明的传染病需要采取本法所称甲类传染病的预防、控制措施的，由国务院卫生行政部门及时报经国务院批准后予以公布、实施。

需要解除依照前款规定采取的甲类传染病预防、控制措施的，由国务院卫生行政部门报经国务院批准后予以公布。

省、自治区、直辖市人民政府对本行政区域内常见、多发的其他地方性传染病，可以根据情况决定按照乙类或者丙类传染病管理并予以公布，报国务院卫生行政部门备案。

第五条　各级人民政府领导传染病防治工作。

县级以上人民政府制定传染病防治规划并组织实施，建立健全传染病防治的疾病预防控制、

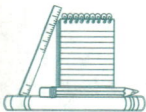

医疗救治和监督管理体系。

第六条 国务院卫生行政部门主管全国传染病防治及其监督管理工作。县级以上地方人民政府卫生行政部门负责本行政区域内的传染病防治及其监督管理工作。

县级以上人民政府其他部门在各自的职责范围内负责传染病防治工作。

军队的传染病防治工作，依照本法和国家有关规定办理，由中国人民解放军卫生主管部门实施监督管理。

第七条 各级疾病预防控制机构承担传染病监测、预测、流行病学调查、疫情报告以及其他预防、控制工作。

医疗机构承担与医疗救治有关的传染病防治工作和责任区域内的传染病预防工作。城市社区和农村基层医疗机构在疾病预防控制机构的指导下，承担城市社区、农村基层相应的传染病防治工作。

第八条 国家发展现代医学和中医药等传统医学，支持和鼓励开展传染病防治的科学研究，提高传染病防治的科学技术水平。

国家支持和鼓励开展传染病防治的国际合作。

第九条 国家支持和鼓励单位和个人参与传染病防治工作。各级人民政府应当完善有关制度，方便单位和个人参与防治传染病的宣传教育、疫情报告、志愿服务和捐赠活动。

居民委员会、村民委员会应当组织居民、村民参与社区、农村的传染病预防与控制活动。

第十条 国家开展预防传染病的健康教育。新闻媒体应当无偿开展传染病防治和公共卫生教育的公益宣传。

各级各类学校应当对学生进行健康知识和传染病预防知识的教育。

医学院校应当加强预防医学教育和科学研究，对在校学生以及其他与传染病防治相关人员进行预防医学教育和培训，为传染病防治工作提供技术支持。

疾病预防控制机构、医疗机构应当定期对其工作人员进行传染病防治知识、技能的培训。

第十一条 对在传染病防治工作中做出显著成绩和贡献的单位和个人，给予表彰和奖励。

对因参与传染病防治工作致病、致残、死亡的人员，按照有关规定给予补助、抚恤。

第十二条 在中华人民共和国领域内的一切单位和个人，必须接受疾病预防控制机构、医疗机构有关传染病的调查、检验、采集样本、隔离治疗等预防、控制措施，如实提供有关情况。疾病预防控制机构、医疗机构不得泄露涉及个人隐私的有关信息、资料。

卫生行政部门以及其他有关部门、疾病预防控制机构和医疗机构因违法实施行政管理或者预防、控制措施，侵犯单位和个人合法权益的，有关单位和个人可以依法申请行政复议或者提起诉讼。

第二章 传染病预防

第十三条 各级人民政府组织开展群众性卫生活动，进行预防传染病的健康教育，倡导文明健康的生活方式，提高公众对传染病的防治意识和应对能力，加强环境卫生建设，消除鼠害和蚊、蝇等病媒生物的危害。

各级人民政府农业、水利、林业行政部门按照职责分工负责指导和组织消除农田、湖区、河流、牧场、林区的鼠害与血吸虫危害，以及其他传播传染病的动物和病媒生物的危害。

铁路、交通、民用航空行政部门负责组织消除交通工具以及相关场所的鼠害和蚊、蝇等病媒生物的危害。

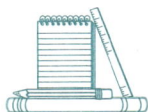

第十四条   地方各级人民政府应当有计划地建设和改造公共卫生设施，改善饮用水卫生条件，对污水、污物、粪便进行无害化处置。

第十五条   国家实行有计划的预防接种制度。国务院卫生行政部门和省、自治区、直辖市人民政府卫生行政部门，根据传染病预防、控制的需要，制定传染病预防接种规划并组织实施。用于预防接种的疫苗必须符合国家质量标准。

国家对儿童实行预防接种证制度。国家免疫规划项目的预防接种实行免费。医疗机构、疾病预防控制机构与儿童的监护人应当相互配合，保证儿童及时接受预防接种。具体办法由国务院制定。

第十六条   国家和社会应当关心、帮助传染病患者、病原携带者和疑似传染病患者，使其得到及时救治。任何单位和个人不得歧视传染病患者、病原携带者和疑似传染病患者。

传染病患者、病原携带者和疑似传染病患者，在治愈前或者在排除传染病嫌疑前，不得从事法律、行政法规和国务院卫生行政部门规定禁止从事的易使该传染病扩散的工作。

第十七条   国家建立传染病监测制度。

国务院卫生行政部门制定国家传染病监测规划和方案。省、自治区、直辖市人民政府卫生行政部门根据国家传染病监测规划和方案，制定本行政区域的传染病监测计划和工作方案。

各级疾病预防控制机构对传染病的发生、流行以及影响其发生、流行的因素，进行监测；对国外发生、国内尚未发生的传染病或者国内新发生的传染病，进行监测。

第十八条   各级疾病预防控制机构在传染病预防控制中履行下列职责：

（一）实施传染病预防控制规划、计划和方案；

（二）收集、分析和报告传染病监测信息，预测传染病的发生、流行趋势；

（三）开展对传染病疫情和突发公共卫生事件的流行病学调查、现场处理及其效果评价；

（四）开展传染病实验室检测、诊断、病原学鉴定；

（五）实施免疫规划，负责预防性生物制品的使用管理；

（六）开展健康教育、咨询，普及传染病防治知识；

（七）指导、培训下级疾病预防控制机构及其工作人员开展传染病监测工作；

（八）开展传染病防治应用性研究和卫生评价，提供技术咨询。

国家、省级疾病预防控制机构负责对传染病发生、流行以及分布进行监测，对重大传染病流行趋势进行预测，提出预防控制对策，参与并指导对暴发的疫情进行调查处理，开展传染病病原学鉴定，建立检测质量控制体系，开展应用性研究和卫生评价。

设区的市和县级疾病预防控制机构负责传染病预防控制规划、方案的落实，组织实施免疫、消毒、控制病媒生物的危害，普及传染病防治知识，负责本地区疫情和突发公共卫生事件监测、报告，开展流行病学调查和常见病原微生物检测。

第十九条   国家建立传染病预警制度。

国务院卫生行政部门和省、自治区、直辖市人民政府根据传染病发生、流行趋势的预测，及时发出传染病预警，根据情况予以公布。

第二十条   县级以上地方人民政府应当制定传染病预防、控制预案，报上一级人民政府备案。

传染病预防、控制预案应当包括以下主要内容：

（一）传染病预防控制指挥部的组成和相关部门的职责；

（二）传染病的监测、信息收集、分析、报告、通报制度；

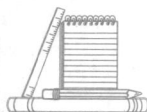

（三）疾病预防控制机构、医疗机构在发生传染病疫情时的任务与职责；

（四）传染病暴发、流行情况的分级以及相应的应急工作方案；

（五）传染病预防、疫点疫区现场控制，应急设施、设备、救治药品和医疗器械以及其他物资和技术的储备与调用。

地方人民政府和疾病预防控制机构接到国务院卫生行政部门或者省、自治区、直辖市人民政府发出的传染病预警后，应当按照传染病预防、控制预案，采取相应的预防、控制措施。

第二十一条　医疗机构必须严格执行国务院卫生行政部门规定的管理制度、操作规范，防止传染病的医源性感染和医院感染。

医疗机构应当确定专门的部门或者人员，承担传染病疫情报告、本单位的传染病预防、控制以及责任区域内的传染病预防工作；承担医疗活动中与医院感染有关的危险因素监测、安全防护、消毒、隔离和医疗废物处置工作。

疾病预防控制机构应当指定专门人员负责对医疗机构内传染病预防工作进行指导、考核，开展流行病学调查。

第二十二条　疾病预防控制机构、医疗机构的实验室和从事病原微生物实验的单位，应当符合国家规定的条件和技术标准，建立严格的监督管理制度，对传染病病原体样本按照规定的措施实行严格监督管理，严防传染病病原体的实验室感染和病原微生物的扩散。

第二十三条　采供血机构、生物制品生产单位必须严格执行国家有关规定，保证血液、血液制品的质量。禁止非法采集血液或者组织他人出卖血液。

疾病预防控制机构、医疗机构使用血液和血液制品，必须遵守国家有关规定，防止因输入血液、使用血液制品引起经血液传播疾病的发生。

第二十四条　各级人民政府应当加强艾滋病的防治工作，采取预防、控制措施，防止艾滋病的传播。具体办法由国务院制定。

第二十五条　县级以上人民政府农业、林业行政部门以及其他有关部门，依据各自的职责负责与人畜共患传染病有关的动物传染病的防治管理工作。

与人畜共患传染病有关的野生动物、家畜家禽，经检疫合格后，方可出售、运输。

第二十六条　国家建立传染病菌种、毒种库。

对传染病菌种、毒种和传染病检测样本的采集、保藏、携带、运输和使用实行分类管理，建立健全严格的管理制度。

对可能导致甲类传染病传播的以及国务院卫生行政部门规定的菌种、毒种和传染病检测样本，确需采集、保藏、携带、运输和使用的，须经省级以上人民政府卫生行政部门批准。具体办法由国务院制定。

第二十七条　对被传染病病原体污染的污水、污物、场所和物品，有关单位和个人必须在疾病预防控制机构的指导下或者按照其提出的卫生要求，进行严格消毒处理；拒绝消毒处理的，由当地卫生行政部门或者疾病预防控制机构进行强制消毒处理。

第二十八条　在国家确认的自然疫源地计划兴建水利、交通、旅游、能源等大型建设项目的，应当事先由省级以上疾病预防控制机构对施工环境进行卫生调查。建设单位应当根据疾病预防控制机构的意见，采取必要的传染病预防、控制措施。施工期间，建设单位应当设专人负责工地上的卫生防疫工作。工程竣工后，疾病预防控制机构应当对可能发生的传染病进行监测。

第二十九条　用于传染病防治的消毒产品、饮用水供水单位供应的饮用水和涉及饮用水卫生安全的产品，应当符合国家卫生标准和卫生规范。

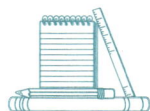

饮用水供水单位从事生产或者供应活动，应当依法取得卫生许可证。

生产用于传染病防治的消毒产品的单位和生产用于传染病防治的消毒产品，应当经省级以上人民政府卫生行政部门审批。具体办法由国务院制定。

第三章   疫情报告、通报和公布

第三十条   疾病预防控制机构、医疗机构和采供血机构及其执行职务的人员发现本法规定的传染病疫情或者发现其他传染病暴发、流行以及突发原因不明的传染病时，应当遵循疫情报告属地管理原则，按照国务院规定的或者国务院卫生行政部门规定的内容、程序、方式和时限报告。

军队医疗机构向社会公众提供医疗服务，发现前款规定的传染病疫情时，应当按照国务院卫生行政部门的规定报告。

第三十一条   任何单位和个人发现传染病患者或者疑似传染病患者时，应当及时向附近的疾病预防控制机构或者医疗机构报告。

第三十二条   港口、机场、铁路疾病预防控制机构以及国境卫生检疫机关发现甲类传染病患者、病原携带者、疑似传染病患者时，应当按照国家有关规定立即向国境口岸所在地的疾病预防控制机构或者所在地县级以上地方人民政府卫生行政部门报告并互相通报。

第三十三条   疾病预防控制机构应当主动收集、分析、调查、核实传染病疫情信息。接到甲类、乙类传染病疫情报告或者发现传染病暴发、流行时，应当立即报告当地卫生行政部门，由当地卫生行政部门立即报告当地人民政府，同时报告上级卫生行政部门和国务院卫生行政部门。

疾病预防控制机构应当设立或者指定专门的部门、人员负责传染病疫情信息管理工作，及时对疫情报告进行核实、分析。

第三十四条   县级以上地方人民政府卫生行政部门应当及时向本行政区域内的疾病预防控制机构和医疗机构通报传染病疫情以及监测、预警的相关信息。接到通报的疾病预防控制机构和医疗机构应当及时告知本单位的有关人员。

第三十五条   国务院卫生行政部门应当及时向国务院其他有关部门和各省、自治区、直辖市人民政府卫生行政部门通报全国传染病疫情以及监测、预警的相关信息。

毗邻的以及相关的地方人民政府卫生行政部门，应当及时互相通报本行政区域的传染病疫情以及监测、预警的相关信息。

县级以上人民政府有关部门发现传染病疫情时，应当及时向同级人民政府卫生行政部门通报。

中国人民解放军卫生主管部门发现传染病疫情时，应当向国务院卫生行政部门通报。

第三十六条   动物防疫机构和疾病预防控制机构，应当及时互相通报动物间和人间发生的人畜共患传染病疫情以及相关信息。

第三十七条   依照本法的规定负有传染病疫情报告职责的人民政府有关部门、疾病预防控制机构、医疗机构、采供血机构及其工作人员，不得隐瞒、谎报、缓报传染病疫情。

第三十八条   国家建立传染病疫情信息公布制度。

国务院卫生行政部门定期公布全国传染病疫情信息。省、自治区、直辖市人民政府卫生行政部门定期公布本行政区域的传染病疫情信息。

传染病暴发、流行时，国务院卫生行政部门负责向社会公布传染病疫情信息，并可以授权

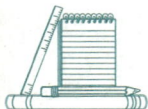

省、自治区、直辖市人民政府卫生行政部门向社会公布本行政区域的传染病疫情信息。

公布传染病疫情信息应当及时、准确。

第四章 疫情控制

第三十九条 医疗机构发现甲类传染病时，应当及时采取下列措施：

（一）对患者、病原携带者，予以隔离治疗，隔离期限根据医学检查结果确定；

（二）对疑似患者，确诊前在指定场所单独隔离治疗；

（三）对医疗机构内的患者、病原携带者、疑似患者的密切接触者，在指定场所进行医学观察和采取其他必要的预防措施。

拒绝隔离治疗或者隔离期未满擅自脱离隔离治疗的，可以由公安机关协助医疗机构采取强制隔离治疗措施。

医疗机构发现乙类或者丙类传染病患者，应当根据病情采取必要的治疗和控制传播措施。

医疗机构对本单位内被传染病病原体污染的场所、物品以及医疗废物，必须依照法律法规的规定实施消毒和无害化处置。

第四十条 疾病预防控制机构发现传染病疫情或者接到传染病疫情报告时，应当及时采取下列措施：

（一）对传染病疫情进行流行病学调查，根据调查情况提出划定疫点、疫区的建议，对被污染的场所进行卫生处理，对密切接触者，在指定场所进行医学观察和采取其他必要的预防措施，并向卫生行政部门提出疫情控制方案；

（二）传染病暴发、流行时，对疫点、疫区进行卫生处理，向卫生行政部门提出疫情控制方案，并按照卫生行政部门的要求采取措施；

（三）指导下级疾病预防控制机构实施传染病预防、控制措施，组织、指导有关单位对传染病疫情的处理。

第四十一条 对已经发生甲类传染病病例的场所或者该场所内的特定区域的人员，所在地的县级以上地方人民政府可以实施隔离措施，并同时向上一级人民政府报告；接到报告的上级人民政府应当即时作出是否批准的决定。上级人民政府作出不予批准决定的，实施隔离措施的人民政府应当立即解除隔离措施。

在隔离期间，实施隔离措施的人民政府应当对被隔离人员提供生活保障；被隔离人员有工作单位的，所在单位不得停止支付其隔离期间的工作报酬。

隔离措施的解除，由原决定机关决定并宣布。

第四十二条 传染病暴发、流行时，县级以上地方人民政府应当立即组织力量，按照预防、控制预案进行防治，切断传染病的传播途径，必要时，报经上一级人民政府决定，可以采取下列紧急措施并予以公告：

（一）限制或者停止集市、影剧院演出或者其他人群聚集的活动；

（二）停工、停业、停课；

（三）封闭或者封存被传染病病原体污染的公共饮用水源、食品以及相关物品；

（四）控制或者扑杀染疫野生动物、家畜家禽；

（五）封闭可能造成传染病扩散的场所。

上级人民政府接到下级人民政府关于采取前款所列紧急措施的报告时，应当即时作出决定。

紧急措施的解除，由原决定机关决定并宣布。

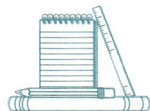

第四十三条　甲类、乙类传染病暴发、流行时，县级以上地方人民政府报经上一级人民政府决定，可以宣布本行政区域部分或者全部为疫区；国务院可以决定并宣布跨省、自治区、直辖市的疫区。县级以上地方人民政府可以在疫区内采取本法第四十二条规定的紧急措施，并可以对出入疫区的人员、物资和交通工具实施卫生检疫。

省、自治区、直辖市人民政府可以决定对本行政区域内的甲类传染病疫区实施封锁；但是，封锁大、中城市的疫区或者封锁跨省、自治区、直辖市的疫区，以及封锁疫区导致中断干线交通或者封锁国境的，由国务院决定。

疫区封锁的解除，由原决定机关决定并宣布。

第四十四条　发生甲类传染病时，为了防止该传染病通过交通工具及其乘运的人员、物资传播，可以实施交通卫生检疫。具体办法由国务院制定。

第四十五条　传染病暴发、流行时，根据传染病疫情控制的需要，国务院有权在全国范围或者跨省、自治区、直辖市范围内，县级以上地方人民政府有权在本行政区域内紧急调集人员或者调用储备物资，临时征用房屋、交通工具以及相关设施、设备。

紧急调集人员的，应当按照规定给予合理报酬。临时征用房屋、交通工具以及相关设施、设备的，应当依法给予补偿；能返还的，应当及时返还。

第四十六条　患甲类传染病、炭疽死亡的，应当将尸体立即进行卫生处理，就近火化。患其他传染病死亡的，必要时，应当将尸体进行卫生处理后火化或者按照规定深埋。

为了查找传染病病因，医疗机构在必要时可以按照国务院卫生行政部门的规定，对传染病患者尸体或者疑似传染病患者尸体进行解剖查验，并应当告知死者家属。

第四十七条　疫区中被传染病病原体污染或者可能被传染病病原体污染的物品，经消毒可以使用的，应当在当地疾病预防控制机构的指导下，进行消毒处理后，方可使用、出售和运输。

第四十八条　发生传染病疫情时，疾病预防控制机构和省级以上人民政府卫生行政部门指派的其他与传染病有关的专业技术机构，可以进入传染病疫点、疫区进行调查、采集样本、技术分析和检验。

第四十九条　传染病暴发、流行时，药品和医疗器械生产、供应单位应当及时生产、供应防治传染病的药品和医疗器械。铁路、交通、民用航空经营单位必须优先运送处理传染病疫情的人员以及防治传染病的药品和医疗器械。县级以上人民政府有关部门应当做好组织协调工作。

第五章　医疗救治

第五十条　县级以上人民政府应当加强和完善传染病医疗救治服务网络的建设，指定具备传染病救治条件和能力的医疗机构承担传染病救治任务，或者根据传染病救治需要设置传染病医院。

第五十一条　医疗机构的基本标准、建筑设计和服务流程，应当符合预防传染病医院感染的要求。

医疗机构应当按照规定对使用的医疗器械进行消毒；对按照规定一次使用的医疗器具，应当在使用后予以销毁。

医疗机构应当按照国务院卫生行政部门规定的传染病诊断标准和治疗要求，采取相应措施，提高传染病医疗救治能力。

第五十二条　医疗机构应当对传染病患者或者疑似传染病患者提供医疗救护、现场救援和接诊治疗，书写病历记录以及其他有关资料，并妥善保管。

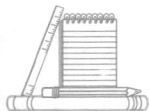

医疗机构应当实行传染病预检、分诊制度；对传染病患者、疑似传染病患者，应当引导至相对隔离的分诊点进行初诊。医疗机构不具备相应救治能力的，应当将患者及其病历记录复印件一并转至具备相应救治能力的医疗机构。具体办法由国务院卫生行政部门规定。

第六章　监督管理

第五十三条　县级以上人民政府卫生行政部门对传染病防治工作履行下列监督检查职责：

（一）对下级人民政府卫生行政部门履行本法规定的传染病防治职责进行监督检查；

（二）对疾病预防控制机构、医疗机构的传染病防治工作进行监督检查；

（三）对采供血机构的采供血活动进行监督检查；

（四）对用于传染病防治的消毒产品及其生产单位进行监督检查，并对饮用水供水单位从事生产或者供应活动以及涉及饮用水卫生安全的产品进行监督检查；

（五）对传染病菌种、毒种和传染病检测样本的采集、保藏、携带、运输、使用进行监督检查；

（六）对公共场所和有关单位的卫生条件和传染病预防、控制措施进行监督检查。

省级以上人民政府卫生行政部门负责组织对传染病防治重大事项的处理。

第五十四条　县级以上人民政府卫生行政部门在履行监督检查职责时，有权进入被检查单位和传染病疫情发生现场调查取证，查阅或者复制有关的资料和采集样本。被检查单位应当予以配合，不得拒绝、阻挠。

第五十五条　县级以上地方人民政府卫生行政部门在履行监督检查职责时，发现被传染病病原体污染的公共饮用水源、食品以及相关物品，如不及时采取控制措施可能导致传染病传播、流行的，可以采取封闭公共饮用水源、封存食品以及相关物品或者暂停销售的临时控制措施，并予以检验或者进行消毒。经检验，属于被污染的食品，应当予以销毁；对未被污染的食品或者经消毒后可以使用的物品，应当解除控制措施。

第五十六条　卫生行政部门工作人员依法执行职务时，应当不少于两人，并出示执法证件，填写卫生执法文书。

卫生执法文书经核对无误后，应当由卫生执法人员和当事人签名。当事人拒绝签名的，卫生执法人员应当注明情况。

第五十七条　卫生行政部门应当依法建立健全内部监督制度，对其工作人员依据法定职权和程序履行职责的情况进行监督。

上级卫生行政部门发现下级卫生行政部门不及时处理职责范围内的事项或者不履行职责的，应当责令纠正或者直接予以处理。

第五十八条　卫生行政部门及其工作人员履行职责，应当自觉接受社会和公民的监督。单位和个人有权向上级人民政府及其卫生行政部门举报违反本法的行为。接到举报的有关人民政府或者其卫生行政部门，应当及时调查处理。

第七章　保障措施

第五十九条　国家将传染病防治工作纳入国民经济和社会发展计划，县级以上地方人民政府将传染病防治工作纳入本行政区域的国民经济和社会发展计划。

第六十条　县级以上地方人民政府按照本级政府职责负责本行政区域内传染病预防、控制、监督工作的日常经费。

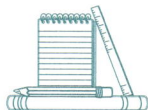

国务院卫生行政部门会同国务院有关部门，根据传染病流行趋势，确定全国传染病预防、控制、救治、监测、预测、预警、监督检查等项目。中央财政对困难地区实施重大传染病防治项目给予补助。

省、自治区、直辖市人民政府根据本行政区域内传染病流行趋势，在国务院卫生行政部门确定的项目范围内，确定传染病预防、控制、监督等项目，并保障项目的实施经费。

第六十一条 国家加强基层传染病防治体系建设，扶持贫困地区和少数民族地区的传染病防治工作。

地方各级人民政府应当保障城市社区、农村基层传染病预防工作的经费。

第六十二条 国家对患有特定传染病的困难人群实行医疗救助，减免医疗费用。具体办法由国务院卫生行政部门会同国务院财政部门等部门制定。

第六十三条 县级以上人民政府负责储备防治传染病的药品、医疗器械和其他物资，以备调用。

第六十四条 对从事传染病预防、医疗、科研、教学、现场处理疫情的人员，以及在生产、工作中接触传染病病原体的其他人员，有关单位应当按照国家规定，采取有效的卫生防护措施和医疗保健措施，并给予适当的津贴。

第八章 法律责任

第六十五条 地方各级人民政府未依照本法的规定履行报告职责，或者隐瞒、谎报、缓报传染病疫情，或者在传染病暴发、流行时，未及时组织救治、采取控制措施的，由上级人民政府责令改正，通报批评；造成传染病传播、流行或者其他严重后果的，对负有责任的主管人员，依法给予行政处分；构成犯罪的，依法追究刑事责任。

第六十六条 县级以上人民政府卫生行政部门违反本法规定，有下列情形之一的，由本级人民政府、上级人民政府卫生行政部门责令改正，通报批评；造成传染病传播、流行或者其他严重后果的，对负有责任的主管人员和其他直接责任人员，依法给予行政处分；构成犯罪的，依法追究刑事责任：

（一）未依法履行传染病疫情通报、报告或者公布职责，或者隐瞒、谎报、缓报传染病疫情的；

（二）发生或者可能发生传染病传播时未及时采取预防、控制措施的；

（三）未依法履行监督检查职责，或者发现违法行为不及时查处的；

（四）未及时调查、处理单位和个人对下级卫生行政部门不履行传染病防治职责的举报的；

（五）违反本法的其他失职、渎职行为。

第六十七条 县级以上人民政府有关部门未依照本法的规定履行传染病防治和保障职责的，由本级人民政府或者上级人民政府有关部门责令改正，通报批评；造成传染病传播、流行或者其他严重后果的，对负有责任的主管人员和其他直接责任人员，依法给予行政处分；构成犯罪的，依法追究刑事责任。

第六十八条 疾病预防控制机构违反本法规定，有下列情形之一的，由县级以上人民政府卫生行政部门责令限期改正，通报批评，给予警告；对负有责任的主管人员和其他直接责任人员，依法给予降级、撤职、开除的处分，并可以依法吊销有关责任人员的执业证书；构成犯罪的，依法追究刑事责任：

（一）未依法履行传染病监测职责的；

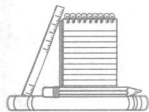

（二）未依法履行传染病疫情报告、通报职责，或者隐瞒、谎报、缓报传染病疫情的；

（三）未主动收集传染病疫情信息，或者对传染病疫情信息和疫情报告未及时进行分析、调查、核实的；

（四）发现传染病疫情时，未依据职责及时采取本法规定的措施的；

（五）故意泄露传染病患者、病原携带者、疑似传染病患者、密切接触者涉及个人隐私的有关信息、资料的。

第六十九条 医疗机构违反本法规定，有下列情形之一的，由县级以上人民政府卫生行政部门责令改正，通报批评，给予警告；造成传染病传播、流行或者其他严重后果的，对负有责任的主管人员和其他直接责任人员，依法给予降级、撤职、开除的处分，并可以依法吊销有关责任人员的执业证书；构成犯罪的，依法追究刑事责任：

（一）未按照规定承担本单位的传染病预防、控制工作、医院感染控制任务和责任区域内的传染病预防工作的；

（二）未按照规定报告传染病疫情，或者隐瞒、谎报、缓报传染病疫情的；

（三）发现传染病疫情时，未按照规定对传染病患者、疑似传染病患者提供医疗救护、现场救援、接诊、转诊的，或者拒绝接受转诊的；

（四）未按照规定对本单位内被传染病病原体污染的场所、物品以及医疗废物实施消毒或者无害化处置的；

（五）未按照规定对医疗器械进行消毒，或者对按照规定一次使用的医疗器具未予销毁，再次使用的；

（六）在医疗救治过程中未按照规定保管医学记录资料的；

（七）故意泄露传染病患者、病原携带者、疑似传染病患者、密切接触者涉及个人隐私的有关信息、资料的。

第七十条 采供血机构未按照规定报告传染病疫情，或者隐瞒、谎报、缓报传染病疫情，或者未执行国家有关规定，导致因输入血液引起经血液传播疾病发生的，由县级以上人民政府卫生行政部门责令改正，通报批评，给予警告；造成传染病传播、流行或者其他严重后果的，对负有责任的主管人员和其他直接责任人员，依法给予降级、撤职、开除的处分，并可以依法吊销采供血机构的执业许可证；构成犯罪的，依法追究刑事责任。

非法采集血液或者组织他人出卖血液的，由县级以上人民政府卫生行政部门予以取缔，没收违法所得，可以并处十万元以下的罚款；构成犯罪的，依法追究刑事责任。

第七十一条 国境卫生检疫机关、动物防疫机构未依法履行传染病疫情通报职责的，由有关部门在各自职责范围内责令改正，通报批评；造成传染病传播、流行或者其他严重后果的，对负有责任的主管人员和其他直接责任人员，依法给予降级、撤职、开除的处分；构成犯罪的，依法追究刑事责任。

第七十二条 铁路、交通、民用航空经营单位未依照本法的规定优先运送处理传染病疫情的人员以及防治传染病的药品和医疗器械的，由有关部门责令限期改正，给予警告；造成严重后果的，对负有责任的主管人员和其他直接责任人员，依法给予降级、撤职、开除的处分。

第七十三条 违反本法规定，有下列情形之一，导致或者可能导致传染病传播、流行的，由县级以上人民政府卫生行政部门责令限期改正，没收违法所得，可以并处五万元以下的罚款；已取得许可证的，原发证部门可以依法暂扣或者吊销许可证；构成犯罪的，依法追究刑事责任：

（一）饮用水供水单位供应的饮用水不符合国家卫生标准和卫生规范的；

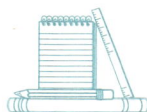

（二）涉及饮用水卫生安全的产品不符合国家卫生标准和卫生规范的；

（三）用于传染病防治的消毒产品不符合国家卫生标准和卫生规范的；

（四）出售、运输疫区中被传染病病原体污染或者可能被传染病病原体污染的物品，未进行消毒处理的；

（五）生物制品生产单位生产的血液制品不符合国家质量标准的。

第七十四条   违反本法规定，有下列情形之一的，由县级以上地方人民政府卫生行政部门责令改正，通报批评，给予警告，已取得许可证的，可以依法暂扣或者吊销许可证；造成传染病传播、流行以及其他严重后果的，对负有责任的主管人员和其他直接责任人员，依法给予降级、撤职、开除的处分，并可以依法吊销有关责任人员的执业证书；构成犯罪的，依法追究刑事责任：

（一）疾病预防控制机构、医疗机构和从事病原微生物实验的单位，不符合国家规定的条件和技术标准，对传染病病原体样本未按照规定进行严格管理，造成实验室感染和病原微生物扩散的；

（二）违反国家有关规定，采集、保藏、携带、运输和使用传染病菌种、毒种和传染病检测样本的；

（三）疾病预防控制机构、医疗机构未执行国家有关规定，导致因输入血液、使用血液制品引起经血液传播疾病发生的。

第七十五条   未经检疫出售、运输与人畜共患传染病有关的野生动物、家畜家禽的，由县级以上地方人民政府畜牧兽医行政部门责令停止违法行为，并依法给予行政处罚。

第七十六条   在国家确认的自然疫源地兴建水利、交通、旅游、能源等大型建设项目，未经卫生调查进行施工的，或者未按照疾病预防控制机构的意见采取必要的传染病预防、控制措施的，由县级以上人民政府卫生行政部门责令限期改正，给予警告，处五千元以上三万元以下的罚款；逾期不改正的，处三万元以上十万元以下的罚款，并可以提请有关人民政府依据职责权限，责令停建、关闭。

第七十七条   单位和个人违反本法规定，导致传染病传播、流行，给他人人身、财产造成损害的，应当依法承担民事责任。

第九章   附则

第七十八条   本法中下列用语的含义：

（一）传染病患者、疑似传染病患者：指根据国务院卫生行政部门发布的《中华人民共和国传染病防治法规定管理的传染病诊断标准》，符合传染病患者和疑似传染病患者诊断标准的人。

（二）病原携带者：指感染病原体无临床症状但能排出病原体的人。

（三）流行病学调查：指对人群中疾病或者健康状况的分布及其决定因素进行调查研究，提出疾病预防控制措施及保健对策。

（四）疫点：指病原体从传染源向周围播散的范围较小或者单个疫源地。

（五）疫区：指传染病在人群中暴发、流行，其病原体向周围播散时所能波及的地区。

（六）人畜共患传染病：指人与脊椎动物共同罹患的传染病，如鼠疫、狂犬病、血吸虫病等。

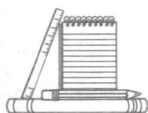

（七）自然疫源地：指某些可引起人类传染病的病原体在自然界的野生动物中长期存在和循环的地区。

（八）病媒生物：指能够将病原体从人或者其他动物传播给人的生物，如蚊、蝇、蚤类等。

（九）医源性感染：指在医学服务中，因病原体传播引起的感染。

（十）医院感染：指住院患者在医院内获得的感染，包括在住院期间发生的感染和在医院内获得出院后发生的感染，但不包括入院前已开始或者入院时已处于潜伏期的感染。医院工作人员在医院内获得的感染也属医院感染。

（十一）实验室感染：指从事实验室工作时，因接触病原体所致的感染。

（十二）菌种、毒种：指可能引起本法规定的传染病发生的细菌菌种、病毒毒种。

（十三）消毒：指用化学、物理、生物的方法杀灭或者消除环境中的病原微生物。

（十四）疾病预防控制机构：指从事疾病预防控制活动的疾病预防控制中心以及与上述机构业务活动相同的单位。

（十五）医疗机构：指按照《医疗机构管理条例》取得医疗机构执业许可证，从事疾病诊断、治疗活动的机构。

第七十九条　传染病防治中有关食品、药品、血液、水、医疗废物和病原微生物的管理以及动物防疫和国境卫生检疫，本法未规定的，分别适用其他有关法律、行政法规的规定。

第八十条　本法自 2004 年 12 月 1 日起施行。

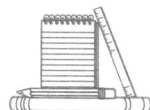

附录二

国家免疫规划疫苗儿童免疫程序表（2021年版）

可预防疾病	疫苗种类	英文缩写	剂量	接种途径	接种年龄														
					出生时	1月	2月	3月	4月	5月	6月	8月	9月	18月	2岁	3岁	4岁	5岁	6岁
乙型病毒性肝炎	乙肝疫苗	HepB	10μg或20μg	肌内注射	1	2					3								
结核病[1]	卡介苗	BCG	0.1mL	皮内注射	1														
脊髓灰质炎	脊灰灭活疫苗	IPV	0.5mL	肌内注射			1	2											
	脊灰减毒活疫苗	bOPV	1粒或2滴	口服					3								4		
百日咳、白喉、破伤风	百白破疫苗	DTaP	0.5mL	肌内注射				1	2	3				4					
	白破疫苗	DT	0.5mL	肌内注射															5
麻疹、风疹、流行性腮腺炎	麻腮风疫苗	MMR	0.5mL	皮下注射								1		2					
流行性乙型脑炎[2]	乙脑减毒活疫苗	JE-L	0.5mL	皮下注射								1			2				
	乙脑灭活疫苗	JE-I	0.5mL	肌内注射								1、2			3				
流行性脑脊髓膜炎	A群流脑多糖疫苗	MPSV-A	0.5mL	皮下注射							1		2						
	A群C群流脑多糖疫苗	MPSV-AC	0.5mL	皮下注射												3			4
甲型病毒性肝炎[3]	甲肝减毒活疫苗	HepA-L	0.5 mL或1.0mL	皮下注射										1					
	甲肝灭活疫苗	HepA-I	0.5mL	肌内注射										1	2				

注：1. 主要指结核性脑膜炎、粟粒性肺结核等。

2. 选择乙脑减毒活疫苗接种时，采用两剂次接种程序。选择乙脑灭活疫苗接种时，采用四剂次接种程序；乙脑灭活疫苗第1、2剂间隔7～10天。

3. 选择甲肝减毒活疫苗接种时，采用一剂次接种程序。选择甲肝灭活疫苗接种时，采用两剂次接种程序。

附录三

传染病相关纪念日简介

序号	纪念日名称	时间	简介
1	世界防治麻风病日	1月最后一个星期日	世界防治麻风病日是1953年发起并经由世界卫生组织确立的节日，世界上许多国家都在这一天举行各种形式的活动，目的是调动社会各种力量来帮助麻风病患者克服生活和工作上的困难，获得更多的权利
2	全国爱肝日	3月18日	每年3月18日是全国爱肝日，是由原卫生部发起的一项旨在提高全民的爱肝、护肝意识的宣传活动日，提高全民的身体素质。自2001年起每年选一个主题，开展肝脏为主题的健康与疾病相关的宣传活动
3	世界肝炎日	7月28日	为了加强病毒性肝炎的防治工作，世界卫生大会决定将每年的7月28日设为世界肝炎日，并且从2011年开始首次庆祝
4	世界防治结核病日	3月24日	1995年世界卫生组织将每年的3月24日确定为世界防治结核病日，是为了纪念1882年德国微生物学家罗伯特·科霍向一群德国柏林医生发表他对结核病病原菌的发现，以提醒公众加深对结核病的认识
5	世界防治疟疾日	4月25日	世界防治疟疾日由世界卫生大会在2007年5月第60届会议上设立，旨在推动全球进行疟疾防治。2008年4月25日为首个世界疟疾日。我国结合实际情况，决定将每年4月26日定为"全国疟疾日"
6	世界艾滋病日	12月1日	为提高人们对艾滋病的认识，世界卫生组织于1988年1月将每年的12月1日定为世界艾滋病日，是因为第一个艾滋病病例是1981年此日诊断出来的。号召世界各国和国际组织在这一天举办相关活动，宣传和普及预防艾滋病的知识。世界艾滋病日的标志是红丝带
7	世界狂犬病日	9月28日	第一个"世界狂犬病日"是2007年9月28日。在国际狂犬病控制联盟的倡议下，世界卫生组织、世界动物卫生组织及美国疾病预防控制中心等共同发起并作出决定，将每年的9月28日正式设立为世界狂犬病日
8	全国儿童预防接种日	4月25日	1986年6月20日，经国务院批准，由卫生部、国家教育委员会等多个部委联合发布通知，成立全国儿童计划免疫工作协调小组，每年4月25日开展全国儿童预防接种日活动
9	全球洗手日	10月15日	全球洗手日是促进用肥皂洗手公私伙伴组织发起的，号召全世界各国从2008年起，每年10月15日开展用肥皂洗手活动。世界卫生组织在2005年倡导，目的是呼吁全世界通过"洗手"这个简单但重要的动作，加强卫生意识，防止感染传染病
10	世界水日	3月22日	世界水日宗旨是唤起公众的节水意识，加强水资源保护。1977年召开的"联合国水事会议"，向全世界发出严重警告：水不久将成为一个深刻的社会危机，石油危机之后的下一个危机便是水。1993年1月18日，第四十七届联合国大会作出决议，确定每年的3月22日为世界水日
11	饮水卫生宣传周	5月第三周	2012年1月10日，卫生部印发《关于加强饮用水卫生监督监测工作的指导意见》，确定每年5月第三周为饮用水卫生宣传周，引导群众科学认识和正确对待饮用水卫生安全问题

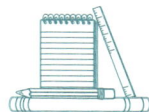

续表

序号	纪念日名称	时间	简介
12	爱国卫生月	每年4月	1989年，国务院发布了《国务院关于加强爱国卫生工作的决定》。要求各级政府要把爱国卫生工作纳入社会发展规划，使卫生条件的改善及卫生水平的提高与四化建设同步发展。全国爱国卫生运动委员会第八次委员会扩大会议确定，自1989年起，每年4月为爱国卫生月
13	世界卫生日	4月7日	1948年，第1届世界卫生大会要求建立"世界卫生日"以纪念世界卫生组织的诞生。自1950年以来，每年于4月7日庆祝世界卫生日，旨在引起世界各国人民对卫生、健康工作的关注，提高人们对卫生领域的认识
14	食品安全宣传周	6月第三周	《食品安全宣传教育工作纲要（2011—2015年）》确定每年6月第三周为食品安全宣传周，在全国范围内集中开展形式多样、内容丰富、声势浩大的食品安全主题宣传活动
15	世界肠道健康日	5月29日	1958年5月29日，世界胃肠病学组织（WGO）创始人Henry Cohen博士提出，5月29日这一天，将永久成为"世界肠道健康日"，2005年5月29日，WGO的研究人员与来自世界各地的胃肠道学者齐聚一堂，举行了第一次肠道健康研讨会。5年后，中国食品科学技术学会（CIFST）于北京召开的第五届"乳酸菌与健康"国际研讨会上，由养乐多将"世界肠道健康日"这个概念引入中国，旨在提升公众的肠道健康意识
16	全民健康生活方式行动日	9月1日	2007年9月1日，卫生部疾病预防控制局、全国爱国卫生运动委员会办公室和中国疾病预防控制中心发起了以"和谐我生活，健康中国人"为主题，以"我行动，我健康，我快乐"为口号的全民健康生活方式行动，并确定每年的9月1日为全民健康生活方式行动日
17	世界强化免疫日	12月15日	世界强化免疫日是1988年第41届世界卫生组织大会确定并实行的，其主要为消灭脊髓灰质炎而设立。这主要是因为人是脊髓灰质炎病毒的唯一感染者，强化免疫是消灭脊髓灰质炎的重要措施，其目的是通过免疫高危险年龄组0~4岁的每个儿童，尽可能快速阻断脊髓灰质炎地方性流行

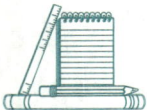

附录四

人感染禽流感诊疗方案（2024 年版）

人感染禽流感（Human infection with avian influenza）是由禽流感病毒中某些亚型（如 H5、H6、H7、H9 及 H10 等亚型病毒中的一些毒株）感染人所引起的急性呼吸道传染病，临床症状因感染病毒的亚型不同而异，重症病例可出现急性呼吸窘迫综合征（ARDS）和多器官功能衰竭，甚至死亡。全球每年均有人感染禽流感病例发生，为规范人感染禽流感的诊治，实现对病例的早发现、早治疗，减少重症和死亡，在《人禽流感诊疗方案（2005 版修订版）》和《人感染 H7N9 禽流感诊疗方案（2017 年第 1 版）》基础上，结合国内外研究进展和诊疗经验，制订本诊疗方案。

一、病原学

禽流感病毒属正黏病毒科（Orthomyxovirus）甲型（A 型）流感病毒属，病毒粒子呈多形性，其中球形直径为 80~120nm，有囊膜。基于囊膜血凝素（H）和神经氨酸酶（N）抗原性不同，分成不同 H 亚型和 N 亚型。基因组为分节段的单股负链 RNA。至今发现能感染人的禽流感病毒亚型有 H3N8、H5N1、H5N2、H5N6、H5N8、H6N1、H7N2、H7N3、H7N4、H7N5、H7N7、H7N9、H9N2、H10N3、H10N5、H10N7、H10N8 等。

禽流感病毒对乙醚、氯仿、丙酮等有机溶剂均敏感。常用消毒剂（如氧化剂、含氯消毒剂和碘剂）、紫外线等均可迅速破坏其感染性。65℃加热 30 分钟或 100℃ 2 分钟可灭活。

二、流行病学

人感染禽流感全年均可发生，冬春季多发。

（一）传染源
主要为病或死禽和携带禽流感病毒的健康禽类，也可以为携带禽流感病毒的猪、牛等哺乳动物，感染禽流感病毒的人或其他动物也是可能的传染源。

（二）传播途径
1. 呼吸道传播　吸入含有禽流感病毒颗粒的飞沫或气溶胶感染。

2. 接触传播　通过接触感染的禽、其他动物或其分泌物、排泄物，或接触被病毒污染的环境或物品感染。

（三）易感人群
人群普遍缺乏对禽流感病毒的预存免疫，但由于禽流感病毒具有较严格的宿主特异性，一

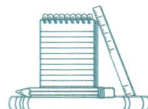

般认为人群对禽流感病毒不易感，仅可造成少数个体暴露后感染和发病，特别是从事家禽养殖、运输、加工、交易等人群。

三、发病机制及病理改变

（一）发病机制

H5、H7 亚型禽流感病毒血凝素主要识别 α-2,3 唾液酸受体（主要分布在人下呼吸道），H9N2 亚型禽流感病毒主要识别 α-2,6 唾液酸受体，部分 H7、H10 和 H3 亚型禽流感病毒具有 α-2,3 和 α-2,6 唾液酸受体双结合特性。病毒可通过细胞内吞作用进入下呼吸道黏膜上皮细胞和 Ⅱ 型肺泡上皮细胞，并在细胞核内进行转录和复制，形成子代病毒并感染其他细胞，感染严重者可诱发细胞因子风暴（如 IL-6、IL-8、IL-10、TNF-α、IFN-α、IFN-β、IFN-γ、CXCL9、CXCL10 和 CCL-2 等明显升高），导致全身炎症反应，造成广泛组织和器官损伤，可出现 ARDS、休克、脑病及多器官功能不全等。

（二）病理改变

靶细胞主要是 Ⅱ 型肺泡上皮细胞。肺炎患者急性期肺部可见弥漫性肺泡上皮损伤，支气管黏膜坏死，肺泡内淋巴细胞浸润，可见散在出血灶、肺不张和肺透明膜形成，后期可见纤维组织增生。

四、临床表现和实验室检查

（一）临床表现

潜伏期为 1~7 天，个别可达 12 天以上。

临床表现因感染不同亚型禽流感病毒而异。常表现为发热，体温可达 39℃ 以上，伴咳嗽、头痛、肌肉酸痛，还可伴有恶心、腹痛、腹泻等消化道症状。重症病例进展迅速，多在发病 5~7 天出现肺炎，多有中至重度 ARDS，部分出现休克、急性肾损伤、横纹肌溶解、弥漫性血管内凝血、Reye 综合征、急性坏死性脑病、细菌或真菌感染等并发症。轻者表现为上呼吸道感染症状，如鼻塞、流涕、咽痛、咳嗽等，或仅表现为结膜炎。

人感染禽流感的预后与感染病毒的亚型有关，感染 H5N1、H5N6、H7N9 和 H10N8 者预后较差，病死率可达 40% 以上，还与患者年龄、基础疾病、并发症等有关。

（二）实验室检查

1. 血常规：白细胞总数一般正常或降低，重症患者白细胞、淋巴细胞和血小板减少。

2. 血生化：血清氨基转移酶升高（AST 较 ALT 升高更为明显）、乳酸脱氢酶、肌酐、C 反应蛋白、乳酸等升高，少数患者肌酸激酶、肌红蛋白升高、白蛋白明显下降。

3. 动脉血气分析：ARDS 患者血氧分压、血氧饱和度、氧合指数下降，酸碱失衡。

4. 影像学检查：

肺炎患者肺部出现弥漫性、多灶性或斑片状浸润影，也可表现为节段性或小叶实变和间质性浸润。重症者可在短时间快速进展为双肺多叶段弥漫性磨玻璃影和实变，病变内可见"空气支气管征"，可合并胸腔积液。

出现急性坏死性脑病时，CT 或 MRI 可见对称性、多灶性脑损伤，包括双侧丘脑、脑室周围白质、内囊、壳核、脑干被盖上部（第四脑室、中脑水管腹侧）和小脑髓质等。

5. 病原学和血清学检查：核酸检测和病毒分离常用标本为鼻咽拭子、咽拭子、痰、气管抽取物、肺泡灌洗液和支气管灌洗液等呼吸道标本。

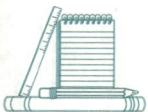

（1）呼吸道标本中检测到禽流感病毒特异性核酸。

（2）培养分离到禽流感病毒，并经亚型鉴定确认。

（3）血清禽流感病毒 IgG 抗体由阴性转为阳性或恢复期血清 IgG 抗体滴度比急性期升高 4 倍及以上。

五、诊断

应结合流行病学史、临床表现和实验室检测结果进行综合判断：

1. 疑似病例：具备上述临床表现者，同时具备以下流行病学史中任何 1 项。

（1）发病前 14 天内，接触或处理过禽（尤其是病 / 死禽）及未经熟制加工的禽 / 蛋制品，或暴露于被禽的排泄物和分泌物污染的物品或环境。

（2）发病前 14 天内，曾经到过有活禽交易和 / 或宰杀的场所。

（3）发病前 14 天内，与人感染禽流感疑似或实验室确诊病例有过密切接触，包括共同生活、居住或陪护等。

（4）发病前 14 天内，居住、生活、工作或到访过的地区曾出现异常病 / 死禽；

（5）高危职业史：从事禽类饲养、贩卖、屠宰、加工、诊治等工作的职业人员；可能暴露于禽流感病毒或潜在感染性材料的实验室职业人员；未采取有效的个人防护措施，处置动物禽流感疫情的人员；未采取有效的个人防护措施，诊治、护理、调查、处置人感染禽流感疑似或实验室确诊病例的医疗卫生专业人员。

2. 确诊病例：符合疑似病例者，且具备病原学和血清学检查阳性结果中任何 1 项。

（1）禽流感病毒特异性核酸阳性。

（2）培养分离出禽流感病毒，并经亚型鉴定确认。

（3）血清禽流感病毒 IgG 抗体阳转或恢复期较急性期滴度呈 4 倍及以上升高。

六、重型与危重型病例

（一）重型

1. 成人符合下列任何 1 条：

（1）出现气促，呼吸频率（RR）≥ 30 次 / 分。

（2）静息状态下，吸空气时指氧饱和度 ≤ 93%。

（3）动脉血氧分压（PaO_2）/ 吸氧浓度（FiO_2）≤ 300mmHg（1mmHg=0.133kPa）。高海拔（海拔超过 1000m）地区应根据以下公式对 PaO_2/FiO_2 进行校正：PaO_2/FiO_2×［760/ 大气压（mmHg）］。

（4）临床症状进行性加重，肺部影像学显示 24～48 小时病灶明显进展 > 50% 者。

（5）严重呕吐、腹泻，出现脱水表现。

2. 儿童符合下列任何一条：

（1）持续高热超过 3 天。

（2）出现气促（< 2 月龄，RR ≥ 60 次 / 分；2～12 月龄，RR ≥ 50 次 / 分；1～5 岁，RR ≥ 40 次 / 分；> 5 岁，RR ≥ 30 次 / 分），除外发热和哭闹的影响。

（3）静息状态下，吸空气时指氧饱和度 ≤ 93%。

（4）出现辅助呼吸（鼻翼扇动、三凹征）；

（5）出现嗜睡、惊厥；

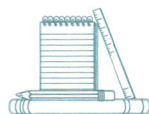

（6）拒食或喂养困难，有脱水征。

（二）危重型

符合以下情况之一者：

1. 出现呼吸衰竭，且需要机械通气。

2. 出现休克。

3. 急性坏死性脑病。

4. 合并其他器官功能衰竭需 ICU 监护治疗。

七、鉴别诊断

1. 主要与季节性流感病毒、腺病毒、呼吸道合胞病毒、冠状病毒、肺炎支原体等其他病原体引起的呼吸道感染相鉴别，相应病原学检查阳性可鉴别。

2. 伴有腹泻等消化道症状者应与腺病毒、轮状病毒、诺如病毒等病原体引起的感染性腹泻相鉴别，相应病原学检查阳性可鉴别。

3. 伴有脑炎等脑病表现者应及时行脑脊液检查，并与其他病毒性脑炎如流行性乙型脑炎、单纯疱疹病毒脑炎、肠道病毒感染所致脑炎脑膜炎等相鉴别，相应病原学检查阳性可鉴别。

4. 伴有血小板降低表现者应与发热伴血小板减少综合征等相鉴别，大别班达病毒等核酸检测或特异性抗体阳性可鉴别。

八、治疗

（一）一般治疗

1. 按呼吸道传染病要求隔离治疗，疑似病例应单间隔离，相同亚型确诊病例可安置在同一间病房隔离治疗。

2. 保证充分营养摄入，注意水、电解质平衡，维持内环境稳定。高热者物理降温，合理选用退热药物，儿童忌用阿司匹林或含阿司匹林药物以及其他水杨酸制剂。咳嗽咳痰严重者给予祛痰药物。

3. 密切监测生命体征，特别是静息和活动后的指氧饱和度等。对基础疾病相关指标进行监测。

4. 根据病情进行必要的检查，如血常规、尿常规、C 反应蛋白、生化指标（肝酶、心肌酶、肾功能、肌酸激酶等）、凝血功能、动脉血气分析、胸部影像学等。

5. 根据病情给予规范氧疗措施，包括鼻导管、面罩给氧和经鼻高流量氧疗（HFNC）。

6. 抗菌药物治疗：有继发细菌感染征象时方可使用抗菌药物，应避免盲目或不恰当使用抗菌药物，尤其是联合使用广谱抗菌药物。

7. 有基础疾病者给予相应治疗。

（二）抗病毒治疗

对疑似病例应尽早经验性给予抗流感病毒治疗，不必等待病毒检测结果。发病 48 小时内进行抗病毒治疗可减少并发症、降低病死率、缩短住院时间；发病时间超过 48 小时的患者依然可从抗病毒治疗中获益。

1. 神经氨酸酶抑制剂

（1）奥司他韦（胶囊/颗粒）：成人剂量每次 75mg，每日 2 次。1 岁以下儿童推荐剂量：0～8 月龄，每次 3.0mg/kg，每日 2 次；9～11 月龄，每次 3.5mg/kg，每日 2 次。1 岁及以上年龄

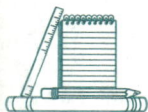

儿童推荐剂量：体重不足 15kg 者，每次 30mg，每日 2 次；体重 15~23kg 者，每次 45mg，每日 2 次；体重 23~40kg 者，每次 60mg，每日 2 次；体重大于 40kg 者，每次 75mg，每日 2 次。疗程 5 天，重症患者疗程可适当延长。肾功能不全者要根据肾功能调整剂量。

（2）扎那米韦（吸入喷雾剂）：适用于成人及 7 岁以上青少年，用法每次 10mg，每天 2 次（间隔 12 小时），疗程 5 天。原有哮喘或其他慢性呼吸道疾病患者不推荐使用吸入性扎那米韦。不推荐扎那米韦吸入粉剂用雾化器或机械通气装置给药。

（3）帕拉米韦：成人用量为 300~600mg，小于 30 天新生儿 6mg/kg，31~90 天婴儿 8mg/kg，91 天至 17 岁儿童 10mg/kg，静脉滴注，每日 1 次，1~5 天，重症患者疗程可适当延长。

2. RNA 聚合酶抑制剂

（1）玛巴洛沙韦：适用于 ≥ 5 岁儿童及成人，单剂次口服，体重 20~80kg 的剂量为 40mg，体重 ≥ 80kg 的剂量为 80mg。

（2）法维拉韦：适用于成人，口服，第 1 天，每次 1600mg，每日 2 次；第 2~5 天，每次 600mg，每日 2 次。

3. 血凝素抑制剂

阿比多尔：适用于成人，口服。用量为每次 200mg，每日 3 次，疗程 5 天。目前甲型流感病毒对金刚烷胺（Amantadine）和金刚乙胺（Rimantadine）耐药，不建议使用。

（三）重型、危重型治疗

1. 治疗原则：在上述治疗的基础上，积极防治并发症，治疗基础疾病，预防继发感染，及时进行器官功能支持。

2. 呼吸支持

（1）鼻导管或面罩吸氧：PaO_2/FiO_2 低于 300mmHg 的重型患者立即给予氧疗。

（2）经鼻高流量氧疗或无创通气：PaO_2/FiO_2 低于 200mmHg 应给予 HFNC 或无创通气（NIV），无禁忌证的情况下，建议同时实施俯卧位通气，即清醒俯卧位通气，俯卧位治疗时间每天应大于 12 小时。

（3）有创机械通气：一般情况下，PaO_2/FiO_2 低于 150mmHg，特别是吸气努力明显增强的患者，应考虑气管插管，给予有创机械通气，实施肺保护性机械通气策略。对于中重度 ARDS 患者，或有创机械通气 FiO_2 高于 50% 时，可采用肺复张治疗，并根据肺复张的反应性，决定是否反复实施肺复张手法。

（4）气道管理：加强气道湿化，建议采用主动加热湿化器；建议使用密闭式吸痰，必要时气管镜吸痰；积极进行气道廓清治疗，如振动排痰、高频胸廓振荡、体位引流等；在氧合及血流动力学稳定的情况下，尽早开展被动及主动活动，促进痰液引流及肺康复。

（5）体外膜肺氧合（ECMO）：ECMO 启动时机：在最优的机械通气条件下（$FiO_2 \geq 80\%$，潮气量为 6mL/kg 理想体重，$PEEP \geq 5cmH_2O$，且无禁忌证），且保护性通气和俯卧位通气效果不佳，并符合以下之一，应尽早考虑评估实施 ECMO：

① $PaO_2/FiO_2 < 50mmHg$ 超过 3 小时；

② $PaO_2/FiO_2 < 80mmHg$ 超过 6 小时；

③动脉血 $pH < 7.25$ 且 $PaCO_2 > 60mmHg$ 超过 6 小时，且呼吸频率 > 35 次/分；

④ RR > 35 次/分时，动脉血 $pH < 7.2$ 且平台压 > 30cmH_2O。符合 ECMO 指征，且无禁忌证的危重型患者，应尽早启动 ECMO 治疗。

3. 循环支持：危重型患者可合并休克，应在充分液体复苏的基础上，合理使用血管活性药

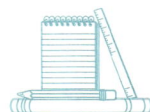

物，密切监测患者血压、心率和尿量的变化，以及乳酸和剩余碱。必要时进行血流动力学监测。

4. 急性肾损伤和肾替代治疗：危重型患者可合并急性肾损伤，应积极寻找病因，如低灌注和药物等因素。在积极纠正病因的同时，注意维持水、电解质、酸碱平衡。连续性肾替代治疗（CRRT）的指征包括：①高钾血症；②严重酸中毒；③利尿剂无效的肺水肿或水负荷过多。

（四）中医治疗

本病属于中医"疫病"范畴，初期邪毒犯肺多见卫气同病，表现为高热、咳嗽；快速进展为重症，疫毒壅肺，耗伤元气，表现为喘憋、气促，或伴痰中带血；继而毒热内陷、内闭外脱、化源竭绝，表现为四肢厥冷、喘脱。本病恢复期多表现为余热未尽，气虚阴伤。

1. 初期——毒热犯肺，卫气同病

临床症状：发热，或伴微恶风寒，汗少或无汗，咳嗽，少痰，或伴咽干、咽痛，肌肉疼痛。舌红苔薄，脉滑数。

治则治法：清热解毒，宣肺透邪。

推荐方剂：银翘散、升降散、麻杏石甘汤。

常用药物：金银花 10g，连翘 10g，荆芥 10g，蝉蜕 10g，炙麻黄 5g，杏仁 9g，生石膏 30g（先煎），芦根 30g，桔梗 6g，生大黄 3g，薄荷 6g（后下），生甘草 5g。

煎服法：水煎服，日 1 剂，必要时一日可用 2 剂，每 4~6 小时口服 1 次。

加减法：舌苔厚腻者，加苍术、藿香；乏力、气促者，加用人参。

推荐中成药：金花清感颗粒、疏风解毒胶囊等，儿童可选用金莲清热泡腾片、小儿豉翘颗粒等。

2. 进展期——疫毒壅肺，耗伤元气

临床症状：持续发热，或壮热不退，咳嗽，乏力，喘憋气促，或伴痰中带血，舌质红或暗红，苔黄或腻，脉数。

治则治法：泻肺通腑，益气解毒。

推荐方剂：宣白承气汤、葶苈大枣泻肺汤、生脉散。

常用药物：全瓜蒌 30g，生大黄 6g，金银花 15g，葶苈子 15g，炙麻黄 6g，生石膏 30g（先煎），赤芍 15g，人参 10g，麦冬 15g，生甘草 5g。

煎服法：水煎服，日 1 剂，必要时 2 剂，每 4~6 小时口服或鼻饲一次。

加减法：烦躁、神昏者，上方送服安宫牛黄丸；痰中带血重者加仙鹤草、三七粉。

推荐中成药：痰热清注射液、血必净注射液、热毒宁注射液、喜炎平注射液、生脉注射液等。

3. 危重期——毒热内陷，内闭外脱

临床症状：高热不退，烦躁不宁，神识昏蒙，唇甲青紫，呼吸浅促，胸腹灼热，四末不温或厥逆，腹胀尿少，舌淡暗，苔白腻，脉微欲绝。

治则治法：回阳固脱，解毒开窍。

参考方剂：参附汤、茯苓四逆汤、安宫牛黄丸。

常用药物：人参 20g，炮附子 10g（先煎），山萸肉 30g，炙甘草 15g，干姜 10g，茯苓 20g。

煎服法：水煎，加用安宫牛黄丸后，每次鼻饲 30~50mL，每 2~3 小时 1 次，或每小时 30mL 胃肠泵入或结肠滴注。

推荐中成药：参附注射液、生脉注射液、参麦注射液、血必净注射液、痰热清注射液。

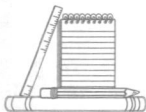

4.恢复期——余热未尽，气虚阴伤

临床症状：神倦乏力，气短，咳嗽迁延，干咳或痰少，食欲不振，舌暗红，苔薄白或黄，脉细。

治则治法：清解余热，益气养阴。

推荐方剂：沙参麦门冬汤、生脉散、六君子汤。

常用药物：太子参 20g，麦冬 15g，北沙参 15g，茯苓 15g，炒杏仁 10g，生麦芽 15g，芦根 20g，炒白术 15g，生甘草 5g。

煎服法：水煎服，日 1 剂。

九、医院感染控制措施

（一）按照标准预防原则，采取经空气传播疾病的隔离与预防措施，根据诊疗、护理操作可能造成的传播风险选择个人防护准备。

（二）加强病房通风，并做好诊室、病房、办公室和值班室等区域物体表面的清洁和消毒。

（三）按照要求规范处理医疗废物，患者转出或离院后进行终末消毒。

十、预防

避免接触生病或死亡动物，包括野生鸟类，与动物或其环境接触应做好个人防护和手卫生；保持良好饮食习惯，生熟分开，生肉煮熟后食用；不要购买活禽，鼓励购买集中宰杀处理好的冷鲜或冰鲜禽。若有发热等不适症状，应尽快就诊，并告知接诊医生发病前有无禽类接触史或是否去过活禽市场。

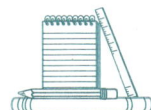

附录五

甲型 H1N1 流感医院感染控制技术指南（2009 年修订版）

为进一步指导医疗机构做好甲型 H1N1 流感医院感染的预防与控制工作，减少和避免甲型 H1N1 流感在医疗机构内的交叉感染，规范医务人员的防护行为，根据甲型 H1N1 流感流行病学的特点和疫情进展情况，特制定本技术指南。

一、基本要求

（一）医疗机构应当加强对医务人员甲型 H1N1 流感防治知识的培训，提高早发现、早诊断、早报告、早隔离、早治疗的能力。

（二）指定医疗机构应在易于隔离的地方设立相对独立的发热门（急）诊、隔离留观室，定点收治甲型 H1N1 流感患者的医疗机构应当设立专门病区，环境布局符合隔离要求。

（三）医疗机构应当根据甲型 H1N1 流感的流行病学特点，针对传染源、传播途径和易感人群这三个环节，制定相应的工作制度，建立并落实岗位责任制。

（四）医疗机构应当重视和加强消毒隔离和防护工作，采取切实可行的措施，确保消毒隔离和个人防护等措施落实到位，保证工作效果。

二、隔离技术

（一）隔离的原则

1. 对甲型 H1N1 流感疑似患者和确诊患者应当及时采取隔离措施，甲型 H1N1 流感疑似患者和确诊患者应当分开安置，疑似患者进行单间隔离；确诊患者可以同时置于多人房间，床间距＞1m。患者的活动应尽量限制在隔离病房内，原则上不设陪护。与患者相关的诊疗活动尽量在病区内进行。

2. 根据甲型 H1N1 流感的传播途径，在实施标准预防的基础上，采取飞沫隔离与接触隔离措施。具体措施包括：

（1）应将患者安置在具备有效通风条件的隔离病房内。

（2）隔离病房的门必须随时保持关闭。

（3）隔离病房应设有专用的卫生间、洗手池。

（4）用于疑似患者的听诊器、温度计、血压计等医疗器具实行专人专用。非专人专用的医疗器具在用于其他患者前，应当进行彻底清洁和消毒。

（5）隔离病房配置消毒剂。

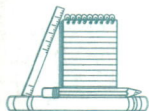

（6）隔离病房应当设立明确的标识。

3. 对患者应当进行培训和指导。具体内容包括：

（1）病情允许时，患者应当佩戴外科口罩。

（2）在咳嗽或者打喷嚏时用卫生纸遮掩口鼻，然后将卫生纸丢入医疗废物容器。

（3）在接触呼吸道分泌物后应当使用清洁剂洗手或者使用消毒剂消毒双手。

4. 指定医疗机构根据实际工作条件设置隔离病区。具体要求包括：

（1）将整个病区分为清洁区、潜在污染区和污染区。清洁区包括医务人员的值班室、卫生间、男女更衣室、浴室，以及储物间、配餐间等，潜在污染区包括医务人员的办公室、治疗室、护士站、内走廊等，污染区包括病室、处置室、污物间等。

（2）在清洁区和潜在污染区、潜在污染区和污染区之间应当分别设立缓冲间，并有实际的隔离屏障（如隔离门）。

（3）分别设立医务人员和患者的专用通道。

（4）个人防护用品置于不同区域，医务人员在不同区域穿戴和脱摘相应的防护用品。

（5）整个病区应当通风良好，保证空气流向从清洁区→潜在污染区→污染区，不能逆流。

（二）不同部门的隔离措施

1. 发热门（急）诊：医疗机构应当按规定设立发热门（急）诊，建立预检分诊制度，及时引导相关患者到发热门（急）诊就诊。发热门（急）诊应采取如下措施：

（1）独立设区，出入口与普通门（急）诊分开，标识明显。

（2）候诊区应当通风，其空间应能够满足患者候诊需要。

（3）有备用诊室。

（4）设隔离卫生间。

（5）设独立挂号、就诊、药房等部门。

（6）发热和急性呼吸道症状患者应当戴外科口罩，在咳嗽或打喷嚏时用卫生纸遮掩口鼻，然后将卫生纸丢入医疗废物容器。

（7）医务人员近距离接触（距离＜1m）发热和急性呼吸道症状患者，应采用"标准预防＋飞沫传播预防"的措施；患者应当戴外科口罩。

2. 隔离留观室

（1）独立设区，标识明显。

（2）疑似患者单间隔离，房间内设卫生间。

（3）患者病情允许时，戴外科口罩，并限制在留观室内活动。

（三）收治甲型 H1N1 流感患者定点医院的隔离措施

1. 通风良好，独立设区，与其他病区相隔离，有明显标识。

2. 分清洁区、潜在污染区、污染区，三区无交叉。

3. 分别设置医务人员和患者专用通道。

4. 疑似患者单间隔离，房间内设卫生间。

5. 患者戴外科口罩，原则上患者的活动限制在病房内。

6 严格探视制度，不设陪护。若必须探视时，探视者应严格按照规定做好个人防护。

三、防护技术

医务人员防护原则、常用防护用品及医务人员的防护措施基本同第一章第七节"传染病医

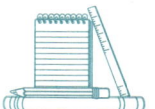

护人员的职业防护"中的相关内容。

四、医务人员的健康管理

1. 医务人员在接诊、救治和护理甲型 H1N1 流感疑似病例或确诊病例时，应做好个人防护。

2. 可根据实际需要，为医务人员接种季节性流感疫苗和甲型 H1N1 流感疫苗。

3. 在发热门诊和隔离病房工作的医务人员要每日接受体温监测和流感样症状排查。

4. 医务人员出现发热或流感样症状时，要及时报告医院感染管理部门并接受排查，被诊断为甲型 H1N1 流感疑似病例或确诊病例的医务人员，应立即接受隔离治疗。

5. 医疗机构应当合理安排医务人员的工作，避免过度劳累，并及时对其健康情况进行监测。

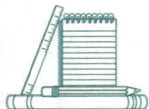

全国中医药行业职业教育"十四五"规划教材

教材目录

注：凡标☆者为"十四五"职业教育国家规划教材。

序号	书　名	主　编		主编所在单位	
1	医古文	刘庆林	江　琼	湖南中医药高等专科学校	江西中医药高等专科学校
2	中医药历史文化基础	金　虹		四川中医药高等专科学校	
3	医学心理学	范国正		娄底职业技术学院	
4	中医适宜技术	肖跃红		南阳医学高等专科学校	
5	中医基础理论	陈建章	王敏勇	江西中医药高等专科学校	邢台医学院
6	中医诊断学	王农银	徐宜兵	遵义医药高等专科学校	江西中医药高等专科学校
7	中药学	李春巧	林海燕	山东中医药高等专科学校	滨州医学院
8	方剂学	姬水英	张　尹	渭南职业技术学院	保山中医药高等专科学校
9	中医经典选读	许　海	姜　侠	毕节医学高等专科学校	滨州医学院
10	卫生法规	张琳琳	吕　慕	山东中医药高等专科学校	山东医学高等专科学校
11	人体解剖学	杨　岚	赵　永	成都中医药大学	毕节医学高等专科学校
12	生理学	李开明	李新爱	保山中医药高等专科学校	济南护理职业学院
13	病理学	鲜于丽	李小山	湖北中医药高等专科学校	重庆三峡医药高等专科学校
14	药理学	李全斌	卫　昊	湖北中医药高等专科学校	陕西中医药大学
15	诊断学基础	杨　峥	姜旭光	保山中医药高等专科学校	山东中医药高等专科学校
16	中医内科学	王　飞	刘　菁	成都中医药大学	山东中医药高等专科学校
17	西医内科学	张新鹏	施德泉	山东中医药高等专科学校	江西中医药高等专科学校
18	中医外科学☆	谭　工	徐迎涛	重庆三峡医药高等专科学校	山东中医药高等专科学校
19	中医妇科学	周惠芳		南京中医药大学	
20	中医儿科学	孟陆亮	李　昌	渭南职业技术学院	南阳医学高等专科学校
21	西医外科学	王龙梅	熊　炜	山东中医药高等专科学校	湖南中医药高等专科学校
22	针灸学☆	甄德江	张海峡	邢台医学院	渭南职业技术学院
23	推拿学☆	涂国卿	张建忠	江西中医药高等专科学校	重庆三峡医药高等专科学校
24	预防医学☆	杨柳清	唐亚丽	重庆三峡医药高等专科学校	广东江门中医药职业学院
25	经络与腧穴	苏绪林		重庆三峡医药高等专科学校	
26	刺法与灸法	王允娜	景　政	甘肃卫生职业学院	山东中医药高等专科学校
27	针灸治疗☆	王德敬	胡　蓉	山东中医药高等专科学校	湖南中医药高等专科学校
28	推拿手法	张光宇	吴　涛	重庆三峡医药高等专科学校	河南推拿职业学院
29	推拿治疗	唐宏亮	汤群珍	广西中医药大学	江西中医药高等专科学校

序号	书名	主编		主编所在单位	
30	小儿推拿	吕美珍	张晓哲	山东中医药高等专科学校	邢台医学院
31	中医学基础	李勇华	杨频	重庆三峡医药高等专科学校	甘肃卫生职业学院
32	方剂与中成药☆	王晓戎	张彪	安徽中医药高等专科学校	遵义医药高等专科学校
33	无机化学	叶国华		山东中医药高等专科学校	
34	中药化学技术	方应权	赵斌	重庆三峡医药高等专科学校	广东江门中医药职业学院
35	药用植物学☆	汪荣斌		安徽中医药高等专科学校	
36	中药炮制技术☆	张昌文	丁海军	湖北中医药高等专科学校	甘肃卫生职业学院
37	中药鉴定技术☆	沈力	李明	重庆三峡医药高等专科学校	济南护理职业学院
38	中药制剂技术	吴杰	刘玉玲	南阳医学高等专科学校	娄底职业技术学院
39	中药调剂技术	赵宝林	杨守娟	安徽中医药高等专科学校	山东中医药高等专科学校
40	药事管理与法规	查道成	黄娇	南阳医学高等专科学校	重庆三峡医药高等专科学校
41	临床医学概要	谭芳	向军	娄底职业技术学院	毕节医学高等专科学校
42	康复治疗基础	王磊		南京中医药大学	
43	康复评定技术	林成杰	岳亮	山东中医药高等专科学校	娄底职业技术学院
44	康复心理	彭咏梅		湖南中医药高等专科学校	
45	社区康复	陈丽娟		黑龙江中医药大学佳木斯学院	
46	中医养生康复技术	廖海清	艾瑛	成都中医药大学附属医院针灸学校	江西中医药高等专科学校
47	药物应用护理	马瑜红		南阳医学高等专科学校	
48	中医护理	米健国		广东江门中医药职业学院	
49	康复护理	李为华	王建	重庆三峡医药高等专科学校	山东中医药高等专科学校
50	传染病护理☆	汪芝碧	杨蓓蓓	重庆三峡医药高等专科学校	山东中医药高等专科学校
51	急危重症护理☆	邓辉		重庆三峡医药高等专科学校	
52	护理伦理学☆	孙萍	张宝石	重庆三峡医药高等专科学校	黔南民族医学高等专科学校
53	运动保健技术	潘华山		广东潮州卫生健康职业学院	
54	中医骨病	王卫国		山东中医药大学	
55	中医骨伤康复技术	王轩		山西卫生健康职业学院	
56	中医学基础	秦生发		广西中医学校	
57	中药学☆	杨静		成都中医药大学附属医院针灸学校	
58	推拿学☆	张美林		成都中医药大学附属医院针灸学校	